肺部炎性病变的
影像诊断与鉴别诊断

RADIOLOGICAL DIAGNOSIS AND DIFFERENTIAL DIAGNOSIS OF
PULMONARY INFLAMMATORY DISEASES

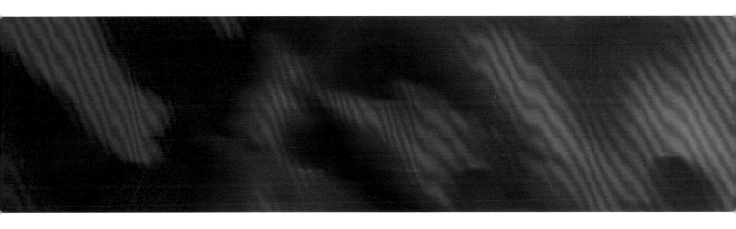

主　审：周顺科　张子曙

主　编：刘　军　伍玉枝　李亚军

湖南科学技术出版社

《肺部炎性病变的影像诊断与鉴别诊断》
编委会名单

前　　言

　　2019 年年底，一场突如其来的新型冠状病毒感染疫情在全球暴发，给全球经济卫生保健事业带来了极大挑战。面对疫情，我们每一位医务工作者均有责任和义务，一方面积极应对抗疫斗争，全力进行防控阻击战；另一方面应积极总结经验，与同行进行交流并分享诊治经验。基于此，中南大学湘雅二医院放射科作为国家卫生健康委员会临床重点建设专科单位、湖南省定点筛查医院、湖南省长沙市公共救治中心指导医院，组织部分专家，收集临床一线确诊的肺部各种炎性病例，对其临床、影像学特点及鉴别诊断等进行简明扼要的总结，对部分诊断思路进行梳理，以图文并茂的形式，让广大影像工作者迅速掌握肺部各类炎性病变的诊断及鉴别诊断要点。同时，本书对于呼吸科、重症监护室、传染科、急诊室等相关学科医务人员及医学院校学生也有一定指导作用。

　　因时间短、任务重，编者水平有限，本书肯定存在不少错误，恳请广大读者批评指正。

　　最后，谨向参与本书编写的全体编委、参编人员和提供病例的同仁表示衷心的感谢，感谢湖南省放射诊断质控中心全体委员的大力支持！

　　同时感谢湖南省医学影像临床研究中心在本书编写过程中提供的大力支持！

中南大学湘雅二医院

刘　军

目　　录

第二篇　非感染性病变

第三篇　以斑片影为主的非炎性病变

第一篇
肺部感染性病变

第一章　病毒性肺炎

　　病毒是在儿童社区获得性肺炎（CAP）中居首位的病原体，约占成人 CAP 的 1/4；冬春季节好发，可散发或暴发，是急性呼吸道感染常见的原因。病原体主要包括流感病毒、呼吸道合胞病毒、腺病毒、单纯疱疹病毒、巨细胞病毒、SARS 冠状病毒、MERS 冠状病毒等。成人以流感病毒常见，儿童以呼吸道合胞病毒常见；其中 2019-nCoV 易导致严重呼吸综合征，疱疹病毒、巨细胞病毒易感染免疫力低下的患者。病毒通过上呼吸道吸入，老人及免疫力低下者可致快速进展的病毒性肺炎。病毒感染常见的症状有呼吸道症状（如咽痛、干咳）和全身症状（如发热、乏力、肌肉酸痛），严重者可致呼吸困难，危及生命。临床上病毒性肺炎较细菌性肺炎更常见急性呼吸困难和严重低氧血症。不同病毒感染的 CT 表现基本类似，鉴别诊断难度较大。病理上主要表现为细支气管炎及细支气管周围炎和弥漫性肺泡损伤。前者表现为气腔结节（结节常＜3 mm，不同于细菌性）、散在的磨玻璃影及小叶间隔增厚；以弥漫性肺泡损伤为主要表现的病毒感染早期表现为弥漫的磨玻璃影（GGO）、局灶的小叶性肺实变，危重阶段表现为大片状实变。外周血常规检查可见白细胞正常、轻度升高或减低，淋巴细胞数减少。传统的病毒病原体检测方法为从呼吸道样本（鼻咽拭子、痰液、肺泡灌洗液等）中培养病毒，随着核酸检测技术的发展，聚合酶链式反应（PCR）技术的发展大大提高了病毒病原体的检测灵敏度，通过荧光定量 PCR 技术，不仅可以灵敏地检出病毒，还可以通过检出序列数值对病毒载量进行定量检测。抗体检测属于回顾性诊断。

第一节　新型冠状病毒肺炎

一、新型冠状病毒流行病学特点和防控

　　新型冠状病毒 SARS-CoV-2 属于 β 属的冠状病毒，为单链 RNA 病毒，有包膜，颗粒呈圆形或椭圆形，常为多形性，直径 60～140 nm。其具有 5 个必需基因，分别针对核蛋白（N）、病毒包膜（E）、基质蛋白（M）和刺突蛋白（S）4 种结构蛋白及 RNA 依赖性的 RNA 聚合酶（RdRp）。核蛋白（N）包裹 RNA 基因组构成核衣壳，外面围绕着病毒包膜（E），病毒包膜包埋有基质蛋白（M）和刺突蛋白（S）等蛋白。刺突蛋白通过结合血管紧张素转化酶 2（ACE-2）进入细胞。体外分离培养时，新型冠状病毒 96 小时左右即可在人呼吸道上皮细胞内发现，而在 Vero E6 和 Huh-7 细胞系中分离培养需 4～6 天。其基因特征与 SARS-CoV 和 MERS-CoV 有明显区别。目前研究显示新型冠状病毒与蝙蝠 SARS 样冠状病毒（bat-SL-CoVZC45）同源性达 85％以上。病毒对紫外线和热敏感，56 ℃ 30 分钟、乙醚、75％乙醇、含氯消毒剂、过氧乙酸和氯仿等脂溶剂均可有效灭活病毒，氯己定不能有效灭活病毒。

　　人群普遍易感。感染后或接种新型冠状病毒疫苗后可获得一定的免疫力，但持续时间尚不明确。主要传染源是新型冠状病毒感染的患者和无症状感染者，在潜伏期即有传染性，发病后 5 天内传染性较强。经呼吸道飞沫和密切接触传播是主要的传播途径，接触病毒污染的物品也可造成感染。在相对封闭的环境中长时间暴露于高浓度气溶胶情况下，存在经气溶胶传播的可能。由于在粪便及尿中可分离到新型冠状病毒，应注意粪便及尿对环境污染造成气溶胶或接触传播。

　　有效防控是减少感染的重要手段。提倡四早防控原则：早发现、早诊断、早报告、早隔离。各级各

类医疗机构的医务人员发现符合病例定义的疑似病例后，应当立即进行单人间隔离治疗，院内专家会诊或主诊医师会诊；仍考虑疑似病例，应在 2 小时内行网络直报，并采集标本进行新型冠状病毒核酸检测，同时在确保转运安全前提下立即将疑似病例转运至定点医院。与新型冠状病毒感染者有密切接触的患者，即便常见呼吸道病原检测阳性，也建议及时行新型冠状病毒病原学检测。疑似病例连续两次新型冠状病毒核酸检测阴性（采样时间至少间隔 24 小时）且发病 7 天后新型冠状病毒特异性抗体 IgM 和 IgG 仍为阴性可排除疑似病例诊断。确诊病例要应收尽收。

密切接触者、次密接人员和一般接触者的界定和隔离。密切接触者：疑似病例和确诊病例症状出现前 2 天开始，或无症状感染者标本采样前 2 天开始，与其有近距离接触但未采取有效防护的人员。如同一房间共同生活的家庭成员、直接照顾者或提供诊疗、护理服务人员、在同一空间内实施可能会产生气溶胶诊疗活动的医护人员，在办公室、车间、电梯、食堂、教室等同一场所有近距离接触的人员，共餐或共同娱乐以及提供餐饮和娱乐服务的人员、探视病例的医护人员、家属或其他有近距离接触的人员，乘坐同一交通工具并有近距离接触（1 m 内）人员等，以及现场调查人员评估认为其他符合密切接触者判定标准的人员。次密接人员：密切接触者与病例或无症状感染者的首次接触至该密切接触者被隔离管理前，与其有共同居住生活、同一密闭环境工作、聚餐和娱乐等近距离接触但未采取有效防护的人员。一般接触者：与疑似病例、确诊病例和无症状感染者在乘坐飞机、火车和轮船等同一交通工具、共同生活、学习、工作以及诊疗过程中有过接触，但不符合密切接触者判定原则的人员。密切接触者和次密接人员当采取集中隔离医学观察，对于特殊人群可采取居家医学观察，应当加强指导和管理，严格落实居家医学观察措施。医学观察期限为自最后一次与病例发生无有效防护的接触后 14 天。

二、新型冠状病毒病原学检查技术

鼻咽拭子、痰和其他下呼吸道分泌物、血液、粪便等标本中均可检测到新型冠状病毒核酸，检测下呼吸道标本（痰或气道抽取物或灌洗液）更加准确。采集同一患者多个部位的标本送检能提高诊断效能。提倡灭活送检，减少病毒感染的可能性。

对病毒 RNA 基因组进行检测，包括基因测序、荧光定量 PCR、微滴式数字 PCR（ddPCR）、基因芯片和环介导等温扩增（LAMP）等技术，是目前确诊 COVID-19 的金标准，较常应用的有逆转录-聚合酶链反应（RT-PCR）和/或宏基因组二代测序法（mNGS）方法。PCR 是目前最常见的 SARS-CoV-2 确诊方法。优点是便捷，取材部位多样化。缺点是取材部位、时长、试剂盒质量、病毒不同时期表达差异等因素易导致假阴性。目前 RT-PCR 检测 SARS-CoV-2 感染的准确性仅 30.0%～50.0%。NGS 检测法的优点是准确率高，不但可以鉴定新的病毒株，也可用于早期低病毒含量样本的检测或实时荧光 RT-PCR 检测可疑或灰区结果的确认。随着 SARS-CoV-2 传播过程可能发生变异，高深度 mNGS 可以弥补 RT-PCR 的缺点，并能监测可能的变异，同时对于部分病毒含量较低的样本，mNGS 可以提高检测阳性率。缺点是价格昂贵、检查耗时长，需要专业设备、人员进行检测及结果解读，难以常规开展。

血清免疫学检查是对病毒抗原或人体免疫反应产生的特异性抗体进行检测。国家卫生健康委员会第八版指南提出新型冠状病毒特异性 IgM 抗体多在发病 3～5 天后开始出现阳性，IgG 抗体滴度恢复期较急性期有 4 倍及以上增高，并将其纳入诊断标准。一般来说，免疫检测的敏感性和特异性相较于核酸检测处于劣势，一般作为 SARS-CoV-2 检测的补充方法。有文献指出临床要特别重视核酸阴性，而 IgM 阳性的患者，因患者极大可能处于 SARS-CoV-2 感染急性期，此时需考虑进一步复查核酸检测。（表 1-1）

三、新型冠状病毒影像学检查技术

新型冠状病毒影像学检查技术包括固定 DR 检查、移动 DR 检查、常规 CT 检查、方舱 CT 检查。
（一）固定 DR 检查
1. 优点　普及广、成像快捷方便、辐射剂量低、图像空间分辨率高。

表 1-1　　　　　　　　　　　　　　新型冠状病毒肺炎核酸/抗体检测解读

序号	核酸	IgM	IgG	解　读
1	+	-	-	患者可能处于 SARS-CoV-2 感染 "窗口期"，一般为 2 周。
2	+	+	-	可能处于 SARS-CoV-2 感染早期。
3	+	-	+	可能处于 SARS-CoV-2 感染中晚期或复发感染，恢复期 IgG 抗体较急性期增加 4 倍及以上时，可诊断为复发感染。
4	+	+	+	患者处于感染活跃期，但人体已经对 SARS-CoV-2 产生了一定的免疫力。
5	-	+	-	极大可能处于 SARS-CoV-2 感染急性期，此时需考虑核酸检测结果存疑；有其他疾病，已发现类风湿因子引起 IgM 弱阳性或阳性的病例。
6	-	-	+	可能既往感染 SARS-CoV-2，但已恢复或体内病毒被清除，免疫应答产生的 IgG 维持时间长，仍存在于血液中被检测到。
7	-	±	-	初次感染载量极低的 SARS-CoV-2 并处于早期，病毒载量低于核酸检测下限，机体产生少量 IgM 抗体，而尚未产生 IgG；或者由于患者自身类风湿因子阳性等引起的 IgM 假阳性。
8	-	+	+	近期曾感染 SARS-CoV-2 并处于恢复期，体内病毒被清除，IgM 尚未减低至检测下限；或核酸检测结果假阴性，患者处于感染活跃期。

2. 缺点　图像重叠，影响病变观察，且对磨玻璃影（GGO）检出不敏感，导致病变检出敏感性及特异性较低，甚至出现漏诊，仅适用于重症患者及不具备 CT 设备的医院。

3. 推荐级别　★。（图 1-1）

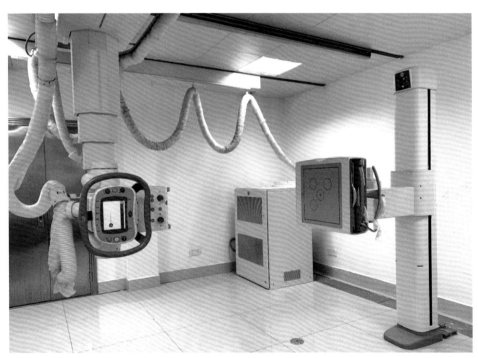

图 1-1　固定 DR 设备

（二）移动 DR 检查

1. 优点　除固定 DR 的优点外同时具备床旁直接摄影，可用于隔离区所有疑似患者肺部感染的初步筛查，还可对急诊室、ICU 的重症患者行床旁病情动态观察、多角度成像，提升诊断准确率。

2. 缺点　除有静态 DR 一样的缺点外，同时难以保障患者及患者周围相关人员的辐射防护安全。

3. 推荐级别　★。（图 1-2）

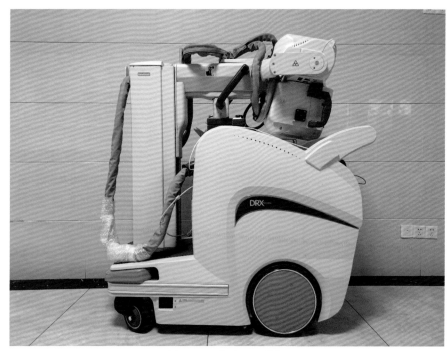

图 1-2　移动 DR 设备

　　无论是固定 DR 还是移动 DR，因病变初期及症状较轻患者多无异常发现，漏诊率偏高，不推荐作为初筛工具；重症或危重症患者行 CT 有风险者可考虑行床旁移动 DR 复查。

　　（三）常规 CT 检查

　　1. 优点　高密度分辨率、容积扫描、薄层成像、3D 重建（组），能清晰、多方位显示肺部细微结构及早期病变，对肺部病变性质及范围进行精准评估。

　　2. 缺点　屏气要求严格，辐射剂量较高。

　　3. 推荐级别　★★★。（图 1-3）

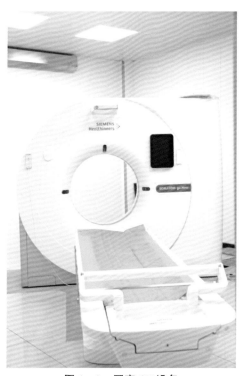

图 1-3　固定 CT 设备

（四）方舱 CT 检查

1. 优点 除常规 CT 优点外，具备可移动性、网络化、独立隔离的工作模式、室外急速安装、避免交叉感染、受检者高流通量等特点。

2. 缺点 同"常规 CT"。

3. 推荐级别 ★★★★。（图 1 - 4）

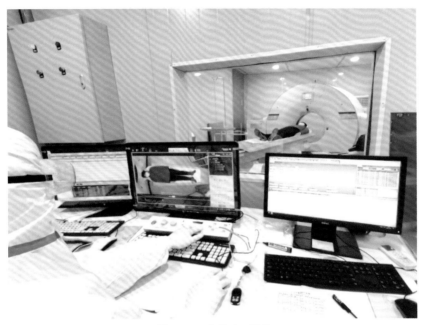

图 1 - 4 方舱 CT 设备

普通 CT 及方舱 CT 都可以常规使用低剂量胸部 CT 检查，以减少辐射。低剂量胸部 CT 平扫是 COVID-19 初筛及轻中症患者筛查及随诊复查首选。对于显示肺部早期、轻微的炎性改变以及肺间质和肺实质改变具有较大优势。

四、新型冠状病毒病原学检查和影像学检查的互补性

病原学检查和影像学检查相互补充，两者之间不是排他关系，结合二种方法的综合判定可以提高诊断准确性，有利于早期筛查及确诊。以下为几种互补情况举例：

（一）影像特征典型，核酸首次检测阴性，反复检查核酸转阳性

部分患者 CT 检查可有 COVID-19 的典型影像表现，但首次或随后几次鼻/咽拭子 RT-PCR 结果为阴性，最终经过反复核酸检测转阳而确诊。（图 1 - 5）

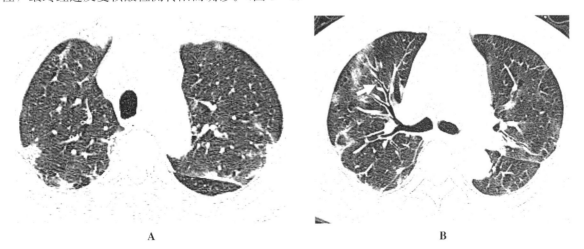

A B

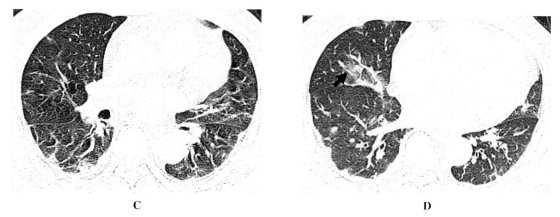

C   D

图 1-5 新型冠状病毒肺炎（一）

男，62 岁。有疫区暴露史，发热、干咳 6 天入院，首次咽拭子 RT-PCR 阴性，当大 CT 有阳性发现，予以隔离观察；5 天后复查核酸转阳确诊。胸部 CT 示双肺多发 GGO 和混合实变影，胸膜下（含叶间胸膜）或沿支气管血管束分布多见。可见牵拉性支气管扩张（白箭）和病变内血管增粗（黑箭）。

（二）影像特征典型，核酸检测阴性，血清 IgM 及 IgG 阳性

部分患者影像表现典型，多次复查鼻/咽拭子 RT-PCR 结果均为阴性，但血清 IgM 及 IgG 可特异性升高，根据第七版指南，可以确定诊断。（图 1-6）

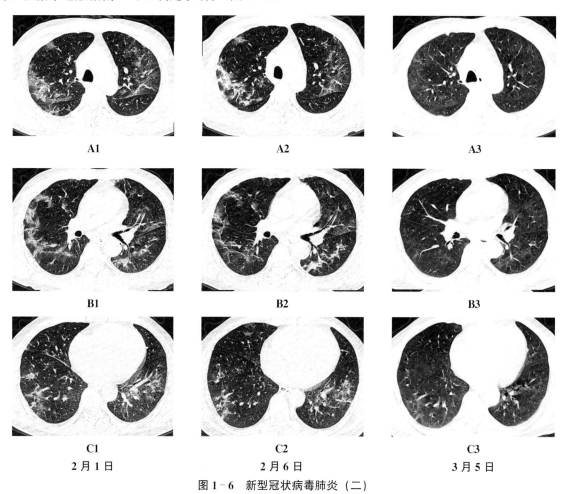

A1   A2   A3

B1   B2   B3

C1   C2   C3
2 月 1 日   2 月 6 日   3 月 5 日

图 1-6 新型冠状病毒肺炎（二）

男，55 岁。患者妻子为确诊患者；患者因发热就诊，胸部 CT 见 COVID-19 典型征象，反复多次核酸检测均为阴性，2 周后血清 IgM 及 IgG 阳性。2 月 1 日首次胸部 CT 示（图 A1～图 C1）双肺多发 GGO，主要分布于胸膜下或沿支气管束分布，可见扩张的支气管和血管增粗影；2 月 6 日复查 CT 示（图 A2～图 C2）GGO 范围较前缩小，密度较前减低，部分病灶内新见条索样密度增高影，支气管扩张和血管增粗影仍可见；3 月 5 日复查 CT 示（图 A3～图 C3）GGO 较前进一步吸收。

（三）核酸检测阳性，首次 CT 检查阴性，复查 CT 出现阳性改变

部分患者首次核酸检测即有阳性结果，但首诊 CT 却无阳性发现。经过随访 CT 复查，患者逐渐表现出典型阳性 CT 征象。（图 1-7）

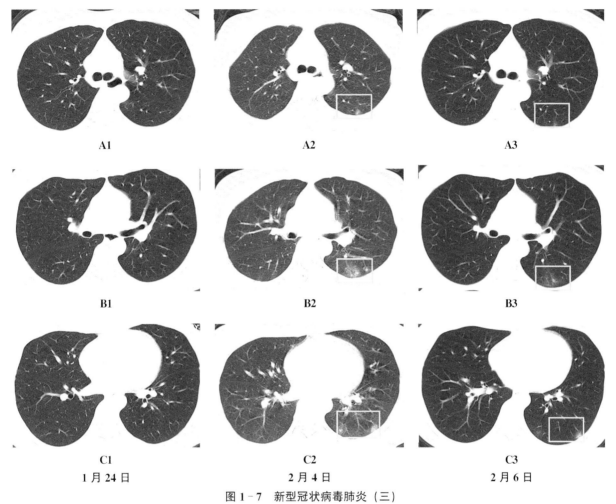

图 1-7 新型冠状病毒肺炎（三）

女，32 岁。发热、咳嗽入院，有疫区暴露史；核酸检测阳性，首次胸部 CT 无阳性发现；入院后两次复查 CT 均有阳性发现。1 月 24 日首次胸部 CT（图 A1～图 C1）无阳性发现；2 月 4 日复查 CT 示（图 A2～图 C2）左下肺背侧胸膜下见多发斑片状 GGO（如黄框所示）；2 月 6 日复查 CT 示（图 A3～图 C3）原 GGO 范围较前稍缩小，密度较前稍减低。

五、新型冠状病毒肺炎的肺部病理改变

根据目前有限的尸检和穿刺组织病理观察结果总结如下：

大体：肺脏呈不同程度的实变，肺肉眼观呈斑片状，可见灰白色病灶及暗红色出血，触之质韧，失去肺固有的海绵感。切面可见大量黏稠的分泌物从肺泡内溢出，并可见纤维条索。

光镜：肺泡腔内见浆液、纤维蛋白性渗出物及透明膜形成；渗出细胞主要为单核和巨噬细胞，易见多核巨细胞。Ⅱ型肺泡上皮细胞显著增生，部分细胞脱落。Ⅱ型肺泡上皮细胞和巨噬细胞内可见包涵体。肺泡隔血管充血、水肿，可见单核和淋巴细胞浸润及血管内透明血栓形成。肺组织灶性出血、坏死，可出现出血性梗死。部分肺泡腔渗出物机化和肺间质纤维化，Masson 染色表明大量肺间质发生纤维化。肺内支气管黏膜部分上皮脱落，腔内可见黏液及黏液栓形成。少数肺泡过度充气、肺泡隔断裂或囊腔形成。

电镜：支气管黏膜上皮和Ⅱ型肺泡上皮细胞胞质内可见冠状病毒颗粒。

免疫组化：部分肺泡上皮和巨噬细胞呈新型冠状病毒抗原阳性，RT-PCR 检测新型冠状病毒核酸阳

性，免疫组化结果显示免疫细胞 CD3、CD4、CD8、CD20、CD79a、CD5、CD38、CD68 阳性。

对于不同时期 COVID-19 病理学改变王慧君等总结如下：病变早期肺水肿、蛋白渗出、肺间质增厚、肺泡腔内多核巨细胞和巨噬细胞浸润等，但透明膜形成不明显。终末期双肺弥漫性肺泡损伤伴纤维黏液样渗出物、肺水肿、肺泡上皮细胞脱落、透明膜形成，以淋巴细胞为主的间质炎细胞浸润，核大、两亲性粒状细胞质和突出的核仁为特征的病毒性细胞变化，肺泡中见多核巨细胞。

六、新型冠状病毒肺炎的常见影像征象

X 线表现：轻型患者平片无影像学改变；普通型患者可表现为两肺野外带胸膜下局限性斑片状阴影（图 1-8），病情进展患者其复查平片可表现为局限斑片影或多发实变影；重型及危重型患者平片双肺多发渗出、实变，病灶融合呈片，严重者可以表现为"白肺"。

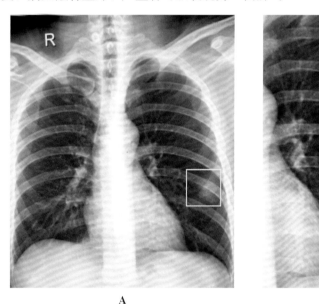

图 1-8 新型冠状病毒肺炎（四）

男，41 岁，发热 3 天。图 A：胸部正位片示左下肺叶外带见斑片状密度稍高影，边界稍模糊（如黄框所示）；图 B：局部放大显示，左下肺野外带局部病变，密度稍高，边界模糊。

CT 表现：新型冠状病毒肺炎 CT 表现多种多样，大部分 CT 基本征象可反映肺部病理改变：

（一）外周胸膜下（含叶间胸膜）分布为主

1. 影像改变 病灶多为双侧、多发，下肺多见，分布上主要见于外周胸膜下（叶间胸膜下亦可见）、小叶核心区域。（图 1-9）

2. 病理特点 小叶间隔是脏层胸膜朝肺内延伸形成，周围间质引流朝胸膜下，因下肺、外周的肺

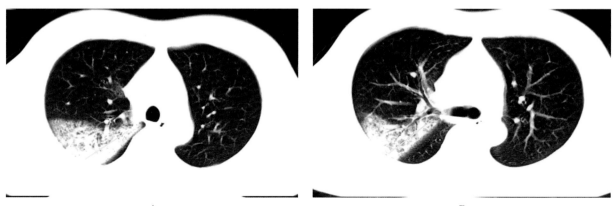

A   B

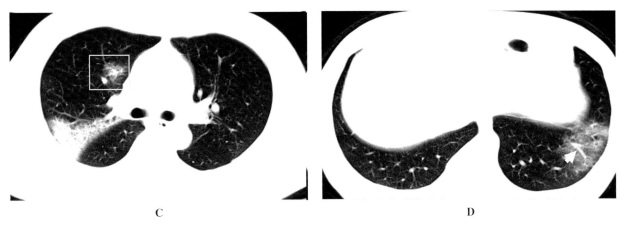

C   D

图 1 - 9　外周胸膜下（含叶间胸膜）分布为主

　　男，46 岁。低热、乏力、干咳入院，有疫区工作史，诊断为 COVID-19 普通型。胸部 CT 示双肺多发片状斑片状混合 GGO（如黄框所示）及实变，内见网格条索状增粗影；病变分布以背侧胸膜下、叶间胸膜下为主（如黄线所示区域），亦可见沿支气管束分布 GGO。左下肺后基底段 GGO 内可见增粗的血管（白箭）。

　　小叶发育较良好，毛细血管、淋巴管、间质内细胞及基质均占优势。病毒主要侵犯细支气管与肺泡上皮并引发免疫系统的炎性反应，故易侵犯毛细血管丰富的外周胸膜下，且这些部位炎症反应强。

　　3. 诊断要点　COVID-19 患者病灶分布多为双肺多发，下肺、胸膜下多见，或沿支气管束分布。

　　（二）胸膜平行征

　　1. 影像改变　病变长轴与胸膜平行。（图 1 - 10）

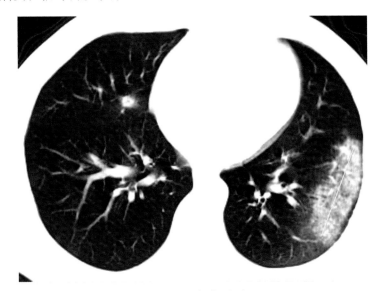

图 1 - 10　胸膜平行征

　　男，41 岁。发热、乏力入院，有疫区暴露史，诊断为 COVID-19 普通型。胸部 CT 示左下肺后基底段胸膜下见片状 GGO，边缘模糊，病变长轴与胸膜平行（如黄线所示）。

　　2. 病理特点　病毒主要侵犯小叶周围间质，该部分淋巴引流方向为胸膜下和小叶间隔，病变扩散以向周围为主；因远端受胸膜限制只能紧贴胸膜，故两侧小叶间隔边缘的网状结构向两侧蔓延，致病灶长轴主要与胸膜平行。

　　3. 诊断要点　片状分布的 GGO 沿胸膜下分布，外周多见，且病变长轴与胸膜平行。

　　（三）磨玻璃影

　　1. 影像改变　密度轻度增高的云雾状淡薄影，边界不清，密度低于血管密度，可为弥漫性分布，亦可局灶分布。（图 1 - 11、图 1 - 12）

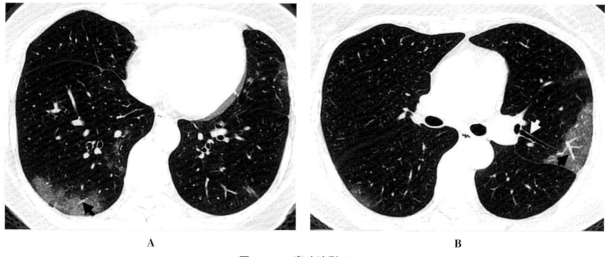

图 1 - 11　磨玻璃影（一）

　　女，52 岁。无诱因咳嗽，无疫区接触史，诊断为 COVID-19 普通型。胸部 CT 示右下肺后基底段背侧、左上肺后段胸膜下（含叶间胸膜下）见斑片状 GGO，其中双肺病灶内见增粗的血管影（黑箭）。左肺可见扩张的支气管（白箭）。

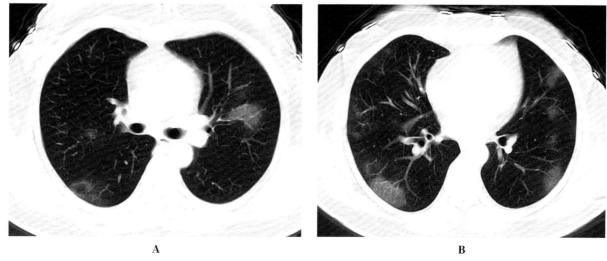

图 1 - 12　磨玻璃影（二）

　　女，50 岁。咳嗽、痰中带血 6 天，发热 4 天，肺部 CT 考虑病毒性肺炎，行新型冠状病毒核酸检测阳性。胸部 CT 示双肺多发斑片磨玻璃密度阴影，以胸膜下分布为主，病灶密度均匀，低于同层面血管密度，其内清晰可见血管穿行，但血管无明显增粗，未见空气支气管征及小叶间隔增厚。

　　2. 病理特点　含气间隙的部分实变，间质增厚（液体集聚、细胞增生或者纤维化造成）、肺泡的部分塌陷、肺毛细血管床血容量增加或者这几种因素综合作用。最根本原因是部分气体被病理组织替代。磨玻璃影的密度较实变轻，实变时支气管血管束的边缘模糊。

　　3. 诊断要点　多为沿外周、背侧分布的片状、斑片状磨玻璃密度影，有时内部可见网格影或增粗的血管影，有的病例 GGO 内亦可见充气的支气管影。

　　（四）晕征、反晕征

　　1. 影像改变　晕征是指肺内实性肿块灶或结节影中心密度稍高，边缘密度稍低，病灶周围被一圈淡薄的云雾样磨玻璃样密度影环绕，呈晕圈样改变（图 1 - 13）；反晕征是指中心呈磨玻璃样密度影，周围表现为环状或新月形高密度条带（图 1 - 14）。

　　2. 病理特点　病毒侵犯细支气管与肺泡上皮，病原于上皮细胞内复制，炎性渗出为主。晕征为病变向周围间质浸润，为间质内炎性细胞聚集；反晕征可能为病变炎性修复时以边缘为主，而中央修复相对延迟，故而边缘形成趋向于实变的条带影。

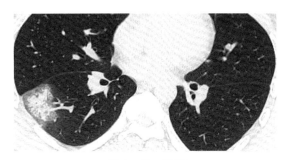

图 1-13　晕征

男，29岁。畏寒、发热入院，有疫区暴露史，行新型冠状病毒核酸检测阳性。胸部 CT 示右下肺背段见斑片状密度增高影，周围可见晕征，边缘模糊。

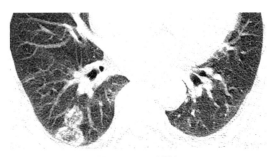

图 1-14　反晕征

男性，53岁。咳嗽、发热入院，有疫区暴露史，行新型冠状病毒核酸检测阳性。右下肺后基底段背侧见小片状密度增高影，边界清楚，病变中央为磨玻璃密度影，外周为稍高密度影。

3．诊断要点　晕征：中间为高密度影，周围见 GGO 环绕；反晕征：中心为小片状磨玻璃密度影，周围见环形或新月形偏实变稍高密度带。

（五）蜂窝征

1．影像改变　多个密集的泡状、囊状低密度腔聚集在一起，宛如蜂窝状或蜂巢样，囊腔直径大小从数毫米至数厘米，囊壁厚度不一。（图 1-15）

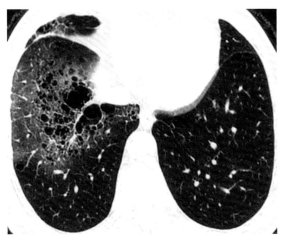

图 1-15　蜂窝征

男，72岁。发热 1 周入院，有疫区接触史，有家族聚集性发病病史；既往有高血压及糖尿病病史，行新型冠状病毒核酸检测阳性。胸部 CT 示右下肺见片状 GGO，内见多发薄壁囊状透亮影，呈蜂窝状改变。

2．病理特点　蜂窝征代表肺组织的破坏和纤维化，包括大量的囊样含气腔隙和厚纤维壁，是各种肺疾病的晚期改变，已经完全失去了腺泡的解剖结构。蜂窝征常作为肺纤维化的特异性指标之一。

3．诊断要点　胸膜下多见，薄壁多见，囊壁清晰。

（六）细网格影、铺路石征

1. 影像改变　磨玻璃影背景上小叶间隔和小叶内线增厚，呈现不规则的网格影，形似铺路石改变。常与相对正常肺组织分界清楚，边缘规则。（图 1-16、图 1-17）

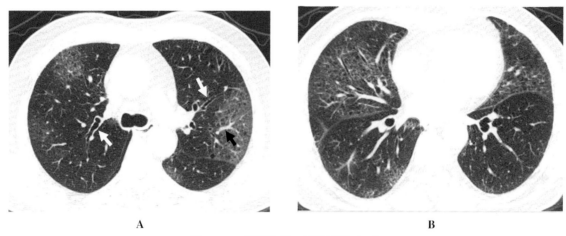

图 1-16　细网格影、铺路石征（一）

男，66 岁。发热数天入院，有慢性阻塞性肺疾病（COPD）病史，行新型冠状病毒核酸检测阳性。胸部 CT 示双肺多发 GGO，呈片状、节段性分布，内见细网格影，呈 "铺路石征"；病灶内血管增粗（黑箭）；小叶间隔增厚；可见部分支气管壁增厚，支气管牵拉性扩张。

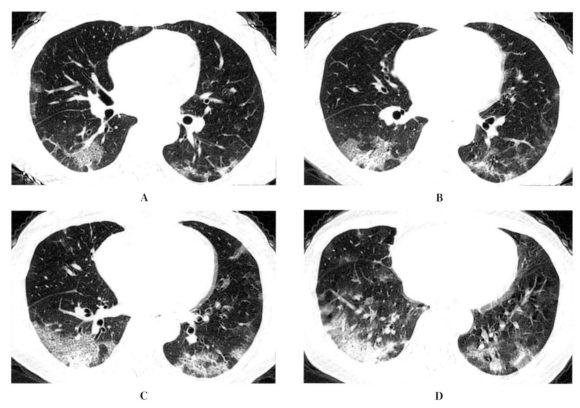

图 1-17　细网格影、铺路石征（二）

女，49 岁。因全身乏力伴流涕、干咳入院，有确诊患者接触史，诊断为 COVID-19 普通型。胸部 CT 示双下肺背侧多发 GGO，小叶间隔增厚，见细网格影；病灶内可见增粗的血管。

2. 病理特点　肺泡间隔淋巴细胞浸润、水肿、成纤维细胞增生等形成小叶内间隔和小叶间隔增厚所致。有文献认为病毒主侵犯小叶内间质，形成 "小网格" 而非严格意义的小叶间隔和小叶内间隔均增厚的大网格即铺路石征，故应称细网格影。

3. 诊断要点　GGO 背景下见小叶间隔增厚，呈细网格状。

（七）空气支气管征

1. 影像改变　肺实变的背景上的含气的低密度气管影。病灶内细支气管充气征，细支气管管壁增厚，管腔无狭窄。（图 1‑18、图 1‑19）

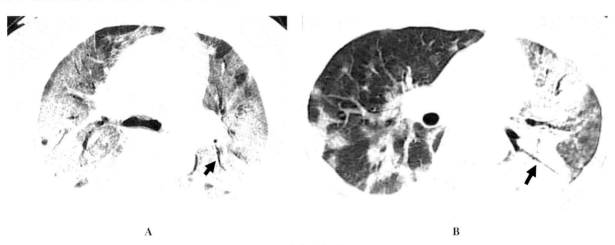

A　　　　　　　　　　　　　　　　　　　　　　　　B

图 1‑18　空气支气管征（一）

　　男，62 岁。发热、干咳入院，诊断为 COVID-19 重型。胸部 CT 示双肺见多发 GGO 并实变影，内可见空气支气管征（黑箭）；小叶间隔增厚，见细网格影。

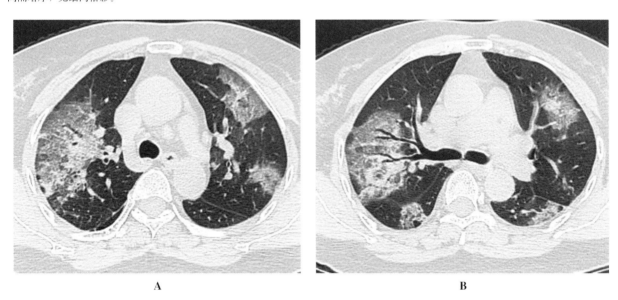

A　　　　　　　　　　　　　　　　　　　　　　　　B

图 1‑19　空气支气管征（二）

　　女，65 岁。发热伴畏寒、腹泻、干咳 4 天，确诊新型冠状病毒感染。胸部 CT 示双肺多发病变，主要分布于胸膜下，可见小叶内间质增厚呈细网格高密度影及小叶间隔增厚条索影，右肺上叶病灶内可见支气管充气征，支气管壁稍增厚，管腔未见狭窄。双侧胸腔未见积液。

　　2. 病理特点　由于肺泡内气体吸收导致的不张或肺泡内的气体被病理组织替代（例如肺炎），病原侵犯上皮细胞，造成支气管壁炎性增厚、肿胀，但不阻塞细支气管。

　　3. 诊断要点　肺实变中可见支气管充气征，支气管通畅，管壁增厚。与细菌性肺炎、结核等相鉴别。

（八）支气管扩张

1. 影像改变　与临近的血管相比，支气管扩张，呈印戒征，支气管逐渐变细的形态消失。可伴随管壁的增厚。（图 1‑20）

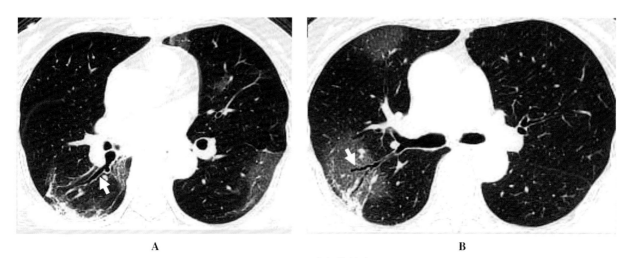

A   B

图 1 - 20 支气管扩张

　　女，65 岁。因全身乏力、干咳入院，诊断为 COVID-19 普通型。胸部 CT 示双下肺、右中肺见多发斑片状 GGO，边缘模糊，右下肺背侧可见条索影、条片样密度增高影。右下肺可见部分支气管扩张，管壁僵硬。

　　2. 病理特点　气道病理性不可逆性扩张。为持续的炎症反应导致气道扩张，损害气道壁，可致管壁进行性扩张；同时间质性肺疾病中，支气管可受外在牵拉，也可导致支气管扩张。

　　3. 诊断要点　可见支气管管腔扩张、逐渐变细的形态消失，可有支气管壁僵硬、增厚。

　　（九）病变内血管增粗

　　1. 影像改变　病灶内血管影明显。（图 1 - 21）

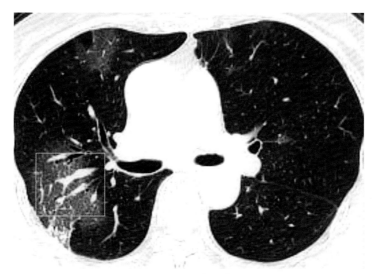

图 1 - 21 病变内血管增粗

　　女，65 岁。因全身乏力、干咳入院，诊断为 COVID-19 普通型。右上肺后段见片状 GGO，边缘模糊，内可见增粗的血管影及部分扩张的支气管影（如黄框内所示）。

　　2. 病理学特点　病毒侵犯病灶内上皮细胞，造成病灶局部血管充血、肿胀（血管增粗）。

　　3. 诊断要点　病灶内（多为 GGO 内）可见明显增粗的血管影。

　　（十）胸膜下线

　　1. 影像改变　胸膜下与胸膜面平行的弧线样致密影。（图 1 - 22）

　　2. 病理学特变　细支气管周围的纤维化及肺泡萎陷。多见于早期肺纤维化改变，由于广泛的小叶间隔增厚，相邻增厚的小叶间隔相连，在胸膜下 1 cm 以内形成线样高密度影。

　　3. 诊断要点　厚几毫米，距胸膜面不到 1 cm，长 2～10 cm，并多位于下叶后部，经治疗后可消失。可见于石棉沉着病、病毒性肺炎等疾病引起的肺间质纤维化。

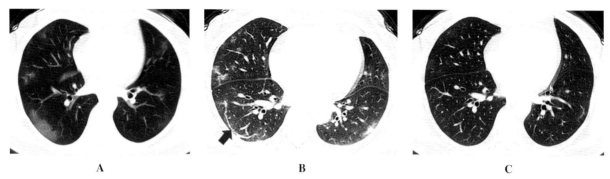

A　　　　　　　　　　　　　　B　　　　　　　　　　　　　　C

图 1 - 22　胸膜下线

女，50 岁。咳嗽、痰中带血 6 天，发热 4 天，肺部 CT 考虑病毒性肺炎，行新型冠状病毒核酸检测阳性。图 A～图 C 依次为患者入院首次 CT 检查（1 月 31 日）及 2 月 5 日、2 月 12 日复查 CT 影像，2 月 5 日较前双肺多发斑片磨玻璃密度阴影吸收减少，右肺下叶胸膜下可见弧形线样高密度影（红箭），为早期纤维化改变，经治疗 1 周后该病灶完全吸收。

七、新型冠状病毒肺炎的诊断标准

（一）疑似病例的诊断

结合下述流行病学史和临床表现综合分析：

1. 流行病学史

（1）发病前 14 天内有病例报告社区的旅行史或居住史。

（2）发病前 14 天内与新型冠状病毒感染的患者或无症状感染者（核酸检测阳性者）有接触史。

（3）发病前 14 天内曾接触过来自有病例报告社区的发热或有呼吸道症状的患者。

（4）聚集性发病（2 周内在小范围如家庭、办公室、学校班级等场所，出现 2 例及以上发热和/或呼吸道症状的病例）。

2. 临床表现

（1）发热和/或呼吸道症状等新型冠状病毒肺炎相关临床表现。

（2）具有上述新型冠状病毒肺炎影像学特征。

（3）发病早期白细胞总数正常或降低，淋巴细胞计数正常或减少。

有流行病学史中的任何一条，且符合临床表现中任意 2 条。无明确流行病学史的，符合临床表现中的任意 2 条，同时新型冠状病毒特异性 IgM 抗体阳性；或符合临床表现中的 3 条。

（二）确诊病例的诊断

疑似病例同时具备以下病原学或血清学证据之一者：

1. 实时荧光 RT-PCR 检测新型冠状病毒核酸阳性。

2. 病毒基因测序，与已知的新型冠状病毒高度同源。

3. 血清新型冠状病毒特异性 IgM 抗体和 IgG 抗体阳性。

4. 血清新型冠状病毒特异性 IgG 抗体由阴性转为阳性或恢复期 IgG 抗体较急性期呈 4 倍及以上升高。

（三）出院标准

1. 体温恢复正常 3 天以上。

2. 呼吸道症状明显好转。

3. 肺部影像学显示急性渗出性病变明显改善。

4. 连续两次痰、鼻咽拭子等呼吸道标本核酸检测阴性（采样时间至少间隔 24 小时）。

满足以上条件者可出院（图 1 - 23）。对于满足上述第 1、第 2、第 3 条标准的患者，核酸仍持续阳性超过 4 周者，建议通过抗体检测、病毒培养分离等方法对患者传染性进行综合评估后，判断是否出院。

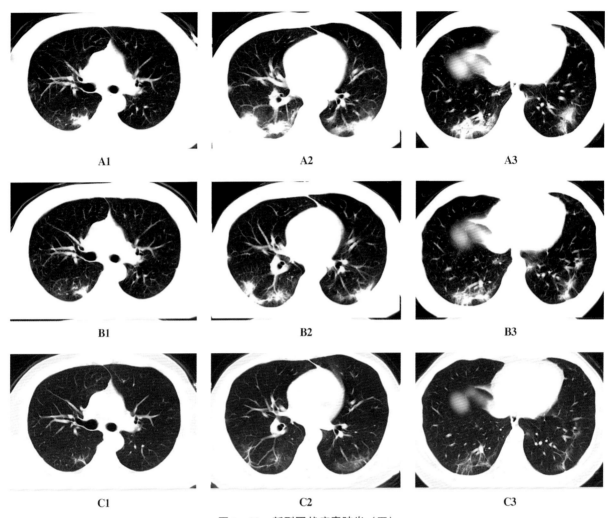

图 1－23　新型冠状病毒肺炎（五）

　　男，40岁。发热、乏力入院，有疫区旅行史，咽拭子核酸检测阳性，诊断为 COVID-19 普通型，经过住院治疗，患者病情逐渐好转，体温恢复正常，症状消失，连续两天核酸检测转阴后，于 2 月 18 日出院。图 A1～图 A3 为 1 月 30 日首次 CT，双下肺见多发斑片状混合 GGO 及实变影，分布以双肺背侧胸膜下为主，边缘模糊；图 B1～图 B3 为 2 月 5 日复查 CT，双下肺背侧病变范围较前明显缩小，密度较前减低，原病变内新见条索样纤维灶；图 C1～图 C3 为 2 月 17 日出院前 1 天 CT，双下肺背侧病变较前基本吸收，仅见少许斑片状单薄 GGO 及少许纤维条索影。

八、新型冠状病毒肺炎的临床分型和相应影像表现

（一）轻型

1. 指南标准　临床症状轻微；影像学未见肺炎表现。

2. 胸部 CT　无阳性肺炎表现。（图 1-24）

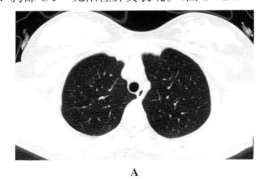
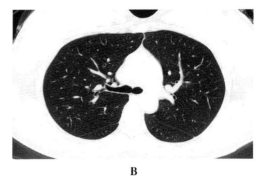

A   B

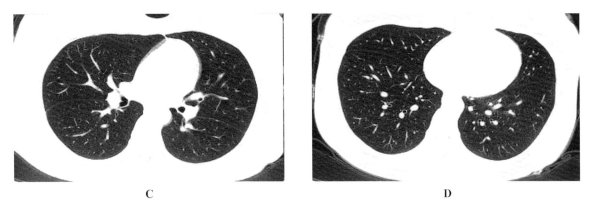

图 1 - 24 新型冠状病毒肺炎（六）

女，30岁。无特殊不适，筛查时行新型冠状病毒核酸检测阳性而确诊。胸部 CT 无阳性发现，诊断为 COVID-19 轻型。

（二）普通型

1. 指南标准 具有发热、呼吸道等症状；影像学可见病毒性肺炎表现。

2. 胸部 CT 两肺有多发斑片状磨玻璃阴影、实变影，多沿支气管血管束和胸膜下（含叶间胸膜）分布，外周带为主，其间可见增粗的血管影，表现为细网格状影，呈"铺路石征"。（图 1 - 25）

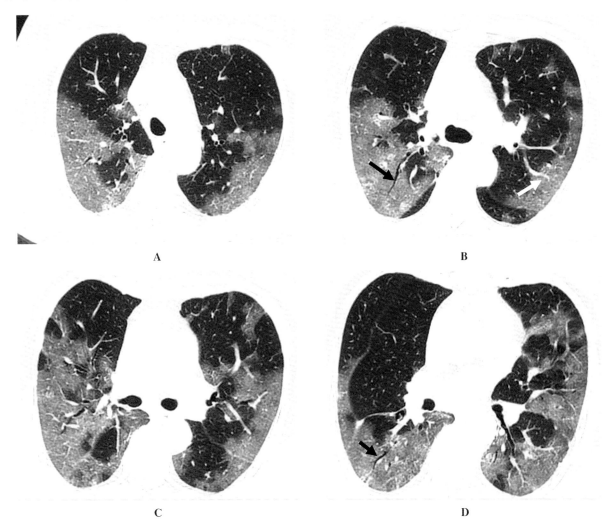

图 1 - 25 新型冠状病毒肺炎（七）

女，67岁。无特殊基础疾病，新型冠状病毒核酸检测阳性，诊断为 COVID-19 普通型。胸部 CT 示双肺多发 GGO，内可见少许实变影，可见支气管空气征，部分支气管牵拉扩张（黑箭）。病变内可见血管增粗。

病毒侵犯细支气管与肺泡上皮，引起炎性细胞、蛋白、纤维素等渗出，故 CT 上显示病灶多表现为 GGO 或实变伴晕征（亦可见反晕征），且分布特点多为沿支气管血管束和胸膜下，尤其是外周带受累多见。

（三）重型

1. 指南标准　成人符合下列任何一条者：①出现气促，R≥30 次/min；②静息状态下，指氧饱和度≤93%；③动脉血氧分压（PaO₂）/吸氧浓度（FiO₂）≤300 mmHg。肺部影像学显示 24~48 小时内病灶明显进展>50%者按重型管理。

儿童符合下列任何一条者：①持续高热超过 3 天；②除外发热和哭闹的影响后，出现气促（<2 月龄，R≥60 次/min；2~12 月龄，R≥50 次/min；1~5 岁，R≥40 次/min；>5 岁，R≥30 次/min）；③静息状态下，吸空气时指氧饱和度≤93%；④辅助呼吸（鼻翼扇动、三凹征）；⑤出现嗜睡、惊厥；⑥拒食或喂养困难，有脱水征。

2. 胸部 CT　肺内病变较普通型加重，可表现为磨玻璃阴影、实变、结节等多种性质病变共存，以肺中外带和胸膜下、肺底分布为主，可有纤维化病灶存在。实变阴影内常见空气支气管征、细支气管管壁有增厚；支气管牵拉性扩张及病变内血管增粗常见；纤维化病灶则表现为局部肺纹理增粗、扭曲，其内支气管管壁呈柱状，邻近胸膜或叶间胸膜增厚，有少量胸腔积液，无明显淋巴结肿大。病毒侵犯上皮细胞，引起支气管上皮增厚（炎性）、肿胀，不阻塞细支气管。CT 上可表现为空气支气管征。（图 1-26）

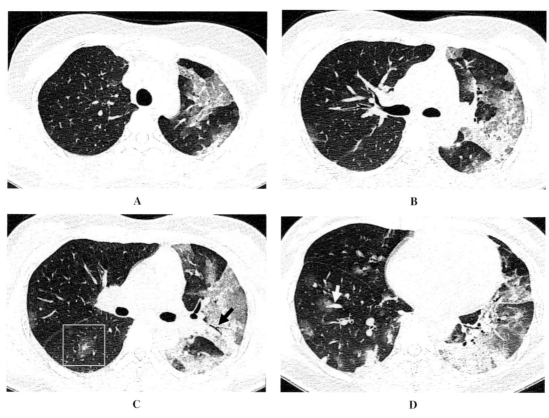

图 1-26　新型冠状病毒肺炎（八）

女，35 岁。有疫区患者密切接触史，有家族聚集发病史，无特殊基础疾病。患者病情进展较快，诊断为 COVID-19 重型。胸部 CT 示双肺见多发片状 GGO，部分实变影；右下肺病灶可见晕征（如黄框所示）。支气管空气征可见（黑箭）。可见病变内血管增粗。

（四）危重型

1. 指南标准　符合以下情况之一者：①出现呼吸衰竭，且需要机械通气；②出现休克；③合并其他器官功能衰竭需 ICU 监护治疗。

2. 胸部 CT　病变进一步进展，双肺弥漫性实变，密度不均，其内空气支气管征与支气管扩张，非实变区可呈斑片状磨玻璃阴影表现，双肺大部分受累时呈"白肺"表现，叶间胸膜和双侧胸膜常见增厚，并少量胸腔积液，呈游离积液或局部包裹表现。（图1-27）

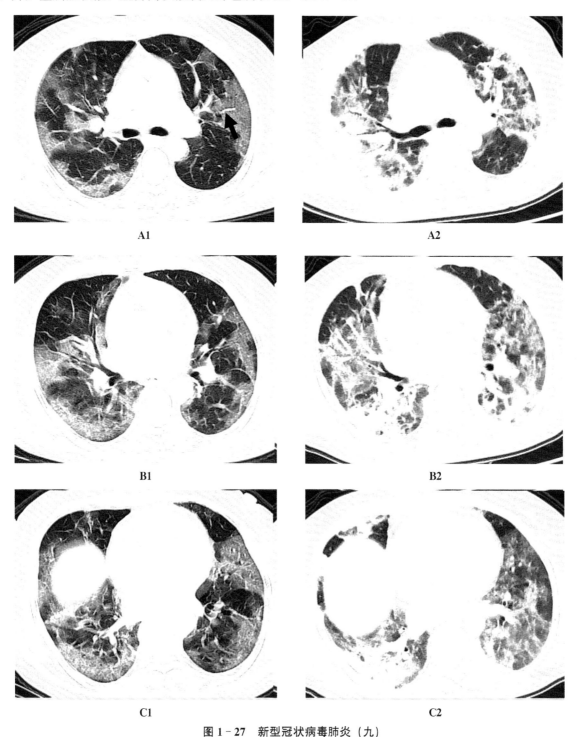

图1-27 新型冠状病毒肺炎（九）

女，60岁。有疫区旅游史，发热、咳嗽，确诊COVID-19；入院后病情进展快，血氧饱和度73%，临床分型为危重型。1月28日首诊CT（图A1～图C1）示双肺多发GGO，多分布于胸膜下，以外周为主；病变内可见血管增粗；2月12日复查CT示双肺病变较前明显进展，范围较前扩大、密度较前增高，出现实变影。

对危重症患者肺组织的病理学研究显示，其肺组织主要病理改变为广泛的肺间质纤维化伴部分透明变性，小血管增生，血管壁增厚，管腔狭窄闭塞并形成微血栓；局部可见出血性肺梗死。肺泡间隔增宽，肺泡上皮细胞萎缩、增生、鳞状上皮化生。肺泡腔出血明显，含有水肿液、纤维素样渗出、脱落的肺泡上皮细胞和炎症细胞。炎症细胞以肺间质浸润为主。坏死性细支气管炎表现为细支气管壁坏死，管腔内可见纤维素样渗出、脱落的上皮细胞以及炎症细胞。大量肺间质发生纤维化。

九、特殊人群患者的临床和影像特点

（一）儿童患者的临床和影像特点

儿童多因在家中密切接触确诊患者而感染，大多具有家族聚集性发病史，母婴垂直传播尚未报道。

儿童患者的临床表现及胸部CT表现普遍较成人患者轻，轻型及普通型多见（图1-28、图1-29）。其具体机制尚不明确，有文献指出其可能机制为介导感染的ACE2蛋白在儿童可能存在发育和功能（如结合力）较低或存在差异相关。

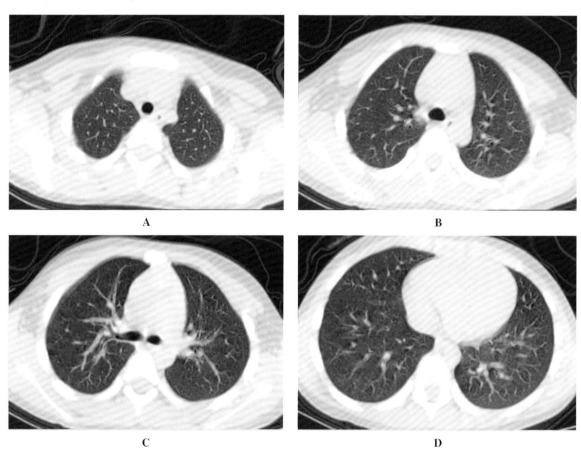

A   B

C   D

图1-28 新型冠状病毒肺炎（十）

男，5岁。有疫区接触史，有家族聚集性发病史，发热、头晕入院，诊断为COVID-19轻型。胸部CT无阳性发现。

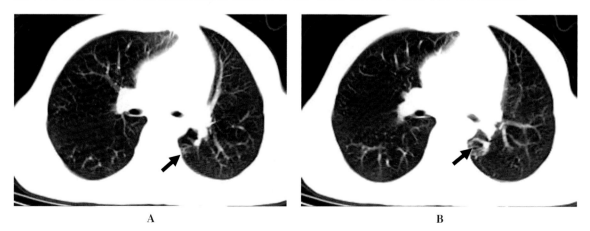

A   B

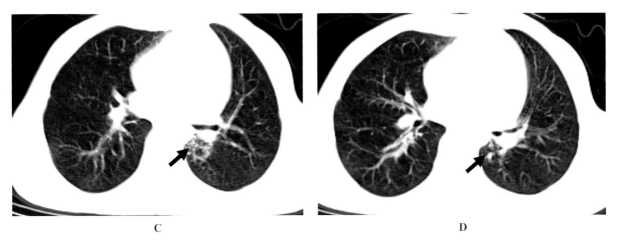

C　　　　　　　　　　　　　　　　D

图 1 - 29　新型冠状病毒肺炎（十一）

女，9 岁。有家族聚集发病史，偶有干咳，无其他症状。诊断为 COVID-19 普通型。胸部 CT 示左下肺背侧见局灶性 GGO（黑箭）。

（二）无合并 COPD 的老年人临床和影像特点

老年患者在 COVID-19 感染人群中的重症及死亡病例中占比较高。高龄、有基础病等患者通常更重。（COPD）是在老年人群中发病较高的一类不可逆性慢性肺部疾病。临床经验提示，大部分老年患者的 CT 表现符合文献报道的典型 COVID-19 征象。（图 1 - 30）

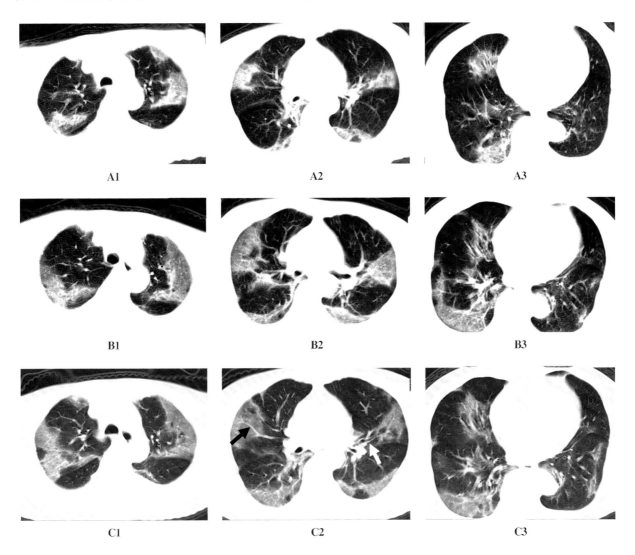

A1　　　　　　　　　　A2　　　　　　　　　　A3

B1　　　　　　　　　　B2　　　　　　　　　　B3

C1　　　　　　　　　　C2　　　　　　　　　　C3

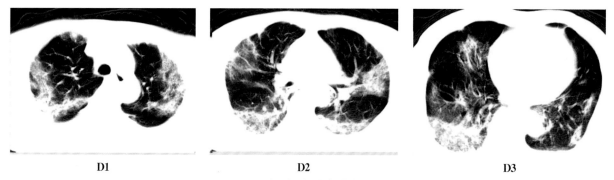

D1   D2   D3

图 1 - 30   新型冠状病毒肺炎（十二）

　　女，78 岁。无特殊基础疾病，诊断为 COVID-19 普通型。2 月 7 日首诊 CT（图 A1～图 A3）示双肺多发 GGO，胸膜下多见；2 月 10 日复查 CT 示（图 B1～图 B3）示 GGO 范围较前扩大；2 月 13 日 CT（图 C1～图 C3）示 GGO 范围较前稍扩大，内可见增粗血管（黑箭）和支气管扩张。2 月 16 日 CT（图 D1～图 D3）示右肺部分 GGO 较前吸收，内出现条索样实变影。

　　（三）合并 COPD 的老年人的临床和影像特点

　　在临床工作者发现合并 COPD 的老年患者其 CT 表现有其特异性特征（图 1 - 31、图 1 - 32），表现为弥漫性分布的磨玻璃样影中出现蜂窝状、粗网格状改变，推测其可能的机制为合并 COPD 的患者在感染前肺内就已有大量纤维组织细胞增生，其细支气管壁的慢性炎性反应造成远端肺泡腔的破坏，因此造成了扩大的肺泡被不均匀性增厚间质分隔，从而导致胸膜下蜂窝状改变。研究表明，合并 COPD 的老年患者其病情相对较重，预后相对较差。

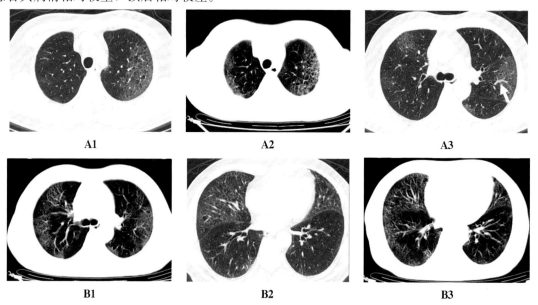

A1   A2   A3

B1   B2   B3

图 1 - 31   新型冠状病毒肺炎（十三）

　　男，66 岁。发热数天入院，有 COPD 病史。诊断为 COVID-19 重型。胸部 2 月 6 日 CT（图 A1～图 A3）示双肺胸膜下多发 GGO，可见不规则小叶间隔增厚和病变内血管增粗（白箭），肺内未见实变影；2 月 9 日复查 CT（图 B1～图 B3）示原 GGO 未见明显吸收，小叶间隔增厚较前明显，未见新发斑片状或条索状实变影。

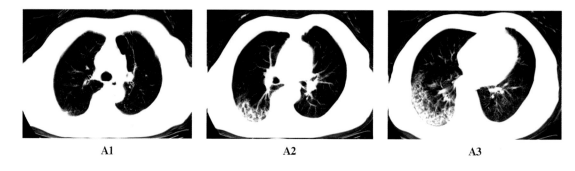

A1   A2   A3

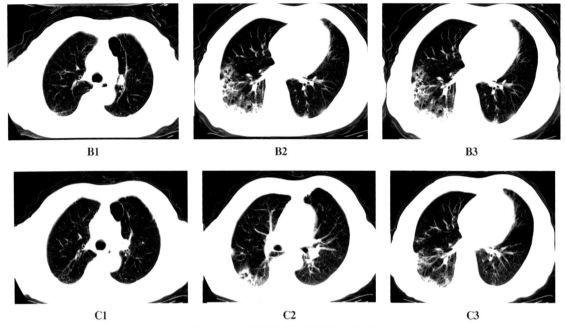

图 1 - 32　新型冠状病毒肺炎（十四）

　　男，74 岁。发热、咳嗽入院，有 COPD 病史。诊断为 COVID-19 普通型。1 月 30 日 CT（图 A1～图 A3）示右下肺背段片状 GGO，内可见小叶间隔不规则增厚。2 月 2 日 CT（图 B1～图 B3）和 2 月 8 日 CT（图 C1～图 C3）示 GGO 较前吸收，未见新发斑片状或条索状实变影。

　　（四）家族聚集性病例

　　家族聚集性病例通常包括各个年龄阶段的家庭成员；往往首发患者病变较明显，而密切接触感染者临床症状及影像表现相对首发患者较轻。（图 1 - 33）

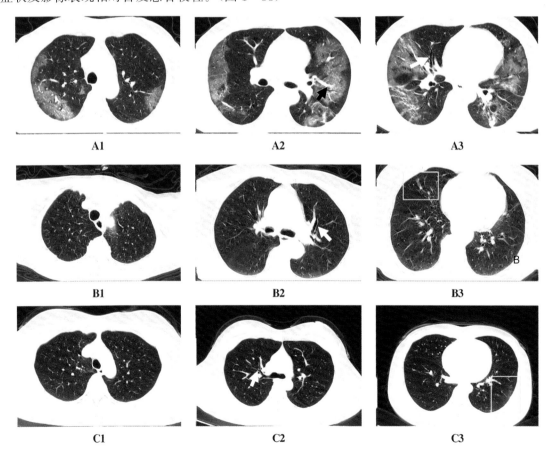

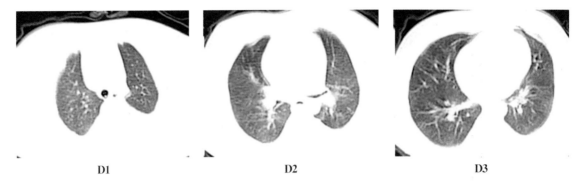

| D1 | D2 | D3 |

图 1 - 33　新型冠状病毒肺炎（十五）

家族聚集性发病。图 A：首发患者，男，51 岁，无明显诱因出现咳嗽，阵发性干咳；图 B：首发患者母亲，高龄，84 岁，无特殊不适，经筛查确诊，有高血压病史；图 C：首发患者儿媳，青年，26 岁，无特殊不适，经筛查确诊；图 D：患者孙子，婴儿，3 月龄，无明显诱因出现鼻塞就诊，余无其他不适。胸部 CT 示：图 A1～图 A3：首发患者，双肺多发片状 GGO，部分支气管牵拉性扩张（白箭），可见病变内血管增粗（黑箭）；图 B1～图 B3：患者母亲，右中肺内侧段见少许条索样模糊影，部分支气管稍扩张（白箭）；图 C1～图 C3：患者儿媳，左下肺后基底段近胸膜侧见少许 GGO（如黄框所示），部分支气管稍扩张（白箭）；图 D1～图 D3：患者孙子，肺部 CT 无阳性发现。

第二节　严重急性呼吸综合征

一、临床特点

SARS 冠状病毒（severe acute respiratory syndrome coronavirus）是一种单链 RNA 病毒，是严重急性呼吸综合征（SARS）的病原体之一。儿童、老年人及免疫力低下人群易感，潜伏期 2～10 天，本病除了流感样症状外，可快速发展为急性呼吸窘迫综合征。病理主要表现为弥漫性肺泡损伤。

二、影像改变

影像表现也依据病程不同而异，最初胸片可表现为正常，主要影像表现为单发或多发边缘模糊的小片状影，多见于两肺中下肺野，外周带，早期单发小片状 GGO 病灶常见。高分辨率 CT 常见的表现为单发或多发性磨玻璃样病变合并实变，常沿胸膜下及支气管血管束分布。2 周后可见小叶间隔增厚，呈网格状改变（铺路石征，图 1 - 34），无树芽征。进展期病灶可由单发、小片状病灶发展为大片状、多发

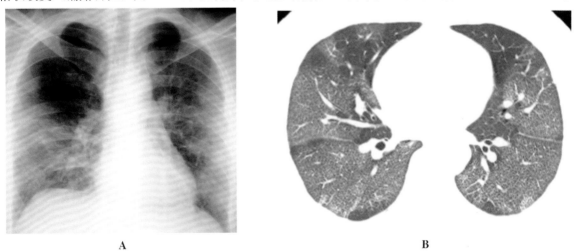

| A | B |

图 1 - 34　严重急性呼吸综合征（北京首都医科大学宣武医院放射科高艳教授提供）

女，52 岁。胸闷，发热，干咳无痰，肌痛，WBC 4.5×10⁹/L，淋巴细胞比例 0.12，计数 1.02×10⁹/L，咽拭子试剂盒检测阳性。淋巴细胞肺间质密度增高，呈网状、线状和结节状，肺泡保持完好。两肺多发弥漫性分布的磨玻璃密度影，小叶间隔增厚，呈网状、线状和结节状（铺路石征），无树芽征。肺泡保持完好，无淋巴结肿大或胸腔积液。

或弥漫性病变，GGO 和实变混合存在，由肺外周向中央扩展。当急性呼吸窘迫综合征发生后，两肺病变短期内迅速进展，并肺透亮度显著减低，甚至呈"白肺"。愈合期近一半的患者可出现肺纤维化、结构扭曲、牵拉性支气管扩张。少见空洞、淋巴结肿大或胸腔积液。影像表现可能会晚于临床症状的改善。

三、诊断要点

有流行病学史，外周血常规白细胞正常或减低，淋巴细胞减少。影像表现以 GGO 合并实变为主，后期呈网格状改变。进展快，下肺外周分布为主，双侧多叶受累更常见。无树芽征，无胸腔积液。病程较长以周计。确诊依靠单次或多次病毒核酸检测。

第三节　中东呼吸综合征

一、临床特点

引起中东呼吸综合征（Middle East respi-ratory syndrome，MERS）的冠状病毒，属于 β 冠状病毒，蝙蝠和骆驼被认为是 MERS 冠状病毒的宿主，其传染性不及 2019-nCoV。临床常见症状为发热、咳嗽、气促等，病情进展迅速，MERS 进展到呼吸衰竭的速度比 SARS 更快，需要在重症监护室内机械通气和支持治疗。部分病例可出现器官衰竭，尤其是肾衰竭和感染性休克，病死率较高，达 35%～44%。

二、影像改变

通常表现为单侧或双侧弥漫性病变，可出现支气管充气征、磨玻璃影、结节影或胸腔积液等，空洞不常见。最常见的 CT 表现是以双侧下肺胸膜下和基底部肺组织受累为主的广泛磨玻璃密度渗出影，而致密实变影相对少见。与 SARS 表现类似，病变好发于胸膜下及支气管血管周围区域，分布特点与机化性肺炎相似。出现大白肺、胸腔积液和气胸常预示病情危重甚至死亡。痊愈后可残留纤维化病变。（图 1-35）

三、诊断要点

男性多见，有中东旅行史或与 MERS 冠状病毒患者密切接触史，病情进展快，从发病到入院的平均时间为 4 天，外周血白细胞正常或减低伴淋巴细胞减少，胸片上早期表现为下肺外围的磨玻璃密度影，提示可能是 MERS 冠状病毒感染。流行病学资料是重要的诊断线索、确诊依赖病原学证据。

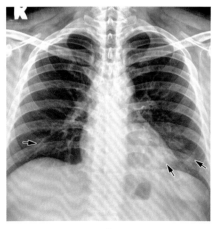

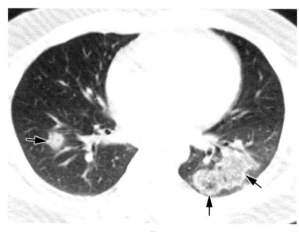

A　　　　　　　　　　　　　　　　　　　　　　B

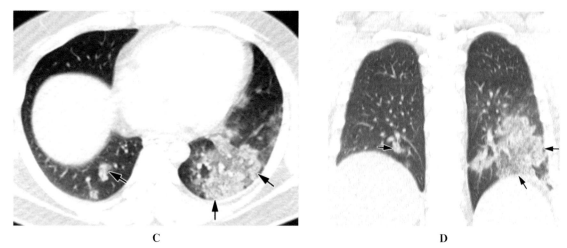

图 1 - 35　中东呼吸综合征 [Koo H J，Lim S，Choe J，et al. Radiographic and CT features of
viral pneumonia [J]. Radiographics，2018，38（3）：734 - 735]

男，27 岁。发热咳痰，图 A 早期胸片显示双下肺边界不清的结节状密度增高影，尤其以下肺心膈角区明显。图 B～图 D 为 3 mm 层厚横断面 CT 肺窗图像（右下肺静脉平面 B，右房与下腔静脉平面 C 和椎体水平冠状面重建图像 D）显示两肺下叶多发的斑片状、结节状伴有磨玻璃密度的实变如黑箭所示。

第四节　流感病毒肺炎

一、临床特点

流感病毒（influenza virus）为单链 RNA 病毒，分三型：甲型、乙型和丙型。甲型最常见，包括 H1N1、H2N2、H3N2、H5N1、H7N9。其中以 H1N1 最多见。甲型流感病毒肺炎好发于晚冬季节，患者是主要传染源，经呼吸道传播，可引起周期性、地方性的大流行。乙型和丙型流感症状较轻微。临床上早期表现为急起的全身症状（畏寒发热、头痛、周身疼痛，）伴咳嗽咽痛等上呼吸道症状。病毒侵犯下呼吸道和肺实质后常表现为持续高热、进行性呼吸困难、严重低氧血症、病死率高。病理上支气管和肺均有受累，早期表现为末梢气道和肺泡壁充血、单核细胞浸润，上皮细胞变性；晚期伴肺泡水肿和出血。流感病毒肺炎常继发细菌性肺炎（如肺炎球链菌或葡萄球菌肺炎）引发小气道的坏死性或化脓性炎症。

二、影像改变

支气管和肺均有受累，感染早期，影像无异常表现。进展期以磨玻璃和实变影为主，主要沿支气管束分布，小叶中心结节少见，伴有肺间质的炎症，表现为小叶间隔增厚形成的网格状影（图 1 - 36、图 1 - 37），两肺下叶受累多见。通常不伴胸腔积液。胸片表现为中下肺野分布为主的多灶斑片状渗出病变，可单肺或双侧分布，进展较快。CT 表现为磨玻璃影、片絮状影及局灶或弥漫性实变影，多沿胸膜下或支气管束分布，HRCT 可显示小叶中心结节和分支样病灶即树芽征（图 1 - 38～图 1 - 40）。若继发细菌性肺炎病情加重可表现为大片致密的大叶性实变影、小脓肿和胸腔积液。影像改变通常 3 周内消退。大部分患者预后良好，重症患者可遗留肺纤维化。禽流感影像表现为多发小片状或弥漫性 GGO 和实变。也可出现小叶中心结节、假性空洞、肺气肿和淋巴结病变。

三、诊断要点

流行病学有季节性、地方性及大流行等特点，H5N1 型禽流感病毒性肺炎有禽类接触史。临床上有呼吸道症状，流感病毒肺炎比细菌性肺炎更常见急性呼吸困难和严重低氧血症。影像表现以磨玻璃渗出

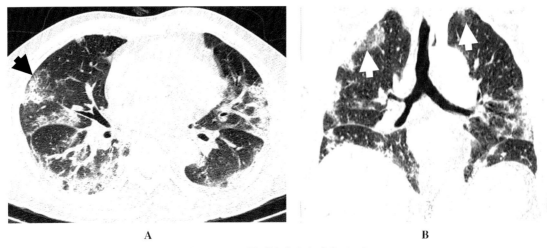

图 1-36 甲型流感病毒肺炎（一）

男，61岁。发热、咳嗽5天，伴少许白色黏痰。血常规正常，ESR、CRP明显升高，图A为1 mm横断面CT图像，图B为5 mm冠状面重建图像。CT表现双肺弥漫性病变，胸膜下分布为主，呈磨玻璃密度（白箭），伴小叶间隔增厚，局部呈网格状改变（黑箭）。病原学检测示甲型流感病毒PCR阳性，奥司他韦治疗后好转出院。

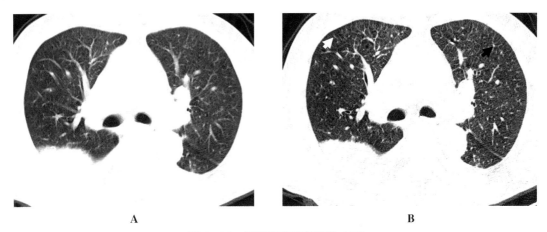

图 1-37 甲型流感病毒肺炎（二）

男，56岁。慢性肾功能不全尿毒症期患者，间断发热5天，体温最高38 ℃，中性粒细胞比例升高，CRP升高。图A为CT横断面5 mm层厚图像，两肺支气管血管束增多模糊。图B为同一平面1 mm图像，HRCT可见双上肺广泛的线状小叶间隔增厚（白箭）和零星的小叶中心结节（黑箭）。病原学PCR检测示甲型流感病毒阳性，经抗病毒治疗后发热消退，PCR病原检测转阴。该患者右侧叶间裂及双侧胸腔积液。

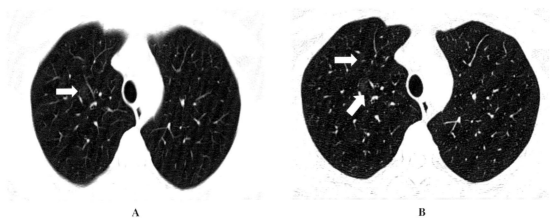

图 1-38 乙型流感病毒肺炎（一）

女，36岁。畏寒、发热3天，图A为CT横断面5 mm层厚图像，图B为同一平面1 mm层厚图像。CT显示右肺上叶尖段见两处淡薄小片状磨玻璃密度影（白箭）。病原学PCR检测示乙型流感病毒阳性，抗病毒治疗后好转。

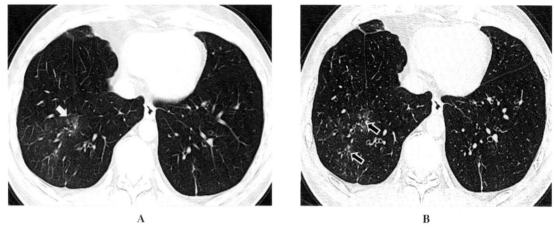

图 1-39　乙型流感病毒肺炎（二）

　　男，46 岁。多发性骨髓瘤患者，咳嗽、咳痰半个月。图 A 为 CT 横断面 5 mm 层厚图像。图 B 为同一平面 1 mm 层厚图像。CT 显示右肺下叶支气管血管束增多增粗，周围多发片絮状影（白箭）。1 mm 图像显示小叶中心结节（黑箭）和分支样病灶即树芽征（黑箭）。两肺下叶见条索状影。病原学 PCR 检测示乙型流感病毒阳性，抗病毒治疗后好转。

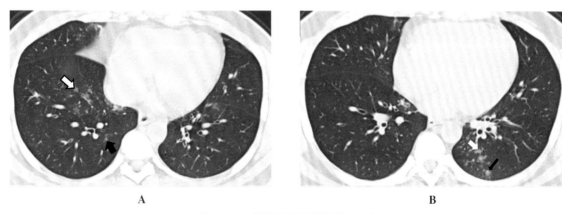

图 1-40　甲型流感病毒肺炎（三）

　　男，32 岁。咳嗽、乏力 3 天，白细胞及淋巴细胞值不高。CT 横断面 2 mm 图像，图 A 和图 B 显示双肺下叶近膈顶的肺底层面可见沿支气管束分布的多发三角形小片状实变影（白箭），呈小叶性分布，中央见点状高密度影代表小叶中央结节（黑箭）。此征象代表细支气管及周围炎的病理特点。多次病原学 PCR 检测示新型冠状病毒阴性，甲型流感病毒阳性。

和间质改变为主，结节少见。病程较细菌性肺炎长，病灶吸收较慢。合并细菌性肺炎后可出现大叶性实变和胸腔积液。临床上需结合影像、炎性指标、血常规、治疗效果综合判断，确诊有赖于病原学检查。

第五节　呼吸道合胞病毒肺炎

一、临床特点

　　呼吸道合胞病毒（respiratory syncytial virus）是一种 RNA 病毒，属副黏液病毒科，经空气飞沫和密切接触传播可局部暴发。呼吸道合胞病毒肺炎多见于 2 岁以下儿童，是婴幼儿流行性呼吸道感染的最常见病原体，常引发间质性肺炎和毛细支气管炎。老人及免疫力低下的成年人也可引发肺炎。临床上以中高热多见，中重症患儿有呼吸困难、喘憋、口唇发紫及三凹征。胸部听诊多有干啰音、笛音或爆裂音。病理改变以气道为中心，表现为细支气管壁增厚、肺泡间隔增宽和以单核细胞为主的间质浸润，肺泡腔水肿，透明膜形成。患儿毛细支气管壁增厚易导致毛细支气管腔狭窄，产生活瓣效应，表现为肺气肿和局灶性肺不张。

二、影像改变

病变以气道为中心，以中上肺分布为主。患儿胸片表现肺门周围的线状模糊影伴小片状实变影，大片影极为罕见。约 1/3 患儿有不同程度肺气肿。CT 表现为支气管壁增厚或肺门周围线样影及支气管周围浸润的斑片状磨玻璃密度影。通常影像表现轻而临床症状重。HRCT 可见磨玻璃密度影和肺小叶间隔增厚。成人 CT 表现为两肺多发斑片状磨玻璃密度影，伴有网格影（小叶间隔增厚）和树芽征（小叶中心结节）。有时可见两肺结节状影。上叶、右肺中叶受累多见。少数患者可伴有肺门淋巴结增大。（图 1-41～图 1-44）

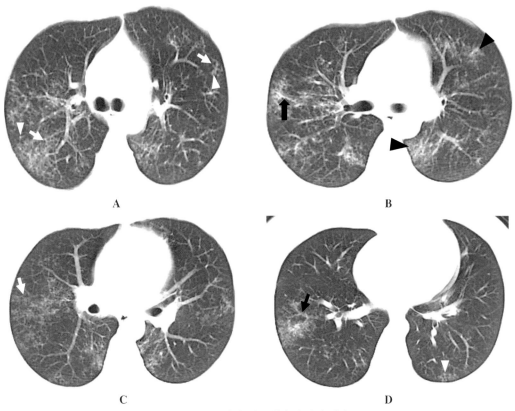

图 1-41　成人呼吸道合胞病毒肺炎

女，26 岁。口干 2 天，有低热（非新型冠状病毒肺炎）患者接触史，要求行新型冠状病毒肺炎筛查。白细胞计数 8×10^9/L。图 A～图 D 示分别为隆突上、隆突下、肺门及肺静脉 4 个平面 CT 横断面 10 mm 层厚图像，CT 表现为双肺支气管血管束增多、增粗且边缘模糊代表支气管周围间质的炎症（黑箭）。双肺多发的斑片状磨玻璃密度影（黑箭头），伴有广泛的网格影代表小叶间隔增厚（白箭）和树芽征（白箭头），以双上肺为著。咽拭子病原学检测呼吸道合胞病毒阳性。

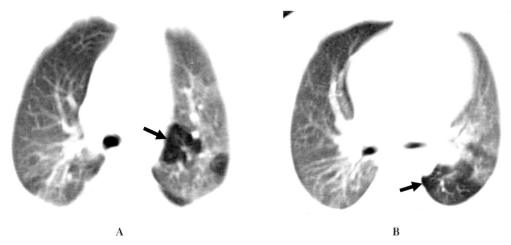

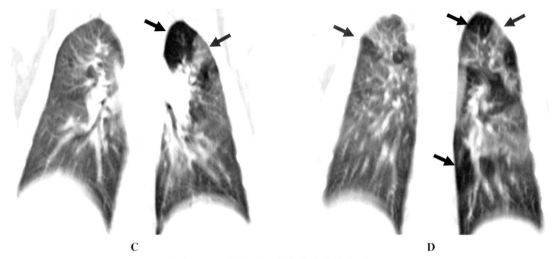

图 1 - 42　儿童呼吸道合胞病毒肺炎（一）

　　男，1岁1个月。反复咳嗽、喘息1个月余。鼻咽拭子病毒全套示呼吸道合胞病毒阳性。图 A～图 B 为 CT 横断面 3 mm 肺窗图像，图 C～图 D 为冠状面重建肺窗图像。双肺支气管血管束增粗模糊代表支气管壁周围间质的炎症，双肺充气欠均匀，可见多发淡薄片状磨玻璃密度影（红箭）和局灶性肺气肿（黑箭）。病变以上肺分布为主。双侧胸膜腔未见积液。

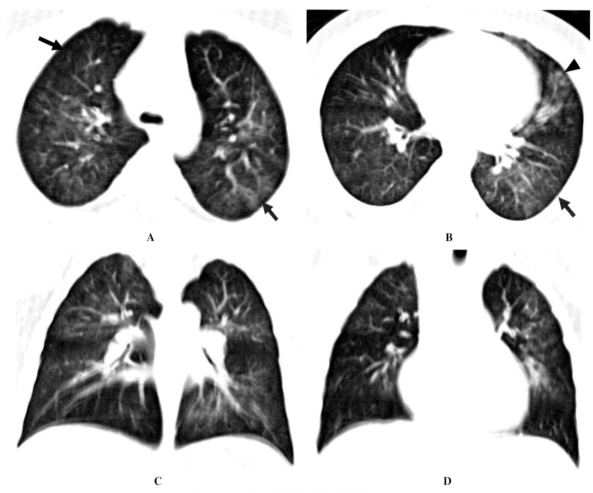

图 1 - 43　儿童呼吸道合胞病毒肺炎（二）

　　男，1岁1个月，高热3天。体温多在 39.0 ℃以上，体温最高时达 40.3 ℃，热峰每天 2～3 次，口服退热药体温可降至正常，间隔 8～12 小时后有反复。偶有轻咳，无咳痰、喘息。鼻咽拭子病原学检测呼吸道合胞病毒阳性。图 A～图 B 为 CT 横断面 3mm 肺窗图像，图 C～图 D 为冠状面重建肺窗图像。双肺支气管血管束增多、增粗、模糊，双肺内可见多发斑片状模糊影（红箭），局灶性肺气肿（黑箭）和小结节（黑箭头）。

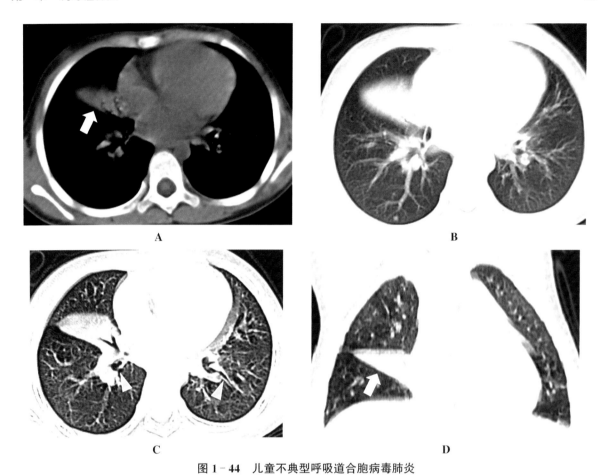

图 1 - 44　儿童不典型呼吸道合胞病毒肺炎

女，5 岁，先天性心脏病动脉导管未闭患儿。咳嗽喘息伴气促 3 天，无发绀。体格检查：轻度吸气性三凹征。可闻及干湿啰音。夹杂哮鸣音。既往经常哮喘发作一年。白细胞 13.94×10⁹/L，N 92%，PCT 0.064 ng/ml，CRP 12.8 mg/L，血氧饱和度 91%。呼吸道合胞病毒抗体 RSV-Ab IgM 阳性，IgG 阴性。图 A～图 C 为横断面 CT 图像，图 D 为冠状面重建图像。右肺中叶呈大片三角形均匀的致密影（白箭），伴有斜裂前移，提示大叶性肺炎伴部分肺体积缩小。图 C 为同平面 1 mm 图像示两肺门支气管壁增厚（白箭头）提示大气道周围的炎性浸润。头孢地嗪抗感染，单磷酸阿糖腺苷抗病毒治疗 11 天后好转。

三、诊断要点

新生儿及婴儿常见临床上最突出的表现为憋喘，听诊可闻及笛音或爆裂音。临床症状常较重而影像表现相对较轻。血常规：白细胞总数一般在 10×10⁹/L 以下，中性粒细胞多在 70% 以下。病情重的可有低氧血症和高碳酸血症。以气道为中心分布，伴有树芽征和支气管壁增厚，CT 主要沿支气管分布的局灶性肺实变、局灶肺不张和局灶性肺气肿。病变以中上肺分布为主。

第六节　腺病毒肺炎

一、临床特点

腺病毒（adenovirus）是一种无包膜双链 DNA 病毒，腺病毒占儿童呼吸道感染的 5%～10%。好发于冬春季，有社区性爆发报道。免疫力正常者大多数症状轻微，2 周内消失；少数免疫力低下者可发展为严重的肺炎，可并发支气管扩张、闭塞性细支气管炎和单侧透明肺（Swyer-James 综合征），重者引起致命的急性呼吸窘迫综合征。临床以高热，咳嗽、呼吸困难为主要临床表现。病理改变为支气管和细支气管黏膜充血水肿，上皮细胞坏死脱落，坏死物阻塞管腔。肺间质炎性细胞浸润，严重者呼吸道上皮细胞溶解致出血性细支气管炎、肺泡水肿和透明膜形成。

二、影像改变

腺病毒肺炎的典型影像表现为气道阻塞及实变。患儿胸片表现为肺门周围的线状模糊影和双侧肺内多发斑片状模糊影、肺气肿和肺不张。CT表现为大支气管壁增厚、肺气肿；肺实变部分一般无支气管气像，且实变部分密度偏高，可占据一个肺叶或肺段，有的成团簇状，常伴空气潴留（马赛克征）。重症患儿可易出现胸腔积液，但量少。消散期感染可完全吸收，2岁以下儿童易留下瘢痕。儿童以向心性分布为主，成人以两肺下叶分布为主。（图1-45～图1-47）

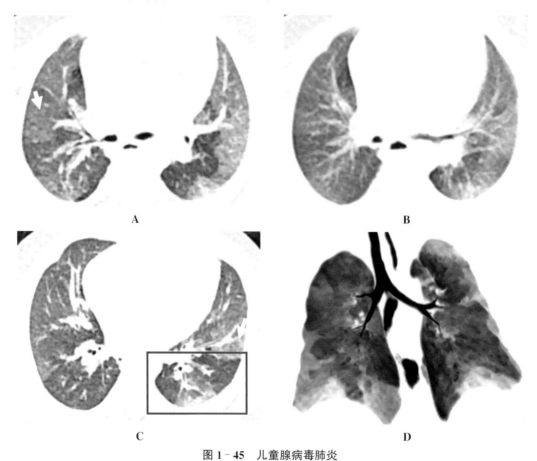

图 1 - 45 　儿童腺病毒肺炎

男，5个月。受凉后反复阵发性咳嗽伴喘促1个月余，无发热，白细胞计数13.38×10⁹/L↑，免疫球蛋白IgA 0.24 g/L↓，病原学检查：腺病毒（ADV-Ab）IgM阳性。影像表现为双肺支气管壁增厚，双肺多灶性磨玻璃密度影（白箭），边界欠清，部分实变影伴空气潴留（马赛克征如红框所示），图D肺和气道容积重建显示肺磨玻璃实变和空气潴留形成的斑驳影。

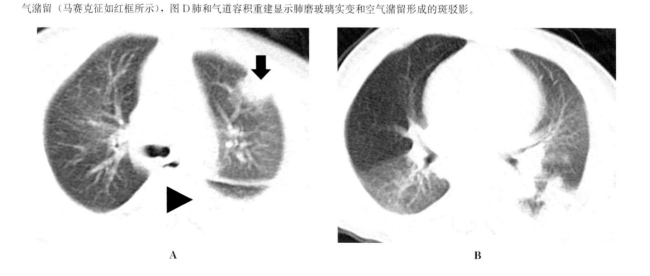

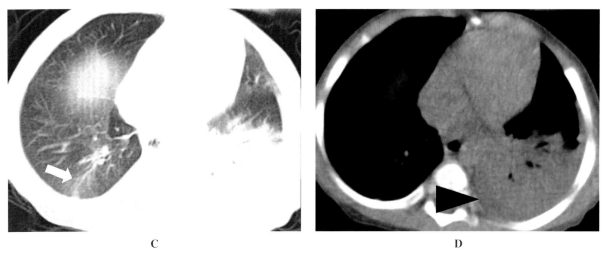

图 1-46　儿童典型腺病毒肺炎

男，1岁。发热 10 天，体温 38.8 ℃ 双肺呼吸音粗，可闻及少许干啰音。白细胞 11.5×10⁹/L，CRP 14.56 mg/L，PCT 4.03 ng/ml。病原微生物宏基因组检测：人类腺病毒 B 序列数 23335。用阿昔洛韦治疗有效。胸部 CT 横断面肺窗（图 A～图 C）和纵隔窗（图 D）示左肺下叶大片致密影，内可见支气管充气征。左肺上叶见小片致密影（黑箭），右肺下叶见磨玻璃密度影（白箭）。右肺下叶见空气潴留征。左侧胸腔少量积液（黑箭头）。

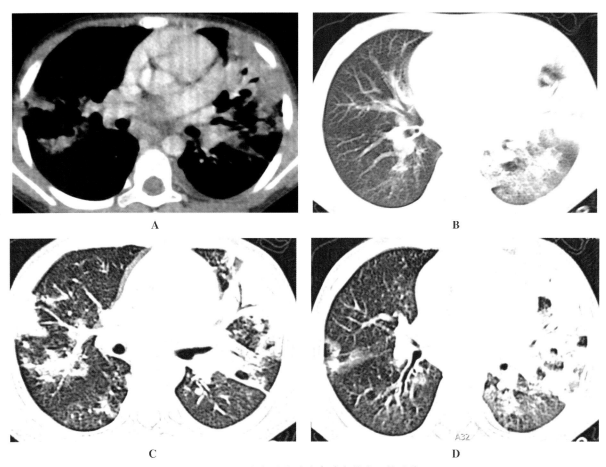

图 1-47　儿童重症腺病毒肺炎并支原体感染

女，5岁。因间断发热伴咳嗽 20 天，白细胞计数 5.93×10⁹/L，PCT 0.713 ng/ml，CPR 20 mg/L。支原体抗体 MP-AbIgM 阳性，滴度 1：320。血氧饱和度 88%，Ⅰ型呼吸衰竭，宏基因回报：人类腺病毒 7 型。阿昔洛韦联合白蛋白和抗生素治疗有效。CT 横断面纵隔窗 5 mm 层厚图 A 和肺窗图 B，1 mm 层厚肺窗图 C 和图 D 显示，支气管血管束增多，右肺下叶支气管壁增厚（大气道炎症），两肺多叶分布多发小斑片状呈团簇状分布，部分融合成大片状肺实变影。左肺下叶可见网格状及磨玻璃密度影即铺路石征，提示小叶间隔的增厚。纵隔窗左侧胸腔少量积液。

三、诊断要点

腺病毒肺炎为儿童闭塞性细支气管炎的常见原因，20％为重症。影像特点为四多一高一少。支气管血管束增多，大病灶多，肺气肿多，多脏器受累；实变病灶密度较高；胸腔积液量少。成人患者可表现为单核细胞减少，大叶实变和胸腔积液。确诊依靠病原学检查。

第七节　疱疹病毒肺炎

疱疹病毒（herpes virus）是一种有包膜大 DNA 病毒，主要通过接触传播。可引起急性或慢性、潜伏性感染，包括 1 型和 2 型单纯疱疹病毒、巨细胞病毒、Epstein-Barr 病毒（EB 病毒，疱疹病毒Ⅳ型）、水痘-带状疱疹病毒类型。疱疹病毒可通过人传人接触传播或血液传播。疱疹病毒肺炎主要见于免疫抑制患者。肺活检或支气管肺泡灌洗液细胞学检查中观察到核内包涵体可以确诊为疱疹病毒病原体。

一、单纯疱疹病毒 1 型肺炎

（一）临床特点

单纯疱疹病毒在免疫缺陷患者可引起口腔溃疡、食管炎、肝炎、结肠炎及播散性皮肤感染。单纯疱疹病毒肺炎主要由 1 型单纯疱疹病毒所致。单纯疱疹病毒肺炎主要病理改变包括坏死性气管支气管炎、坏死性肺炎、肺泡腔实变或间质性肺炎。

（二）影像改变

单纯疱疹病毒 1 型肺炎胸片通常表现为双肺小片状实变和磨玻璃密度影，呈小叶、节段性分布。CT 主要表现为多灶性、节段性分布的磨玻璃密度影和网格状模糊影（铺路石征）。以磨玻璃病灶为主，实变少见。可合并边缘模糊的小叶中心结节及树芽征，结节周围可有晕征，胸腔积液常见。（图 1-48）

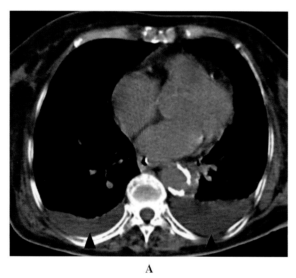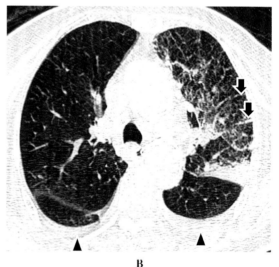

图 1-48　单纯疱疹病毒肺炎

女，85 岁。慢性阻塞性肺疾病并感染反复发作并经常抗炎治疗患者，发热 6 天，血液 NGS 确诊为人类疱疹病毒 1 型（HSV1）。CT 横断面 5 mm 纵隔窗图 A 和 1 mm 肺窗像图 B，示两肺弥漫性肺间质及小叶间隔增厚（黑箭头）伴磨玻璃密度影，双侧胸腔少量积液（黑箭头）。

（三）诊断要点

单纯疱疹病毒在免疫缺陷患者可引起口腔溃疡、食管炎、肝炎、结肠炎及播散性皮肤感染。CT 表现以网格状磨玻璃密度影为主，分布特点为多灶性、节段性分布，可有树芽征、小叶中心结节及晕征。胸腔积液常见，为其区别于其他病毒性肺炎的特征性表现。单纯疱疹病毒常累及中枢神经系统。肺活检或支气管肺泡灌洗液细胞学检查中观察到核内包涵体可以确诊为单纯疱疹病毒病原体。

二、EB 病毒肺炎

（一）临床特点

EB 病毒通常感染咽部的 B 淋巴细胞，表现为三联征即发热、咽炎和淋巴结肿大。人传人接触传播最常见。病毒感染可引起传染性单核细胞增多症，常见于青少年，伴肝脾大。病理改变为支气管血管束周围、小叶间隔的单核细胞浸润可伴有肺泡的渗出。常见胸内淋巴结肿大和脾大，间质性肺炎罕见。

（二）影像改变

文献报道 EB 病毒肺炎罕见，笔者搜集到 2 例，一例表现为气腔结节伴周围晕征；一例为多发小片和大片状磨玻璃影、实变影伴胸腔积液。（图 1-49、图 1-50）

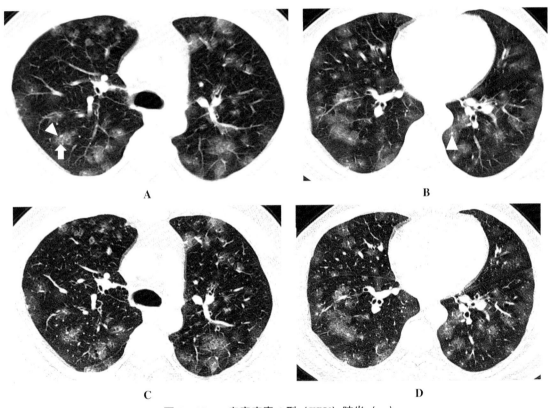

图 1-49　γ疱疹病毒 4 型（EBV）肺炎（一）

男，42 岁。受凉后流涕、咳嗽、咳黄白色痰 10 天，C 反应蛋白 16.30mg/L↑，支气管肺泡灌洗液基因测序：γ疱疹病毒 4 型（EBV）阳性。影像表现双肺可见弥漫多发的多灶性、均匀分布的磨玻璃影（白箭），中央可见边缘模糊的小叶中央结节（白箭头），双侧胸腔未见积液。

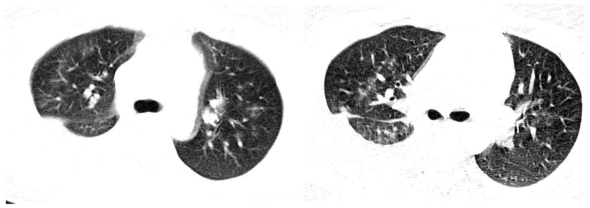

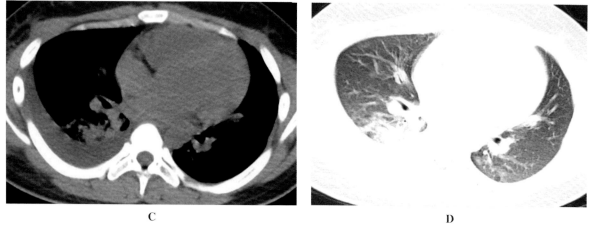

图 1-50　γ疱疹病毒 4 型（EBV）肺炎（二）

　　男，15 岁。传染性单核细胞增多症并 EB 病毒感染患者，高热 20 天，伴皮疹，咽部疱疹、脾大和淋巴结肿大。2 周前白细胞 3.04×10^9/L，降钙素原 2.63 ng/ml。10 天前查 EB 病毒抗体 IgM 阳性；EB 病毒 DNA 检查 7.61E+04copies/ml，CPR 49.5 mg/L。骨髓涂片见嗜血现象。CT 检查当天白细胞 7.64×10^9/L，降钙素原 8.00 ng/ml，C 反应蛋白 74.7 mg/L。胸部 CT 显示两上肺散在小片状磨玻璃影。右下肺斑状致密实变影，右侧胸腔积液。

　　（三）诊断要点

　　EB 病毒感染常伴胸内淋巴结肿大和肝脾大，间质性肺炎表现罕见。肺活检或支气管肺泡灌洗液细胞学检查中观察到核内包涵体可以确诊为 EB 病毒病原体。

三、巨细胞病毒肺炎

　　（一）临床特点

　　巨细胞病毒（cytomegalovirus，CMV）是一种双链 DNA 病毒，属疱疹病毒的一种，为人类疱疹病毒 5 型，由于易感人群和影像表现有其特点，故单独介绍。巨细胞病毒是较常见的致病病原体，对免疫功能正常个体大多数表现为无症状感染，由于细胞免疫在抗 CMV 感染中起主要作用，因而在细胞免疫缺陷者如新生儿、HIV 感染、肿瘤、器官移植或骨髓移植者可发生严重后果。无季节性，通过体液传播。巨细胞病毒肺炎患者临床一般无发热或低热、干咳、气短为主。主要病理类型为间质性肺炎，被感染的细胞主要为肺泡细胞和巨噬细胞，镜下表现为弥漫性肺间质水肿、纤维化、肺泡水肿、出血和增生伴纤维黏液样渗出。

　　（二）影像改变

　　早期胸片可无明显异常或仅表现为肺纹理增粗，进展期可表现为沿肺纹理分布的散在、多发、弥漫的点片状影，由双下肺开始逐渐累及全肺，双肺呈磨玻璃改变；常见的 CT 表现为两肺广泛、弥漫的磨玻璃密度影及气腔样实变，双侧比单侧多见可不对称，对应的病理改变为弥漫性肺泡损伤；伴有结节灶，以边界不清的小叶中心结节为主，直径为 2~4 mm，为间质性肺炎的表现；可有支气管扩张及小叶间隔增厚。胸腔积液少见。若出现肺叶实变常提示合并细菌或真菌感染。获得性免疫缺陷综合征（AIDS）患者可出现团块状实变。（图 1-51~图 1-56）

　　（三）诊断要点

　　婴幼儿或免疫低下患者好发；临床为病毒感染表现；影像表现以两肺广泛、弥漫性分布的肺磨玻璃密度影伴小叶间隔增厚。弥漫性小结节和大叶性实变少见。影像上巨细胞病毒肺炎与肺孢子菌肺炎相似，有时难以鉴别。小结节或边缘模糊的 GGO 和边缘模糊的实变是 CMV 较典型的征象。后者以上肺分布和均匀的 GGO 更常见。恢复期测定血清的巨细胞病毒抗体，双份血清抗体呈 4 倍或以上增长时，有助于诊断。肺活检或支气管肺泡灌洗液细胞学检查中观察到受感染细胞形成巨大的 A 型嗜酸性核内及胞质内包涵体可以确诊本病。

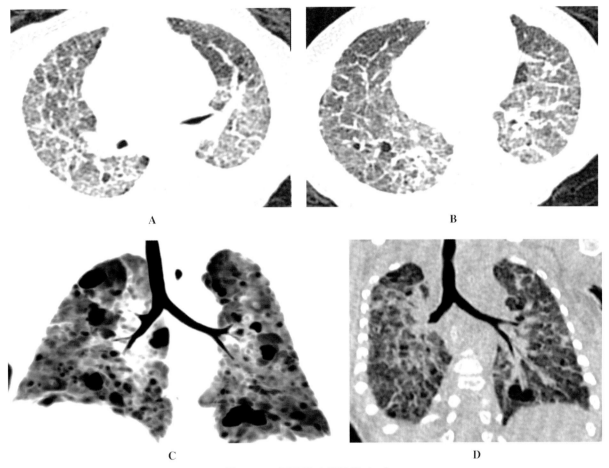

图 1-51 巨细胞病毒肺炎（一）

女，2个月，29⁺周早产儿。支气管肺发育不全（重度），出生后气促、反应欠佳，呼吸衰竭，白细胞计数 26.35×10^9/L 升高，淋巴细胞比值 17.40% 下降，血巨细胞病毒抗体阳性，尿液巨细胞病毒 DNA 阳性。影像表现双肺纹理增多、增粗、紊乱，弥漫分布磨玻璃影、斑片影、条索影，局部肺透亮度增高，未见纵隔淋巴结肿大及胸腔积液征象，双侧轻度胸膜增厚。气道重建未见异常。

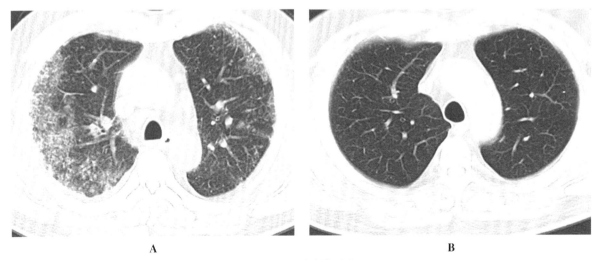

图 1-52 巨细胞病毒肺炎（二）

男性，63岁。因"反复咳嗽、咳痰伴发热20余天"，体格检查：呼吸稍促，双下肺可闻少许细小高调湿啰音。既往有糖尿病病史。给予哌拉西林他唑巴坦、头孢哌酮-舒巴坦、左氧氟沙星等抗感染治疗，效果欠佳。病理发现巨大病毒包涵体，诊断为巨细胞病毒肺炎，图 A 示两侧胸膜下分布为主，肺泡和小叶间隔增厚伴磨玻璃密度影。图 B 示抗病毒治疗后复查，病变完全吸收。

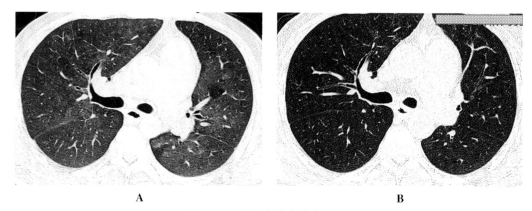

图 1 - 53　巨细胞病毒肺炎（三）

　　男，41 岁。肾移植术后 10 个月，发热 3 天，CMV 抗原阳性，更昔洛韦抗病毒十余天复查，图 A 示双肺弥漫性磨玻璃影，图 B 示治疗后病灶基本吸收。

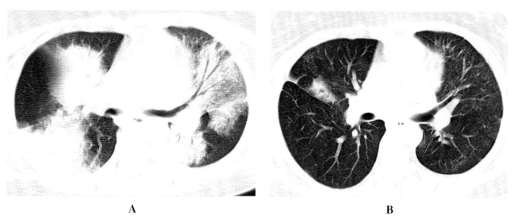

图 1 - 54　巨细胞病毒肺炎（四）

　　女，25 岁。发热 12 天，伴干咳，血氧饱和度 88%，ESR 140 mm/h，CRP 105 ng/L，巨细胞病毒抗原（＋），更昔洛韦治疗，图 A 示双肺大片实变影。图 B 示病变明显吸收好转。

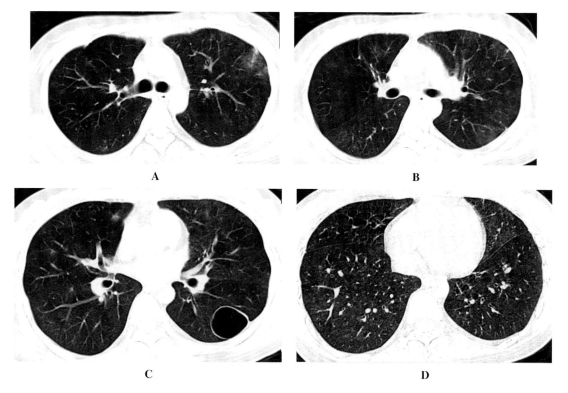

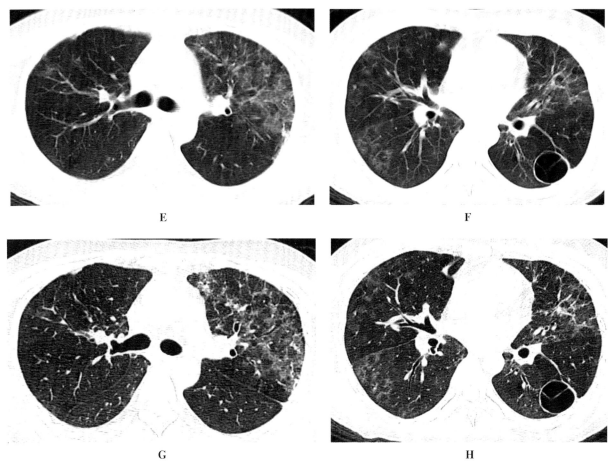

E

F

G

H

图 1 - 55 巨细胞病毒肺炎（五）

女，26 岁。反复高热 3 个月，经抗细菌治疗后好转，再发低热伴咳嗽、咳白色稀薄痰 9 天。患者因系统性红斑狼疮长期服用免疫抑制剂。白细胞正常，淋巴细胞比值 8.20% 下降，病毒全套：巨细胞病毒抗体（CMV-Ab）阳性，外周血感染病原体基因检测：军团菌属阳性。CT 示双上肺及右下肺斑片状磨玻璃密度影，左下肺囊状 22 mm×28 mm 含气影，有不全分隔，双侧胸腔未见明显积液。（图 A～图 D）

患者行抗细菌治疗 11 天后，左下肺 22.1 mm×28.6 mm 含气影大致同前，双上肺及右下肺斑片状磨玻璃密度影明显增多，新见边缘模糊的 GGO，小叶间隔增厚，左下肺新增多发条索影，左下肺囊状影同前。经抗病毒、抗细菌治疗后好转。纵隔内未见增大的淋巴结，双侧胸腔未见明显积液。（图 E～图 H）

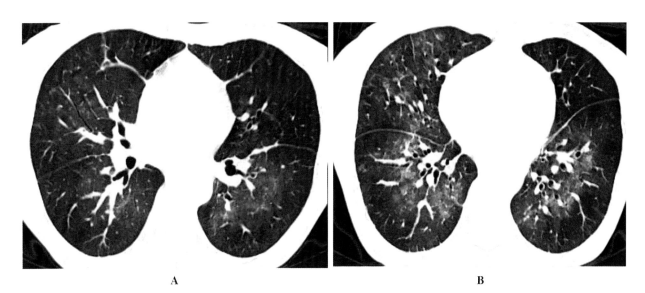

A

B

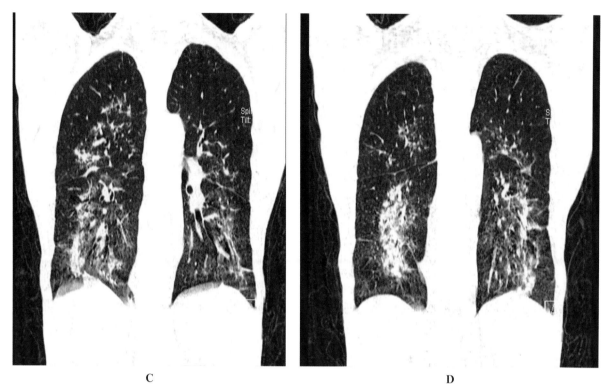

C   D

图 1-56 巨细胞病毒肺炎（六）

女，44岁。确诊骨髓异常增生综合征 5 个月，行造血干细胞移植后 2 个月，发热 20 天。实验室检查：白细胞计数、血红蛋白下降，C反应蛋白、降钙素原升高。胸部 CT 横断面 1 mm 肺窗（图 A、图 B）和冠状面 5 mm 肺窗（图 C、图 D）示两肺多发磨玻璃密度影，冠状面示病灶以下肺分布为主，下肺多于上肺。

四、水痘-带状疱疹性肺炎

（一）临床特点

水痘-带状疱疹病毒（varicella-zoster virus，VZV）属于疱疹病毒科 α 亚型，为双链 DNA 病毒，诊治不及时可出现病毒性肺炎、脑炎、心肌炎、肝功能损害等并发症，其中水痘-带状疱疹性肺炎为最常见和最严重的并发症；在儿童中通常是一种自限性疾病，在成人水痘患者中发生率高达 96%。组织学上，水痘-带状疱疹性肺炎表现为弥漫性小结节和气腔实变。结节由包裹透明胶原或坏死组织的外层纤维包膜组成。

（二）影像改变

水痘-带状疱疹性肺炎表现为弥漫性小结节和气腔实变。胸片表现为多发 5～10 mm 的模糊结节，结节可融合，肺门淋巴结肿大和胸腔积液罕见；最常见的 CT 表现为散在或弥漫分布的 1～10 mm 的小结节影，可融合，边界清楚或不清楚，可有典型晕征，部分结节可钙化，散在分布的边界清楚的 2～3 mm 高密度钙化可持续存在，也可伴有双肺 GGO；肺内可同时存在小叶中心小结节、支气管血管束旁小结节及胸膜下小结节，提示其可能通过血行播散；一般无小叶间隔增厚、胸腔积液和淋巴结肿大。（图 1-57、图 1-58）

（三）诊断要点

水痘感染的诊断通常可以根据临床表现（皮疹、肺部症状和与水痘患者的接触史）来确定；影像主要表现为散在结节，可有晕征，结节可钙化，与其他病毒肺炎不同，水痘-带状疱疹性肺炎一般没有小叶间隔增厚，胸腔积液和淋巴结肿大也罕见。

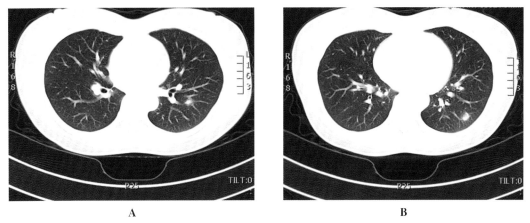

图 1-57　水痘-带状疱疹性肺炎（一）

女，30 岁。咽痛、咳嗽、咳少量白痰 6 天，发热 5 天，疱疹 4 天。10 余天前患者女儿在幼儿园感染水痘。予患者更昔洛韦抗病毒等对症支持治疗 5 天，症状好转。痰基因检测：水痘-带状疱疹病毒阳性。图 A、图 B 示双肺多发结节，边界欠清，部分结节伴晕征。

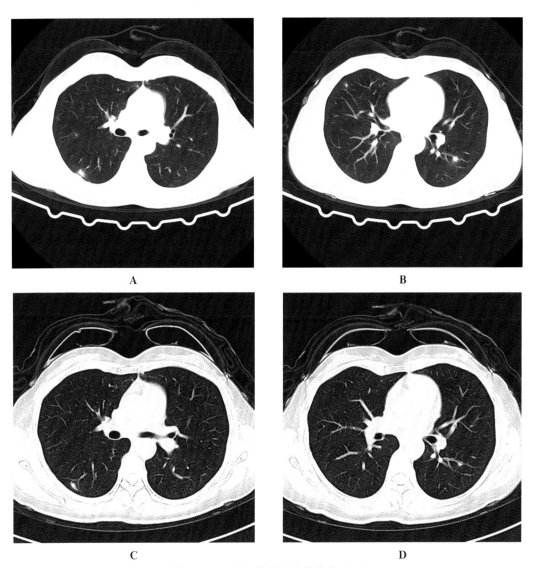

图 1-58　水痘-带状疱疹性肺炎（二）

女，47 岁。皮疹，发热 2 天，有类风湿关节炎。水痘-带状疱疹病毒抗体阳性。左上肺、右中肺外侧段、双下肺见多发实性、混合密度结节影，边缘模糊，大者位于右下肺背段，长径约 11 mm，边缘模糊。行抗病毒治疗。图 A、图 B 初诊时，图 C、图 D 15 天后。病灶基本消散吸收。

第八节　人偏肺病毒肺炎

一、临床特点

人偏肺病毒（human metapneumovirus，hMPV）流行具有季节性，在温、寒带地区好发于冬春季；儿童易感，一般好发于小于 2 岁婴儿，该病毒可引起上呼吸道、下呼吸道感染，与儿童喘息性疾病密切相关，喘息性支气管炎、喘息性肺炎及毛细支气管炎中 hMPV 的检出率较高。免疫功能正常的患者无死亡风险。

二、影像改变

X 线片表现为多叶浸润，可呈结节、斑片影；免疫系统低下患者 CT 通常表现为沿两肺支气管血管束分布的边界不清的小叶中心结节、次小叶中心结节和 GGO，可有支气管壁增厚。

三、诊断要点

发病年龄小，通常小于 2 岁，临床症状常伴有喘息；影像学表现以小叶中心结节和 GGO 为主，伴有支气管壁增厚。

第九节　人博卡病毒肺炎

一、临床特点

人博卡病毒（human bocavirus，HBoV）是细小病毒科细小病毒亚科的一个属，为单链 DNA 病毒。通常在疑似患有呼吸道感染的儿童咽拭子中检出，常见于多种病毒共同感染。低龄儿多见，高发人群为 6 个月至 3 岁的婴幼儿，高发季节为秋冬季。患儿通常出现高热、咳嗽、喘息、流涕或鼻塞、腹泻等临床症状。该病毒可导致一系列疾病，从轻微的普通感冒、毛细支气管炎、支气管肺炎或哮喘到严重的呼吸道感染或人博卡病毒合并脑炎。

二、影像改变

胸片通常表现为双肺弥漫性不规则片状实变和 GGO；CT 表现为沿支气管血管束和肺外围区域的不规则片状实变影、支气管壁增厚和小叶间隔增厚；并可伴有双侧胸腔积液。

三、诊断要点

发病年龄小，多见于 3 岁以下婴幼儿，临床症状无明显特异性，可有喘息；影像学有一定的特征性，病变通常呈弥漫性分布，肺外周区域多见，实变、GGO 和小叶间隔增厚、支气管壁增厚均可出现。

第十节　鼻病毒肺炎

一、临床特点

鼻病毒（rhinovirus）属于小 RNA 病毒科，分 A、B、C 三型。人鼻病毒（human rhinovirus）是呼吸道感染的主要病原体，在 18％～26％的患儿和 2％～17％的成人社区获得性肺炎者中可检测到。四季均可发生，春季和秋季更为常见，常引起普通感冒。最常见的临床症状为发热、咳嗽、呼吸困难，可出现呼吸衰竭。

二、影像改变

CT 主要表现为双肺多灶性 GGO、多发边界不清的斑片状实变及小叶间隔增厚。

三、诊断要点

鼻病毒感染临床一般无明显特异性，通常表现为普通感冒；影像学呈多灶分布，与其他病毒感染表现类似，可见 GGO、实变和小叶间隔增厚。

第十一节　副流感病毒肺炎

一、临床特点

副流感病毒（parainfluenza virus，HPIV）是一种单链 RNA 病毒，主要通过与呼吸道纤毛上皮结合而导致呼吸道疾病，常引起儿童下呼吸道感染，也可引起中耳炎、结膜炎。HPIV 由 4 种血清型组成，Ⅰ型和Ⅱ型的最典型的临床特征是造成儿童喉炎、气管炎、支气管炎，均也能造成其他的上呼吸道和下呼吸道疾病。Ⅲ型经常导致肺炎和细支气管炎。Ⅳ型很难检出。

二、影像改变

CT 主要表现为多灶性斑片状实变，伴有 GGO，大约 1/4 的患者表现为小叶中心结节伴支气管壁增厚；随着病情进展，病变范围、密度增大，可出现沿支气管血管分布的不规则实变。

三、诊断要点

HPIV 感染分为四型，不同的类型引起的临床疾病不同，有赖于血清学检测；影像学无明显特异性，为典型的病毒性感染的影像特征，包括多灶性小范围实变伴 GGO，可进展为大范围实变，沿支气管血管束分布，类似小叶性肺炎。

第十二节　麻疹病毒肺炎

一、临床特点

麻疹病毒属于副黏病毒科麻疹病毒属，是一种单负链 RNA 病毒，只有一个血清型，常导致儿童麻疹；麻疹是儿童常见的一种急性传染病，传染性很强，临床表现为皮丘疹、发热及呼吸道症状、眼结膜炎等，以皮肤出现红色斑丘疹和颊黏膜上有麻疹黏膜斑及疹退后遗留色素沉着伴糠麸样脱屑为特征。若无并发症，愈后良好。

二、影像改变

典型的 CT 表现为支气管周围结节影和网格影，小叶间隔增厚；随访 CT 可见纤维化。

三、诊断要点

临床症状具有特征性，除了发热、呼吸道症状外，还有皮疹、颊黏膜斑及色素沉着伴糠麸样脱屑；影像学表现与其他病毒感染有不同之处，以支气管周围结节和网格影为主，并可出现纤维化。

第十三节　病毒性肺炎的影像诊断思路

精准诊断能够指导病毒性肺炎的精准治疗，有利于减少抗生素的滥用。病毒性肺炎的诊断仍需要结合流行病学资料临床表现、辅助检查、影像特征等综合判断，并要排查其他常见病原体。表1-2归纳了不同病毒性肺炎的临床及影像特征对比。

表1-2　　　　　　　　　　　　不同病毒性肺炎的临床及影像特征对比

名称	传播途径	CT特征					
		分布	病灶融合	GGO	结节	支气管壁增厚	胸腔积液
流感病毒	空气、飞沫	沿支气管、多灶	+	+	++	C	UC
呼吸道合胞病毒	接触、气溶胶	沿支气管、多灶	+	+	小叶中心型 +++	C	C
腺病毒	呼吸道、粪口、结膜	多灶性、偶大叶性	+++	+++	小叶中心型 +	UC	C
单纯疱疹病毒	接触（口、生殖器分泌物）	多灶性或节段性	++	+++	+	UC	F
巨细胞病毒	接触、胎盘、输血	弥漫性	++	++++	++	UC	罕见
SARS 冠状病毒	空气、飞沫、接触	多灶性、周边	+	++	罕见	UC	罕见
MERS 冠状病毒	空气、飞沫、接触	多灶性、周边	+	++	罕见	UC	罕见
人偏肺病毒	直接或紧密接触，气溶胶、飞沫	沿支气管、多灶性	+	+	小叶中心型 +++	C	UC
人博卡病毒	接触、气溶胶	弥漫性	++	++	罕见	UC	C
鼻病毒	飞沫、气溶胶、接触	多灶性	+	++	罕见	UC	罕见
副流感病毒	接触、飞沫	沿支气管、多灶性	+	+	小叶中心型 ++	C	UC
麻疹病毒	飞沫、气溶胶、与分泌物或皮疹接触	多灶性	罕见	+	+	UC	C

　　注：C　common；F　frequency；UC　uncommon；＋　10%～25%；＋＋　25%～50%；＋＋＋　50%～75%；＋＋＋＋　>75%。

一、临床特征

注意流行病学特点、宿主因素、前驱症状、肌肉酸痛、症状重但体征少。临床可见单纯病毒性肺炎、继发细菌性肺炎、病毒与细菌混合性肺炎。

1. 流感病毒、冠状病毒、腺病毒肺炎好发在冬春季节，MERS病毒肺炎好发于中东地区。禽流感肺炎有禽类动物接触史。

2. 骨髓移植后前3个月较常见巨细胞病毒感染。

3. 呼吸道合胞病毒肺炎成人少见，多见于2岁以下儿童，临床症状重，而影像表现相对较轻。

4. 腺病毒累及多个系统。

5. 水痘-带状疱疹病毒感染伴皮肤红疹。

6. EB病毒感染伴淋巴结肿大和脾大。

7. 单纯疱疹病毒主要见于免疫缺陷者，可引起肺炎、食管炎、肝炎、结肠炎及播散性皮肤感染。

8. 汉坦病毒、腺病毒、冠状病毒、流感病毒肺炎容易发展为重症。

二、辅助检查

外周血常规检查表现为白细胞正常、轻度升高或降低，淋巴细胞数减少，PCT 一般不高；PCR 可以灵敏地检出病毒，还可以检出数列数对病毒载量进行定量判断；基因测序可明确病毒类型；抗体检测属于回顾性诊断；淋巴细胞计数持续降低，CRP、LDH 及 CK 持续增高、胸部影像上肺炎快速进展是重症指标。

三、影像特征

累及小气道和肺，胸膜和纵隔淋巴结受累轻；肺部炎症以间质性肺炎为主，表现为磨玻璃影、实变、小叶间隔增厚、结节，空洞少见，这些与细菌性肺炎相对单一改变有所区别。下列征象对并发病毒性肺炎有参考意义：

1. 磨玻璃影为主且无胸腔积液或淋巴结病变时，病毒性肺炎的可能性更大，需与肺孢子菌肺炎鉴别。磨玻璃影向心性分布类似肺水肿时提示肺孢子菌肺炎。磨玻璃影为主伴小叶中心结节，提示为水痘-带状疱疹性肺炎和巨细胞病毒肺炎。

2. SARS 表现为外周肺受累的磨玻璃影，类似新型冠状病毒肺炎。

3. 水痘-带状疱疹性肺炎通常表现为 1～10 mm 结节，周围伴有晕征，后期可钙化。

4. 小支气管管壁增厚多见于呼吸道合胞病毒、流感病毒、副流感病毒及腺病毒。

5. 小儿呼吸道合胞病毒感染易导致阻塞活瓣效应致节段性肺不张和局限性肺气肿。

6. 腺病毒肺炎可见大叶性或节段性肺炎，类似细菌性肺炎。

7. 病毒性肺炎胸腔积液较细菌性肺炎少见，可见于疱疹病毒、腺病毒及呼吸道合胞病毒肺炎。

8. EB 病毒感染常伴胸内淋巴结肿大和脾大。

第二章　细菌性肺炎

目前，细菌仍是肺部感染占第一位的病原体，无论是社区感染还是医院内感染。细菌包括革兰氏阳性菌和革兰氏阴性菌。呼吸道较常见的革兰氏阳性菌有肺炎链球菌（又称肺炎球菌）、金黄色葡萄球菌、A 群链球菌。较常见的革兰氏阴性菌有克雷伯杆菌、流感嗜血杆菌、嗜肺军团菌。细菌性炎症常导致机体白细胞总数和中性粒细胞比例增高，此点不同于病毒性炎症。病理上，肺炎链球菌肺炎、克雷伯杆菌肺炎和鲍曼不动杆菌肺炎常呈大叶性实变伴支气管气像，一般不伴肺体积缩小，预后好，瘢痕少。金黄色葡萄球菌、流感嗜血杆菌、铜绿假单胞菌等常表现为小叶性炎症，双侧下叶斑片状实变多见，伴有肺体积减少和 5～10 mm 气腔结节，预后遗留瘢痕。嗜肺军团菌可表现为大叶性肺炎和小叶性肺炎两种类型。金黄色葡萄球菌、克雷伯杆菌、铜绿假单胞菌易致肺脓肿。免疫力低下的患者较免疫正常患者容易形成肺脓肿。细菌性肺炎较少表现为间质性肺炎的类型，间质性肺炎在病毒性肺炎、支原体肺炎和肺孢子菌肺炎中多见。

第一节　金黄色葡萄球菌肺炎

一、临床特点

金黄色葡萄球菌是革兰氏阳性菌中引起医院内感染的常见病原体，也是重症肺炎的常见病原。该菌耐热性强，同时耐低温，但不耐酸。金黄色葡萄球菌致病物质包括：葡萄球菌溶血素、杀白细胞素、中毒性休克综合征毒素、血浆凝固酶、透明质酸酶，这是金黄色葡萄球菌感染变化快、容易坏死、中毒症状重的原因。人体是金黄色葡萄球菌在自然界中最主要的宿主之一，主要定植于鼻前庭黏膜，其他还有腋窝、阴道、皮肤破损处以及会阴等。它可以通过呼吸道或通过血型播散至肺内产生急性肺化脓性炎症。易感因素主要是长期应用糖皮质激素、抗肿瘤药、免疫抑制剂等。患慢性消耗性疾病、糖尿病的人群易感，长期应用广谱抗生素的人群也易感。病理主要表现为小叶性肺炎，以细支气管周围炎为主；容易坏死，出现肺脓肿；细支气管狭窄形成肺气囊；细菌栓子导致脓胸及小灶性肺梗死。临床表现：①急性起病，血源性金黄色葡萄球菌肺炎常有皮肤疖痈史、皮肤黏膜破损、烧伤等感染史；②通常全身中毒的症状比较突出，早期的呼吸道症状轻微与严重的全身中毒症状不相称是特点之一。③白细胞减少，由杀白细胞素的引起；④严重者早期出现周围循环衰竭。

二、影像改变

胸片表现为大片絮状或斑片状、多灶性实变影，下叶多见。CT 表现为节段性分布的实变伴小叶中心结节或树芽征，实变区常伴肺体积缩小。肺脓肿多见，支气管气像少见。儿童偶尔可见肺气囊，表现为内壁光滑规则的薄壁囊状影，可有液气平面。肺气囊常在感染后 1 周左右出现，几天或几周内自行消退。肺气囊可导致继发性气胸。肺气囊与空洞鉴别要点是肺气囊具有快（以天计算）、薄（<3 mm）、空（无液气平面）、净（周围肺组织正常）等特点。约一半的患者可伴胸腔积液和胸膜增厚，胸膜增厚广泛而显著时（如胸膜分裂征）要考虑脓胸的可能。血源性播散患者典型表现为两下肺外周分布为主的多个边界不清的结节状阴影，随着时间进展可形成脓腔。CT 上更容易显示与结节密切相连的"滋养血管征"和脓腔。结节与血管相连的征象可解释血源性脓肿播散至肺的过程。脓腔表现为结节中央的透亮

区，内壁较光整，可见液气平面。细菌栓子导致肺动脉栓塞，在肺野周边形成楔形实变区。金黄色葡萄球菌肺炎影像学的另一个特点是病灶变化快，即使在使用敏感抗生素的前提下，也可以观察到肺浸润灶、肺气囊、空洞在短时间内进展，或者一处炎性病变消失而在另一处出现新的病灶。（图 2-1）

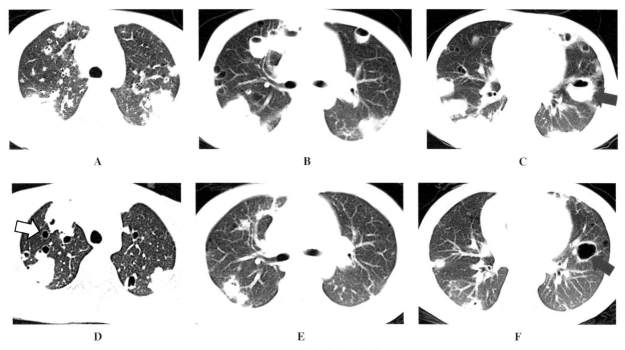

图 2-1　金黄色葡萄球菌肺炎

男，9 岁。发热 4 天，气促 3 天。白细胞计数 11.92×10⁹/L↑，N 83%，ESR 68 mm/h，CRP 140ng/L，血氧饱和度 75%。病原学：肺泡灌洗液及血培养均为金黄色葡萄球菌，对万古霉素敏感。图 A～图 C 示双上肺多发大片状、团块状影和小结节影，部分结节中可见小空洞（红箭），双侧胸腔可见少量积液。治疗 11 天好转（图 D～图 F），并出现肺气囊（白箭），对提示病原体有参考价值。

三、诊断要点

院内患者多见，有易感因素、急性起病、呼吸道症状轻微与严重的全身中毒症状不相称是临床特点，皮肤及其他部位可见原发性化脓病灶及心内膜炎是血源性播散的佐证。咳脓痰、呼吸困难和低氧血症多见。实验室检查外周血白细胞和中性粒细胞增高。影像表现以结节和斑片状实变为主，伴多发空洞，以下肺外周分布为主。常见胸腔积液和脓胸。肺气囊、脓胸、病灶变化快都是提示病原体的线索。细菌学检查是确诊的依据，标本（血液、胸腔积液或脓液）培养或基因测序找到葡萄球菌可建立诊断。

第二节　表皮葡萄球菌肺炎

一、临床特点

表皮葡萄球菌是凝固酶阴性菌，为人体皮肤和上呼吸道常见的正常寄生菌群，属于条件致病菌，好发于有基础疾病的老年人或免疫力减低的人。它可产生黏性物质黏附于管腔，可刺激宿主产生纤维蛋白原、连结素、糖蛋白等，部分可产生溶血素、DNA 酶等致病因子。黏性物质通过包裹细菌、干扰正常调理吞噬作用、抑制 T 淋巴细胞的转化作用等而致病。可致肺炎、心内膜炎、骨髓炎、化脓性关节炎及菌血症。感染途径包括经呼吸道吸入或经血循环抵达肺部，细菌在肺部繁殖，产生化脓性病变。病理类型以小叶性肺炎多见，较易发生气胸和胸腔积液。临床症状为高热、寒战、咳嗽，咳大量黄色黏稠浓痰或脓血痰。起病急，大多数为院内感染所致且广泛耐药。

二、影像改变

多发肺段性分布或肺叶性肺渗出性病变，表现为斑片状模糊影，边缘模糊（图2-2）。可出现肺脓肿、气胸或脓胸，也可出现类似金黄色葡萄球菌肺炎的肺气囊。

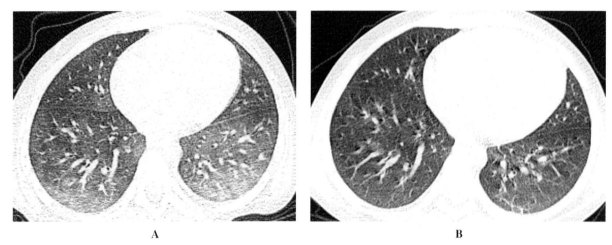

图2-2　表皮葡萄球菌肺炎

男，5岁。确诊白血病1个月，入院规律化疗，化疗过程中出现发热、咳嗽；影像表现：双肺下叶可见片状磨玻璃影，边缘模糊，使用替考拉宁抗感染治疗后，复查胸部CT提示感染吸收好转。血培养结果显示表皮葡萄球菌阳性。

三、诊断要点

根据全身毒血症状，白细胞计数增高，中性粒细胞比例增加，核左移及影像学表现可作出初步诊断。确诊依靠细菌学检查。骨、关节等部位迁徙性脓肿对于本病有提示意义。

第三节　肺炎链球菌肺炎

一、临床特点

肺炎链球菌（streptococcus）是革兰氏阳性菌中引起社区获得性肺炎最常见的病原体。长期潜伏在健康人的鼻咽部，当人体咳嗽反射、纤毛运动、细胞吞噬功能减退时致病。致病物质有荚膜、肺炎链球菌溶血素和神经氨酸酶，荚膜能抵抗人体吞噬细胞的吞噬作用，溶血素能与细胞膜的胆固醇结合，神经氨酸酶能与细胞膜的糖蛋白结合，有利于细菌在鼻咽部吸附或定植。肺炎链球菌肺炎多见于青壮年。起病急，寒战高热常见，咳铁锈色痰伴胸痛，有肺实变体征及白细胞增高等。通过恰当治疗，一般2周内可以完全吸收。病理上主要表现为大叶性肺炎，小叶性肺炎少见。

二、影像改变

大叶性肺炎是链球菌肺炎最常见的影像表现。呈肺叶分布的大片状实变，延伸至胸膜表面，常伴有支气管气像，通常不伴肺体积缩小和空洞。免疫低下患者易出现空洞。CT上表现为边缘围绕磨玻璃密度的大叶性实变影，伴支气管气像（图2-3～图2-4）。小叶性肺炎在链球菌肺炎中少见。CT上呈边缘模糊的斑片状、多灶性小叶性实变，边缘模糊的小叶中央结节为3～10 mm，支气管壁增厚和光滑增厚的小叶间隔。肺中、外侧1/3分布多见。球形肺炎偶尔可见，表现为局灶性结节或肿块，一般不形成空洞和脓肿。少数患者可伴少量的反应性胸腔积液。

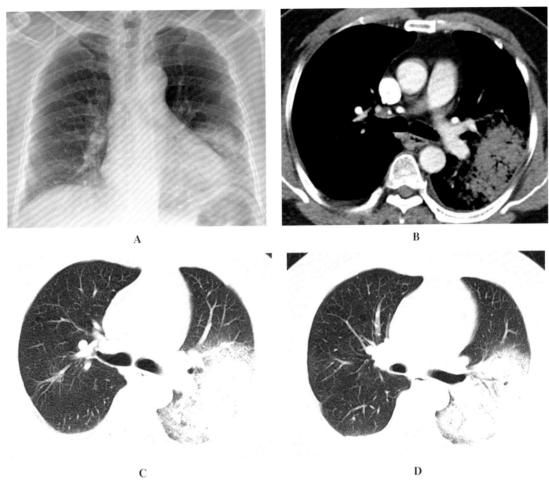

图 2-3　临床推测肺炎链球菌肺炎（一）

男，68 岁。糖尿病 4 年，发热 9 天，咳嗽、咳痰 1 天，2 天前胸片示左下肺大片实变影（图 A）。查白细胞 9.9×10⁹/L，N 89％，C 反应蛋白 232 mg/L。胸部 CT（图 B～图 D）示左肺下叶大片致密影，周边环绕磨玻璃密度影。可见支气管充气征。纵隔窗示双侧胸腔少量积液，纵隔淋巴结无肿大。诊断 CAP，曾用头孢类和莫西沙星不能控制发热。给予美罗培南 1.0 静脉滴注 q8h＋莫西沙星 400 mg 静脉滴注 qd 联合抗感染治疗，2 天后体温下降，血常规和 CRP 正常，痰革兰染色发现阳性球菌，停用莫西沙星。1 周后改哌拉西林他唑巴坦 4.5 g，q8h 降阶梯治疗。

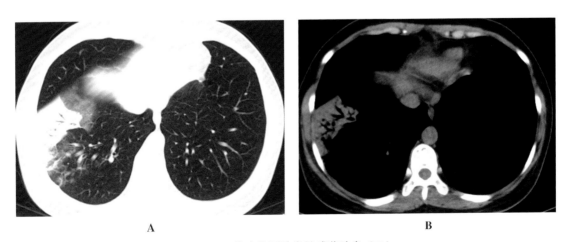

图 2-4　临床推测肺炎链球菌肺炎（二）

女，37 岁。发热伴寒战 3 天。白细胞 8.42×10⁹/L，N 79.7％，CRP 203 mg/L，痰革兰染色：镜检上皮细胞大于 25/LP，镜检白细胞大于 25/LP，G＋球菌＋/油镜，G＋杆菌＋/油镜，G－杆菌＋/油镜。肺炎和病毒全套阴性。右下肺见片状高密度影，周边环绕磨玻璃密度影。诊断社区获得性肺炎，予以莫西沙星静脉滴注治疗 4 天后好转。根据临床治疗经过结合影像表现推测肺炎链球菌可能性大。

三、诊断要点

根据典型咳铁锈色痰的临床表现；血白细胞总数和中性粒细胞升高的血常规；大叶性肺炎的影像表现，诊断较容易。肺炎链球菌小叶性肺炎的小叶中央结节一般大于 3 mm，而病毒性肺炎和支原体肺炎的小叶中央结节常小于 3 mm，此点可与病毒性肺炎和支原体肺炎相鉴别。痰涂片革兰染色及荚膜染色、痰培养、血培养均可确诊。而实际临床工作中，经验性早期抗生素的应用使得培养出肺炎链球菌的病例罕见。

第四节　肠球菌肺炎

一、临床特点

肠球菌是圆形或椭圆形、呈链状排列的革兰氏阳性球菌，是人类和动物肠道的正常菌群成员之一，其数量仅次于大肠埃希菌，为一种重要的机会致病菌。肠球菌的毒力不高，该菌很少引起呼吸道感染。但对绝大多数抗生素具有天然或获得性耐药，同时具有多重耐药性。病理类型主要为小叶性肺炎。患者表现为高热、咳痰、胸痛、白细胞增多和/或左移，肺听诊异常。

二、影像表现

常见表现为细支气管炎，胸片可见细支气管壁增厚、肺门周围的线性高密度、细支气管周围实变，多为双侧发病。CT 表现为斑片状肺膨胀不全，常合并支气管壁增厚和马赛克样肺灌注。也可表现为支气管肺炎，起初为呼吸道黏膜感染，随后延伸至邻近肺泡，表现为大片实变影，早期局限于一个或多个肺段，接着进展为多灶性。胸腔积液及气胸。血源性感染多表现为肺外周和基底部分布为主的多发点片状影或类圆形结节，大小不等，边界清晰或模糊，常形成脓肿。（图 2-5）

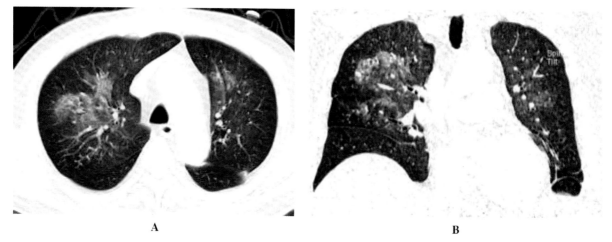

A   B

图 2-5　肠球菌肺炎

男，63 岁。肾移植术后 1 年，发现肺部感染 20 天。痰基因检测：屎肠球菌、溶血葡萄球菌基因阳性。双肺散在斑片状、斑点状、结节状密度增高影。

三、诊断要点

有化脓性肺炎表现、鼻饲营养治疗等侵入性操作史，经青霉素或头孢类抗生素治疗无效时，应考虑肠球菌肺炎的可能。确诊主要依靠防污染毛刷经纤维支气管镜在下呼吸道取材或取支气管肺泡灌洗液做细菌定量培养及鉴定。

第五节 肺炎克雷伯菌肺炎

一、临床特点

克雷伯菌是革兰氏阴性杆菌中最常见的肺炎病原体。高危人群见于体弱、免疫力低下、老年人、慢性阻塞性肺病、糖尿病、酗酒者、侵入性诊疗操作患者。病理上可有大叶性肺炎和小叶性肺炎两种类型。急性期肺泡壁充血肿胀，肺泡渗出液黏稠，肺泡壁破坏及脓肿形成。慢性期患者有多发肺脓肿伴肺实质显著纤维化、胸膜增厚及粘连。临床上患者起病急、高热、咳嗽、胸痛、呼吸困难甚至休克，痰呈黏稠脓性、带血，可因血液和黏液混合而呈砖红色胶冻状痰。该菌的多重耐药及容易导致重症肺炎，所以早期诊断、早期诊疗尤其重要。

二、影像改变

大叶性肺炎表现为大片状或大叶性均匀的实变，常见空气支气管征。实变肺体积增大导致叶间裂膨出或叶间裂下坠较具特征性。右肺上叶多见。易形成肺脓肿，增强扫描常呈边缘强化，中央有灶性坏死。空洞发生早且进展较快，表现为多发小空洞，一般不超过 2 cm。空洞内壁光滑，可有液平面。胸腔积液常见，但引起脓胸少见。少见表现为双肺广泛磨玻璃影。医院内感染克雷伯菌可呈小叶性肺炎表现。多见于两下肺，呈结节状、斑片状实变。并发肝脓肿是其重要特点。（图 2‑6～图 2‑8）

三、诊断要点

多见于体弱患者，咳砖红色胶冻状痰（currant jelly sputum）较具特征。外周血白细胞总数和 CPR 升高。影像学上，大叶性实变伴叶间裂膨出或下坠（bulging fissure sign）较具特征，内有空气支气管征，易形成空洞，胸腔积液常见。合并肝脓肿多提示本病。诊断要点为高危因素＋磨玻璃影＋实变＋蜂窝脓肿＋叶间裂下坠＋砖红色胶冻痰＋肝脓肿。血液或痰液细菌学培养找到克雷伯菌可以初步诊断。

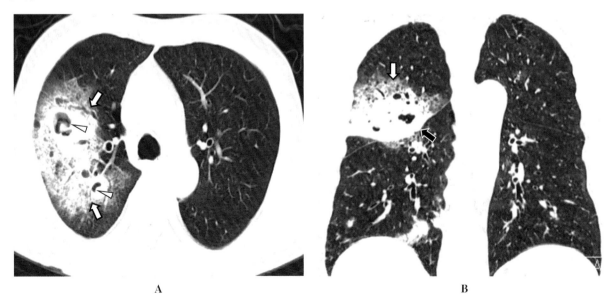

图 2‑6 肺炎克雷伯菌肺炎（一）

男，65 岁。确诊非霍奇金淋巴瘤 20 余天，纳差、咳嗽 1 周余。多次痰培养结果：肺炎克雷伯菌。图 A 为 CT 横断面 5 mm 层厚图像，图 B 为 CT 冠状面重建图像。右上肺大片实变（白箭）并多发空洞（白箭头），冠状位示叶间裂下坠征（黑箭）。

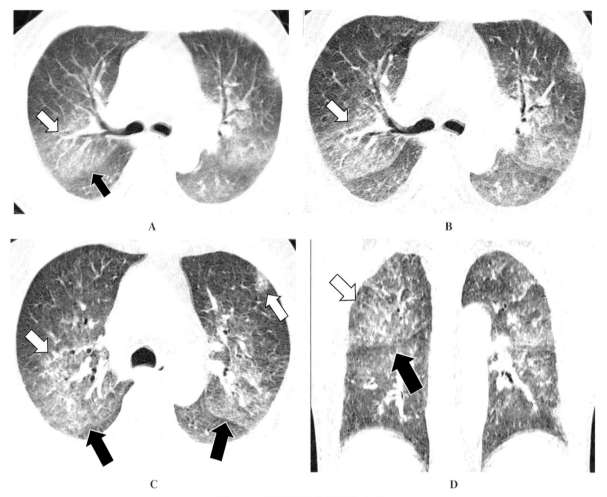

图 2-7 肺炎克雷伯菌肺炎（二）

　　男，69 岁。发热、畏寒、头痛、全身酸痛 1 个月余，体温最高时 39.8 ℃。血培养：克雷伯菌阳性。双肺支气管血管束增多，双肺见多发片状、斑片状、小结节状磨玻璃样密度或高密度影（白箭），边缘模糊，可见叶间裂下坠征（黑箭）和树芽征。气管及大支气管通畅。纵隔未见肿大淋巴结。未见胸腔积液。

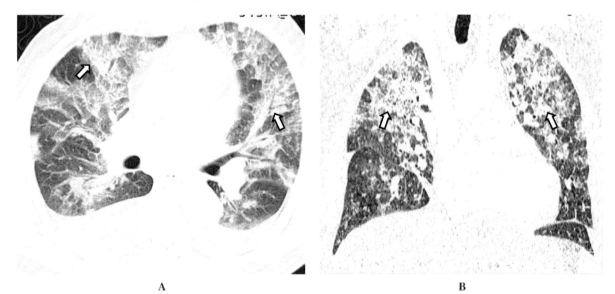

图 2-8 肺炎克雷伯菌肺炎（三）

　　男，58 岁。胸闷、气促 4 天。血氧饱和度 82％，N 89％，ESR、CRP 升高，纤支镜吸取脓性分泌物：肺炎克雷伯菌。图 A 为 CT 横断面 1 mm 层厚图像，图 B 为 CT 冠状面重建图像。双肺多发斑片状实变（白箭）。双侧胸腔积液。

第六节　大肠埃希菌肺炎

一、临床特点

大肠埃希菌是小肠或大肠的正常菌群，也可见于抗生素治疗后的口咽和鼻咽。当病原体被吸入下呼吸道时引起感染。病理上以小叶性肺炎类型为主。易感人群为住院患者或慢性疾病患者。临床表现为发热、咳嗽伴黄痰、呼吸短促和胸痛。

二、影像改变

大片实变影，早期局限于 1 个或多个肺段，接着进展为多灶性，常为双侧实变影。腺泡结节常见，直径为 5～10 mm，边缘模糊，提示终末细支气管和呼气性细支气管阻塞伴细支气管周围实变。可出现肺脓肿，愈合后可形成瘢痕。胸腔积液常见。（图 2 - 9）

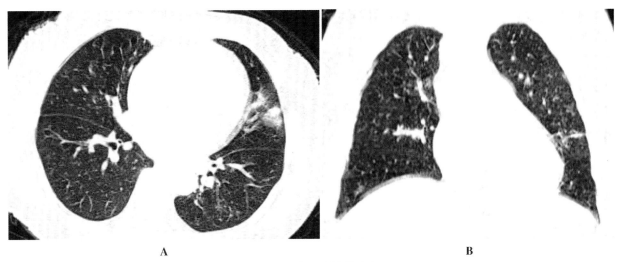

A　　　　　　　　　　　　　　　　　B

图 2 - 9　大肠埃希菌肺炎

女，60 岁。咳嗽、背痛 20 天。有高血压、糖尿病、尿路感染、过敏性皮炎。痰培养示大肠埃希菌阳性。左上肺下舌段见条片影，右中肺内段及双下肺见少许条索影。

三、诊断要点

突发高热咳嗽、咳痰及胸膜炎引起的胸痛和呼吸短促，影像学表现为支气管肺炎。病原学检查确诊。

第七节　铜绿假单胞菌肺炎

一、临床特点

铜绿假单胞菌是一种革兰氏阴性杆菌，广泛存在于自然界的潮湿环境中，少量存在于人体消化道。具有易定植、易变异、易耐药特点，是院内肺炎的常见病原体，感染的高危因素包括皮肤及黏膜屏障破坏（气管内插管及其他导管留置、机械通气）、免疫抑制状态［中性粒细胞缺乏、实体肿瘤放化疗、糖皮质激素治疗及获得性免疫缺陷综合征（AIDS）］、慢性结构性肺病（支气管扩张症、慢性阻塞性肺疾病、肺囊性纤维化）、曾经长期使用第三代头孢菌素、碳青霉烯类或者含酶抑制剂青霉素等抗感染药物、长期住院，尤其是长期住 ICU 等。

致病机制与细菌产生的毒素有关。临床上患者全身中毒症状重，致死率高。常见症状有寒战高热，咳脓痰（带血脓痰），呼吸困难，肺部听诊有湿啰音。病理上主要为小叶性肺炎类型，伴小支气管周围小脓肿形成和出血。

二、影像改变

胸片呈典型小叶性肺炎表现，表现为多灶性斑片状或结节状实变，常见于双肺下叶，呈节段性分布。可伴肺脓肿、胸腔积液或脓胸（30%～50%），小结节病灶中见微小脓肿形成，部分实变病灶内可见直径超过 2 cm 的大脓肿（图 2 - 10）。HRCT 上可见小叶中心结节和树芽征。

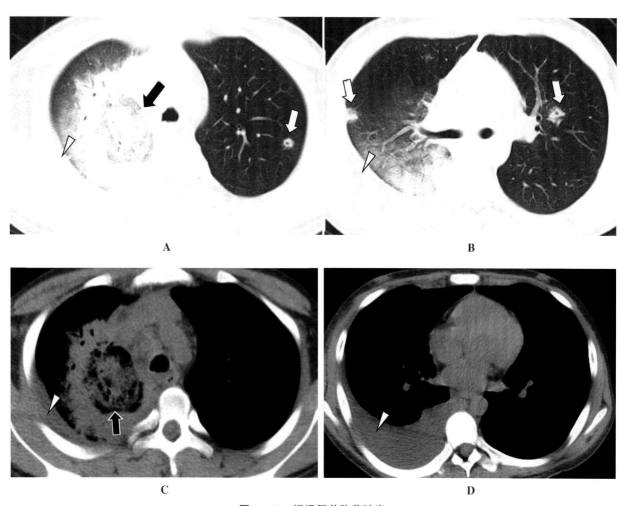

图 2 - 10　铜绿假单胞菌肺炎

男，16 岁。发热 20 天，头痛 3 天，确诊慢性粒细胞白血病 2 年余，急淋变 6 个月，白细胞计数：$81.51×10^9$/L 升高，痰涂片及血培养：铜绿假单胞菌阳性。图 A、图 B 为 CT 横断面 5 mm 层厚肺窗图像，图 C、图 D 为 CT 横断面 5 mm 层厚纵隔窗图像。右肺上叶见多发片状实变，双肺多发结节（白箭），内有空洞（黑箭），右侧胸腔积液（白箭头）。

三、诊断要点

多见于老年、免疫功能低下或有基础疾病、长期使用抗生素、人工气道的患者；咳大量黄脓痰较具特征，全身中毒症状严重，外周血白细胞、中性粒细胞和 CPR 增高。影像上呈支气管肺炎表现，空洞和胸腔积液常见。诊断要点为高危因素＋弥漫性支气管肺炎＋早期微小肺脓肿＋胸腔积液＋毒血症＋绿痰或大量脓痰。痰培养阳性要区分定植与感染，但如果患者存在高危因素或已有下呼吸道感染的临床表现，应高度警惕铜绿假单胞菌肺炎的可能，再充分参考其他临床指标如痰涂片镜检和定量、半定量培养结果、C 反应蛋白和降钙素原等综合判断。

第八节　鲍曼不动杆菌肺炎

一、临床特点

鲍曼不动杆菌属于革兰氏阴性杆菌，为需氧菌，是一种条件致病菌，广泛存在于自然界的水及土壤、医院环境及人体皮肤、呼吸道、消化道和泌尿生殖道中。患者机体免疫力正常时，鲍曼不动杆菌与机体"相安无事"，只定植于机体内自然腔道内而不形成感染灶，对机体各种功能无明显影响。感染的危险因素包括：免疫力低下、长时间住院、入住监护室、接受机械通气、侵入性操作、抗菌药物暴露、大面积烧伤以及严重基础疾病等。主要通过接触传播和空气传播，是医院感染的重要病原菌，主要引起呼吸道感染，目前是阴性菌肺部感染第二位的病原体，还可引发菌血症、泌尿系感染、继发性脑膜炎、手术部位感染。具有快速获得和传播耐药性的能力，多重耐药、广泛耐药、全耐药鲍曼不动杆菌已呈世界性流行，成为全球抗感染领域的挑战，更是目前我国最重要的"超级细菌"。2017年世界卫生组织（WHO）公布的十二大耐药性细菌排名第一，已经引起临床医生和微生物学者的严重关注。鲍曼不动杆菌可导致多个器官系统感染，其中肺炎和败血症最常见。病理学以间质性肺炎和大叶性肺炎多见。

二、影像改变

X线胸片主要表现为肺内斑片影、实变、胸腔积液和胸膜增厚，部分患者可见肺间质纤维化。CT主要表现为肺内弥漫磨玻璃改变、实变和胸腔积液（图2-11、图2-12），为鲍曼不动杆菌肺炎最常见的三种影像学表现。可合并肺间质性纤维化，半数以上出现胸腔积液。影像上与其他感染性肺炎类似，如肺实变与其他细菌性肺炎表现相似，磨玻璃样改变与病毒性肺炎表现相似。文献报道单纯鲍曼不动杆菌肺感染组和鲍曼不动杆菌混合感染组影像表现无显著差异。

三、诊断要点

鲍曼不动杆菌肺炎主要影像学表现为弥漫磨玻璃密度影、实变和胸腔积液，且常常合并其他细菌感染，对于医院内感染患者，表现为弥漫性磨玻璃密度或实变、胸腔积液者，应想到该疾病可能，确诊依赖于多次痰培养检出鲍曼不动杆菌。

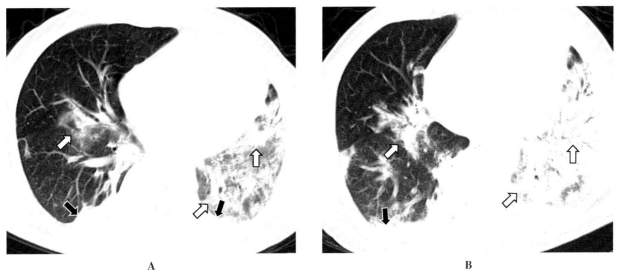

A　　　　　　　　　　　　　　　　　　B

图2-11　鲍曼不动杆菌肺炎（一）

男，51岁。发热16天、气促13天，出现呼吸衰竭。多次痰培：鲍曼不动杆菌。替加环素治疗17天复查好转。图A、图B均为CT横断面5mm层厚图像。双肺多发斑片、实变影（白箭），实变影中可见支气管充气征，双侧胸腔积液（黑箭）。

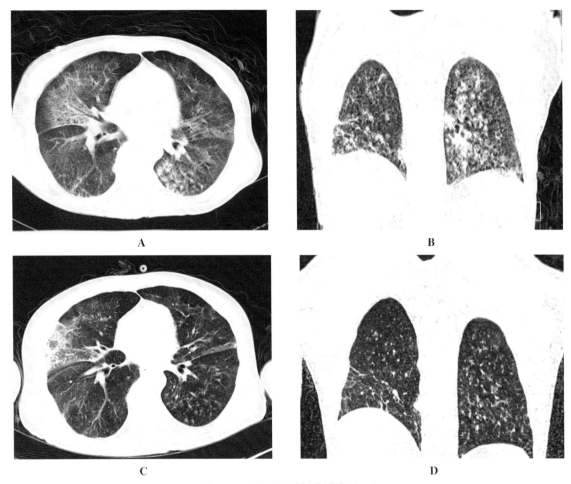

图 2 - 12　鲍曼不动杆菌肺炎（二）

　　男，55 岁。咳嗽 1 年，加重伴咳淡黄色痰、气促 8 天。患高血压 3 年，糖尿病 2 年。痰培养：鲍曼不动杆菌阳性，肺炎克雷伯菌阳性。肺泡灌洗液：肺炎克雷伯菌阳性。血标本：肺炎克雷伯菌阳性。白细胞计数 14.13×10⁹/L↑，中性粒细胞计数 12.80×10⁹/L↑，中性粒细胞比值 90.60%↑，谷草转氨酶 47.1 U/L↑，总蛋白 50.5 g↓，白蛋白 2.2 g/L↓，白球比 1.17↓，氨酸脱氢酶 621.0 U/L↑，肌酸激酶 88.0 U/L，高敏肌钙蛋白 T 65.50 pg/ml↑，N 端脑利钠肽前体 313.0 pg/ml↑，红细胞沉降率 119 mm/h↑，降钙素原 3.250 ng/ml↑。予替加环素、头孢哌酮-舒巴坦治疗后好转。图 A、图 B 为治疗前 CT 5 mm 层厚图像，双肺见弥漫性磨玻璃样模糊影及小囊状透亮影，双肺中下叶见条片状、结节状、网格状高密度影，边界模糊，左肺下叶后基底段可见实变影。图 C、图 D 为治疗后 CT 5 mm 层厚图像，双肺弥漫性磨玻璃样模糊影吸收减少，双肺小囊状透亮影基本同前，左侧下叶斑片条索影较前减少，右肺中叶斑片影、网格影密度较前增高，余双肺条片状、结节状、网格状高密度影基本同前。

第九节　流感嗜血杆菌肺炎

一、临床特点

　　流感嗜血杆菌是一种革兰氏阴性杆菌，是人类呼吸道的正常菌群，是嗜血杆菌中最常见的致病菌。好发于 3 岁以下儿童、老年人、慢性阻塞性肺疾病、糖尿病、酗酒和免疫力低下患者。常并发化脓性脑膜炎。起病前有上呼吸道感染史，临床表现为发热、咳嗽、咳脓性痰、呼吸急促、发绀。病理上主要呈小叶性肺炎类型，大叶性肺炎少见。

二、影像改变

　　呈小叶性肺炎。胸片或 CT 上表现为多灶性，斑片状实变，以两肺下叶多见。大叶性实变少见。HRCT 可见小叶中心结节或树芽征。斑片实变影中偶尔可见支气管气像。空洞少见，约半数患者出现

胸腔积液，约20%发生脓胸，很少形成肺脓肿。（图2-13）

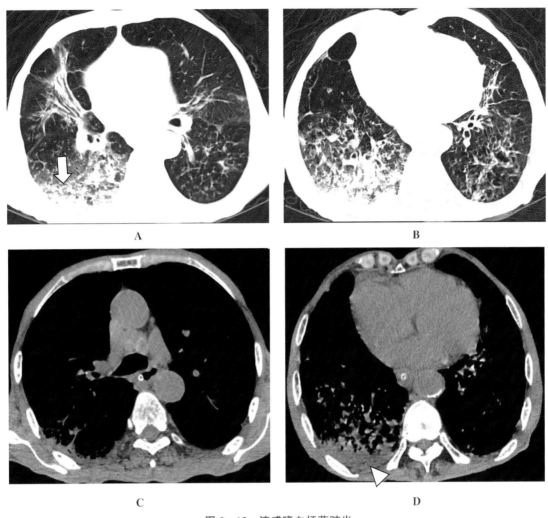

图 2-13　流感嗜血杆菌肺炎

男，76岁。咳嗽、咳黄脓样痰1个月，有慢性阻塞性肺疾病、营养不良。白细胞计数7.64×10^9/L，中性粒细胞比值80.00%↑，C反应蛋白68.13 mg/L↑。痰培养鲍曼不动杆菌、铜绿假单胞菌阳性。图A、图B为CT横断面5 mm层厚肺窗图像，图C、图D为横断面纵隔图像。双侧胸腔积液（白箭头），邻近肺组织膨胀不全。双肺内多发斑片影（白箭），以双下肺为著，右肺下叶部分病灶呈片状实变影。

三、诊断要点

临床表现与一般肺炎相似，影像上呈小叶性肺炎。痰液涂片镜检、痰、胸腔积液、血液培养有诊断意义，行荚膜肿胀试验或免疫荧光试验可确诊。

第十节　嗜肺军团菌肺炎

一、临床特点

嗜肺军团菌是一种需氧革兰氏阴性杆菌、机会致病菌，是一种人类单核细胞和巨噬细胞的兼性细胞内寄生菌，该菌具有其他革兰氏阴性杆菌所具有的内毒素（LPS），同时尚含有溶解细胞的外毒素及多种活性酶，使其具有较强的致病性。嗜肺军团菌是引起下呼吸道感染和医院内感染的常见原因。嗜肺军团菌非人体正常菌群，喜好温暖的潮湿环境。通过水污染或空调加湿器传播。嗜肺军团菌常感染老年人，尤其是有慢性基础疾病和免疫力低下患者。小叶性肺炎多于大叶性肺炎。特点为广泛分布的多灶性化脓性炎症，常伴有纤维蛋白性和少量黏液性渗出性胸膜炎，脓胸罕见。显微镜下，可见严重的肺泡和支气管炎，肺泡内有大量中性粒细胞，偶可在肺泡间隔、血管周围淋巴管内、肺门和支气管旁淋巴结内发现细菌。肺炎可修复，但亦可能吸收不完全，引起间质性炎症和纤维化。在免疫低下者可发生广泛的肺泡损伤伴透明膜形成，并可引起肺外多器官播散性小脓肿。嗜肺军团菌肺炎可暴发，潜伏期为 2～10天，骤起高热，可高达 40 ℃以上，常伴寒战和间歇性干咳；胸痛发生率 33%，剧烈胸痛可被误诊为肺栓塞；呼吸困难发生率为 60%，干咳、胸痛、呼吸困难逐渐加重，肺部啰音出现较早而实变体征较迟；60% 以上患者有心动过缓。临床上近一半为重症患者。与其他细菌性肺炎相比，除呼吸道症状外，嗜肺军团菌肺炎患者更容易出现中枢神经系统症状、胃肠道症状、肾功能不全和电解质紊乱。高热并心动过缓是另一临床特点。

二、影像改变

病变复杂多样，可表现为：①大片状实变影、斑片状影，呈肺叶、肺段肺炎改变，病变可由一叶一段发展至多叶多段，也可局限于一侧或一叶一段，部分跨叶段分布。多叶受侵犯是本病重要的影像学特征。②小叶肺炎状改变，病变大小以肺小叶为单位的支气管肺炎，呈弥漫性的单或双侧分布，局部可融合呈高密度的团片状影像，这是本病的又一种较典型的影像学改变。③部分病例病变吸收较慢，空洞不常见，多见于免疫力低下或激素使用者，空洞具有形成快、闭合慢的特点。④常伴有胸腔积液，肺部阴影多形态的情况下伴有胸腔积液形成应怀疑嗜肺军团菌感染的可能。胸片显示快速发展的实变，最初是肺周边的局灶性实变，CT 上为肺周边分布的斑片状、局灶性实变。很快发展为病变侧整个肺叶或病变侧多个肺叶，然后进展为双侧肺叶，并伴有散在的 GGO 和胸腔积液（图 2-14～图 2-16）。进展过程可发生在抗生素治疗的过程中，影像学上炎症吸收较其他细菌性炎症要慢，且影像表现晚于临床改善。在大多数情况下，治疗后会完全消失。

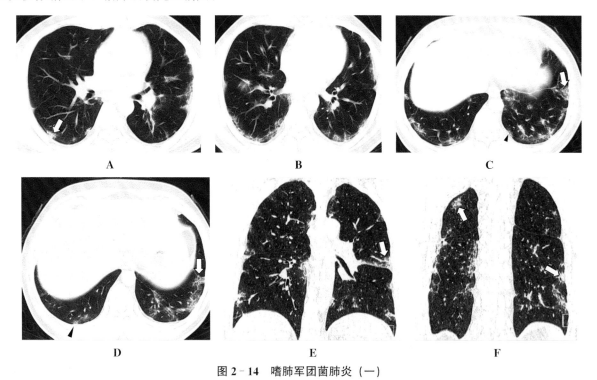

图 2-14 嗜肺军团菌肺炎（一）

男，48 岁。受凉后阵发性咳嗽、咳白色黏液痰 3 周，无发热、咽痛、咯血等不适。电解质正常，肝肾功能：丙氨酸氨基转移酶 126.8 U/L↑、总蛋白 59.9 g/L↓、白蛋白 34.1 g/L↓，肺炎三项：肺炎军团菌抗体（LP-Ab）阳性。图 A～图 D 为 CT 横断面 5 mm 层厚图像，图 E、图 F 为 CT 冠状面重建图像。双肺周边见多发斑片状磨玻璃实变影（白箭），边缘不清，主要分布于胸膜下及双肺基底部，两侧胸膜增厚、粘连（黑箭头）。

三、诊断要点

高危人群＋影像上多形态病变、多叶受累、胸腔积液＋临床上凸出的肺外脏器受累（相对脉缓、心肝肾功能损害、低钠血症、低磷血症、腹泻等特征），应高度怀疑嗜肺军团菌感染，进一步寻找病原学证据，痰或下呼吸道分泌物嗜肺军团菌分离，或以直接荧光抗体法，检测病理标本中的嗜肺军团菌，或行血清抗体。

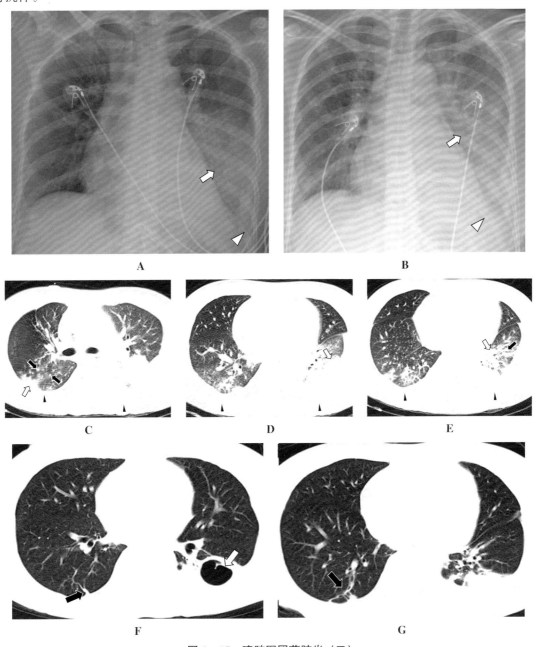

图 2‑15　嗜肺军团菌肺炎（二）

女，26 岁。气促 15 天，加重 1 天。系统性红斑狼疮长期服用免疫抑制剂。体温 38.2 ℃↑，白细胞计数 35×10^9/L，中性粒细胞比值 97%↑，肝肾功能：总蛋白 57.3 g/L↓、32.7 g/L↓、尿素 25.67 mmol/L↑、378.7 μmol/L↑，电解质正常，RNP/Sm 抗 U1‑nRNP Ab+++，外周血高感染病原高通量基因检测：嗜肺军团菌。图 A 胸片示左中下肺野片状影密度增高影（白箭），边缘不清，左侧肋膈角变钝提示胸腔积液（白箭头）。图 B 示 3 天后实变密度增高，胸腔积液增多。图 C～图 E 为 6 天后 CT 横断面 5 mm 层厚图像。双肺多发斑片状、局灶性实变（白箭），边缘模糊，伴有散在的 GGO（黑箭），双侧胸腔积液（黑箭头）。图 F～图 G 为 1 个月后 CT 横断面 5 mm 层厚图像。双肺多发的实变影、GGO 明显减少，见残余空洞（白箭）及条索影（黑箭），双侧胸腔积液减少。双侧胸腔积液较前吸收，减少。

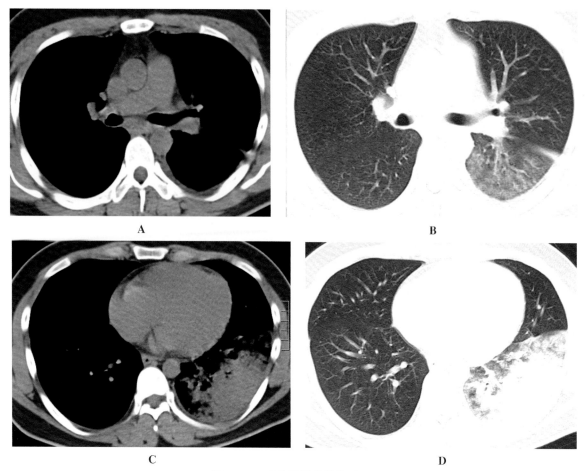

图 2‑16　嗜肺军团菌肺炎（三）

　　男，21 岁。反复高热 11 天，体温 39 ℃～40 ℃，伴咳嗽、咳黄痰和全身乏力。中性粒细胞 78％，PCT 1.67 mg/ml，CRP 127 mg/L，钠 126 mmol/L，钾 3.4 mmol/L，肝功能：氨基转移酶升高。肾功能正常。血 98.3 mmol/L，胸部 CT 横断面 5 mm 层厚纵隔窗和肺窗（图 A～图 D）提示左肺下叶大片致密实变影，边缘呈磨玻璃密度，伴左侧胸腔少量积液。肌酸激酶 CK 明显升高，氨基转移酶升高，考虑肺炎病原体为嗜肺军团菌可能性大。病毒全套、呼吸道病原体全套、流感全套阴性。莫西沙星治疗 6 天好转出院。

第十一节　阴沟肠杆菌肺炎

一、临床特点

　　阴沟肠杆菌属于革兰氏阴性杆菌，兼性厌氧，广泛存在于人和动物的粪便、水、泥土和植物中，是一种条件致病菌，常见于免疫低下者，为医院内感染越来越重要的病原菌，常累及多个器官系统，包括皮肤软组织、泌尿道、呼吸道感染以及败血症。传播途径主要为吸入性、直接接触及血液传播。一般呈散发，无明显季节性。病理上表现大叶性肺炎和小叶性肺炎两种类型。

二、影像改变

　　影像主要表现为片状或斑片状高密度影，可沿肺叶支气管分布或散在分布，也可呈混合性分布，可表现为单叶病变、多叶病变或双侧弥漫性分布（图 2‑17）。25％～50％的患者可见肺脓肿空洞，胸腔积液不少见。

三、诊断要点

　　阴沟肠杆菌肺炎为条件致病菌性肺炎，多为院内感染，影像表现缺乏特异性，确诊依赖血培养或涂片检测到阴沟肠杆菌。

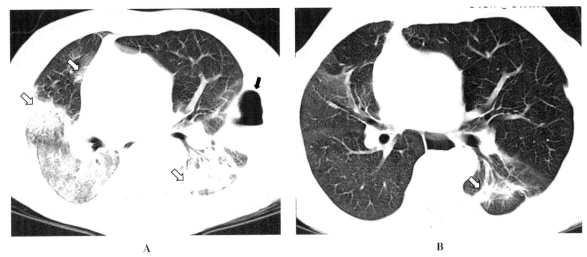

A　　　　　　　　　　　　　　B

图 2 - 17　阴沟肠杆菌肺炎

　　女，52岁。肠梗阻术后当天出现发热、气促 10 天。N 92%，ESR 90 mm/h。病原学：胸腔积液培养。阴沟肠杆菌（亚胺培南敏感），予以亚胺培南治疗，好转出院。图 A、图 B 均为 CT 横断面 5 mm 层厚图像。双肺多发片状高密度影（白箭），左下肺见大脓腔（黑箭）。

第十二节　巴尔通体病（猫抓病）

一、临床特点

　　巴尔通体（bartonellaceue）是一种多形态的革兰氏阴性杆菌，人畜共患。是猫抓病的主要病原体。分布广泛，动物宿主包括猫、犬，传播媒介包括蚤、虱。人类被猫抓狗咬虱叮均可发病。每年秋冬季高发，青年人多见。在免疫功能正常者为自限性疾病。主要表现为淋巴结的异常，肺部受累少见。免疫功能低下患者可导致眼、肺、肝脾等全身性病变。临床表现与结核类似，发热、干咳、盗汗、体重减轻。

二、影像表现

　　文献报道的大部分肺部猫抓病者是 AIDS 患者。典型肺内病灶为多发，可以累及肺实质或胸膜。感染巴尔通体后可引起广泛的杆菌性血管增生，在肺内形成结节。CT 示为边界清楚的结节，密度均匀，强化显著。易伴有纵隔淋巴结肿大和胸腔积液。（图 2 - 18）

三、诊断要点

　　猫抓病主要属于淋巴结肿大的鉴别诊断范畴，大多数患者发病前有猫抓病病史。临床上类似结核的

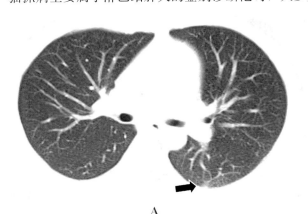
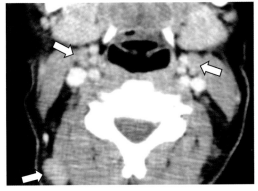

A　　　　　　　　　　　　　　B

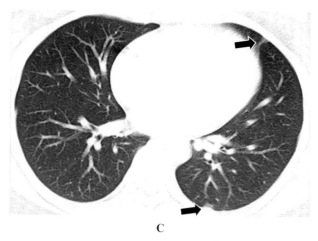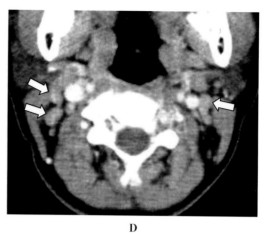

图 2 - 18 巴尔通体病（猫抓病）

　　女，23 岁。发现颈部淋巴结肿大 10 余天。半个月前有猫抓伤史。图 A、图 C 为肺部 CT 横断面 5 mm 层厚图像，图 B、图 D 为颈部 CT 横断面 5 mm 图像。左上肺舌段、左下肺背段、后基底段胸膜下可见斑片状密度增高的小叶性实变影（黑箭），边缘模糊。双侧颈Ⅰ A、Ⅱ、Ⅲ、Ⅴ区多发增大、稍增大淋巴结（白箭），右侧Ⅴ区较大者淋巴结呈椭圆形，短径 1 m，增强扫描呈均匀强化。

症状。影像表现为肺内实质的病变、伴纵隔淋巴结肿大和胸腔积液。常伴颈部淋巴结肿大。对阿奇霉素、磺胺、多西环素等治疗敏感。

第十三节 结核分枝杆菌肺炎

一、临床特点

　　结核分枝杆菌引起的慢性传染病，排菌者为其重要的传染源，主要传播方式是飞沫传播。基本病理变化主要为炎性渗出、增生和干酪样坏死，取决于结核分枝杆菌的感染量，毒力大小及机体抵抗力和免疫状态。起病可急可缓，呼吸道症状有咳嗽、咳痰、咯血、胸痛、不同程度胸闷或呼吸困难，全身症状多为低热（午后为著）、盗汗、乏力、纳差、消瘦等。目前肺结核防治形势依然严峻，呈现高发病率、高耐药、高复发特点。老年人、慢性病（糖尿病及肿瘤患者）、免疫缺陷者结核应引起重视。

二、影像特点

　　影像表现与病理变化密切相关。结核分枝杆菌毒力强、数量多，患者机体处于高变态反应状态或早期病变时，出现渗出病变，表现为范围不同的斑片及片状病变，病变可占据小叶、次肺段、肺段，甚至肺大叶，好发于两上叶尖后段及下叶背段，病变吸收慢，强化不均匀，内部未见正常血管影，则结核渗出可能性大；增生表现为朗格汉斯巨细胞、类上皮细胞及淋巴细胞聚集，影像表现为结节，多为 5～6 mm 结节或更小，大范围病变修复时形成大结节。病变坏死形成空洞或环状强化（淋巴结），无壁或薄壁光滑空洞为典型改变。结核支气管播散表现为簇集性树芽征。血液播散表现为双肺弥漫性结节。病程久或愈合期钙化。还可以出现胸腔积液、肺不张、肺外结核。（图 2 - 19～图 2 - 23）

三、诊断要点

　　影像上多形态病变（特别是坏死及钙化）、多叶受累、支气管播散，就要考虑结核可能，需要进一步寻找证据：包括临床、实验室、病理资料。诊断性治疗也是经常采用的方法。单纯球型结核及支气管内膜结核要与肿瘤鉴别；大片渗出与实变需要与其他感染鉴别。免疫力低下患者的结核表现不典型。

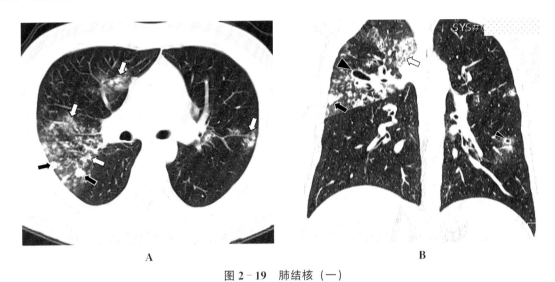

图 2‑19   肺结核（一）

男，26 岁。突发咯血数口，红细胞沉降率升高，痰中发现抗酸杆菌。图 A 为 CT 横断面 5 mm 层厚图像，图 B 为 CT 冠状面重建图像。两肺上叶尖后段及下叶背段多形态病变：斑片状实变影（白箭）及小结节（黑箭），部分结节内有光滑空洞（黑箭头）。双肺好发部位多形态病变，小结节内出现光滑空洞，要想到结核可能。

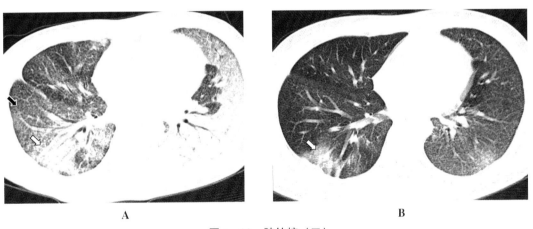

图 2‑20   肺结核（二）

男，23 岁。咳嗽 1 个月，发热、气促 3 天。抗生素广覆盖 10 天效果差，斑点实验阳性后抗结核治疗效果好。图 A 为初诊时 CT 横断面 1 mm 层厚图像，两上叶尖后段及下叶背段多发片状影（白箭）及弥漫小结节（黑箭）。图 B 为复诊时 CT 横断面 5 mm 层厚图像，病灶明显好转。

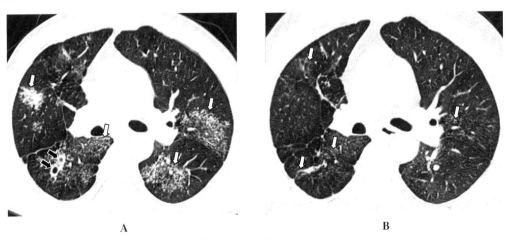

图 2‑21   肺结核（三）

男，42 岁。体检发现肺部弥漫性病变。此例影像不是典型的结核，初诊 CT（图 A）表现为多发小叶内细网织影（白箭），小叶间隔增厚，结节影，树芽征，右下肺背段多发空洞（黑箭）提供了线索。图 B 为抗结核 10 个月复查，病变明显吸收，遗留少许纤维化病变。

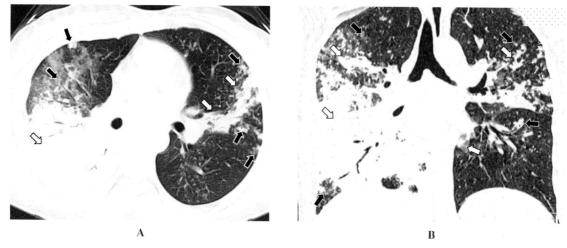

图 2‑22　肺结核（四）

　　女，31 岁。发热、咳嗽 30 余天。ESR 36 mm/h↑，CRP 71 mg/L↑，结核斑点实验：ESAT-6 26，CFP-10 30，活检证实为结核。图 A 为 CT 横断面 5 mm 层厚图像，图 B 为 CT 冠状面重建图像。两上叶尖后段及下叶背段多发斑片状实变影（白箭）及结节（黑箭）。

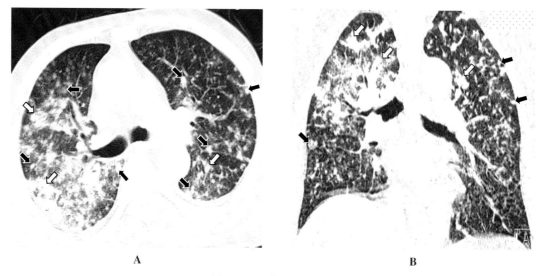

图 2‑23　肺结核（五）

　　男，82 岁。发热、咳嗽 20 余天。血白细胞正常，HB 76 g/L↓，ESR、CRP↑，斑点实验阳性，痰抗酸杆菌阳性。图 A 为 CT 横断面 5 mm 层厚图像，图 B 为 CT 冠状面重建图像。两上叶尖后段及下叶背段多发斑片实变影（白箭）及结节（黑箭）。

第十四节　非结核分枝杆菌肺炎

一、临床特点

　　非结核分枝杆菌是指除结核分枝杆菌群和麻风分枝杆菌以外的所有其他分枝杆菌。非结核分枝杆菌广泛存在于自然界。非结核分枝杆菌病与接触土壤、猪、牛、鸡等有关，也可能通过吸入而感染。引起非结核分枝杆菌肺病的菌种主要为：鸟-胞内分枝杆菌复合体、堪萨斯分枝杆菌、脓肿分枝杆菌等。本病多发生于原有肺部疾病、白血病、癌症患者及机体抵抗力下降者。病理改变与结核感染相似，包括肺组织破坏、坏死、空洞，可有支气管内播散或血源性粟粒型播散。临床以慢性咳嗽多见，可伴有咳痰、低热和疲乏，偶有咯血，病程较缓慢。非结核分枝杆菌毒力较结核分枝杆菌低，大多症状轻，有些患者可无症状。

二、影像表现

两肺上叶、右肺中叶多见，下肺少见。与肺结核不同之处为约 1/3 的患者显示肺上叶薄壁空洞，边缘清楚，周边浸润较少；较少发展为支气管播散病灶，胸腔积液和淋巴结肿大相对少见；常并发慢性阻塞性肺疾病。CT 影像主要表现为结节影、树芽征、斑片状影（磨玻璃影、斑片实变影）、空洞、支气管扩张及纤维条索影。多种病变同时累及多个肺叶是该病的特点，结节、实变和支气管扩张同时存在提高了非结核分枝杆菌肺部感染的可能性。结节以＜1 cm 小结节较多，散在多发，分布不均，少见弥漫性粟粒，结节内少见钙化。＞3 cm 以上的肿块亦少见。（图 2 - 24）

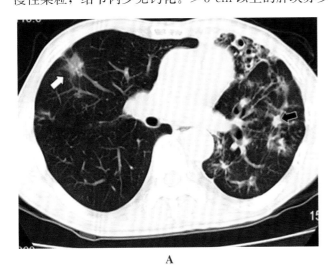
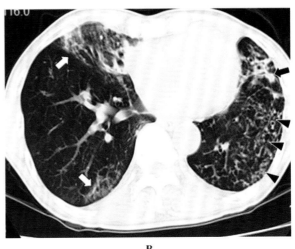

A   B

图 2 - 24 非结核分枝杆菌肺炎

男，74 岁。咳嗽、咳脓痰、咯血 9 年，加重 2 周。痰培养鸟分枝杆菌阳性。图 A、图 B 均为肺部 CT 横断面 5 mm 层厚图像。左上肺、右中肺支气管扩张，双肺多发结节（黑箭）、斑片状影（白箭）及树芽征（黑箭头），未见明显双侧胸膜增厚或胸腔积液征象。

三、诊断要点

临床症状、影像表现和实验室检查都与肺结核十分相似，如果只进行痰涂片及分枝杆菌的培养而忽视菌型鉴定，极易误诊为肺结核。初次影像学表现为结节、斑片样影、空洞及支气管扩张等主要征象同时存在且累及多个肺叶时，或难治性肺结核患者具备上述表现时，应考虑本病的可能，应及早行痰培养及菌型鉴定以明确诊断。

第十五节　细菌性肺炎的影像诊断思路

一、肺部感染临床诊断的建立

1. 新近出现的咳嗽、咳痰，或原有呼吸道症状加重伴脓性痰。

2. 发热，体温＞38 ℃。

3. 肺实变的体征或肺部湿啰音。

4. 血常规白细胞升高或减低。

5. 胸部影像学显示肺部斑片状浸润病变或间质性改变，伴或不伴胸腔积液。

6. 除外肺结核、肺部肿瘤、非感染性肺间质病变、肺水肿、肺栓塞、肺嗜酸性粒细胞浸润、肺血管炎、过敏性肺炎等。

7. 降钙素原 PCT 的检测　升高：PCT＞0.50 μg/L 时，细菌感染可能性大。升高程度：革兰氏阴性菌感染＞革兰氏阳性菌感染＞真菌性感染。PCT＜0.10 μg/L 时，细菌感染可能性小。

二、判断属于社区获得性肺炎（CAP）或医院获得性肺炎（HAP）（表2-1，图2-25）

表2-1 肺部感染常见的病原体

疾病	病原体
社区获得性肺炎	肺炎支原体、肺炎链球菌、流感嗜血杆菌、肺炎衣原体、肺炎克雷伯菌、嗜肺军团菌、金黄色葡萄球菌、大肠埃希菌、卡他莫拉菌、铜绿假单胞菌
医院获得性肺炎	鲍曼不动杆菌、铜绿假单胞菌、金黄色葡萄球菌、肺炎克雷伯菌、大肠埃希菌
肺脓肿	厌氧菌、金黄色葡萄球菌、A群链球菌、肺炎克雷伯菌、铜绿假单胞菌、大肠埃希菌、军团菌、诺卡菌、结核分枝杆菌、肺吸虫、曲霉、隐球菌
病毒性肺炎	呼吸道合胞病毒、副流感病毒、人偏肺病毒、腺病毒、冠状病毒、鼻病毒、流感病毒

注：CAP　社区获得性肺炎；HAP　医院获得性肺炎。

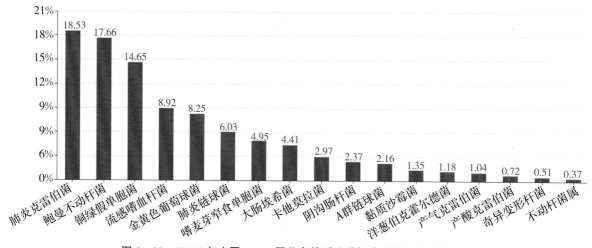

图2-25　2019*年中国chinet网公布的呼吸道标本分离株的菌种分布

1. CAP的常见病原体　以肺炎支原体及肺炎链球菌为主，其他为流感嗜血杆菌、肺炎衣原体、肺炎克雷伯菌、嗜肺军团菌、金黄色葡萄球菌、大肠埃希菌仍是CAP的主要原因。

2. HAP的常见病原体　以革兰氏阴性杆菌为主，鲍曼不动杆菌、铜绿假单胞菌、肺炎克雷伯菌、大肠埃希菌、阴沟肠杆菌；阳性菌少见，金黄色葡萄球菌、链球菌、肠球菌。

三、临床特点

1. 有宿主因素时要考虑条件致病菌。

2. 吸入性肺炎要考虑定植菌。

3. 结构性肺病　铜绿假单胞菌、肺炎克雷伯菌、金黄色葡萄球菌。

4. 肺外表现　肺炎克雷伯菌肺炎合并肝脓肿，嗜肺军团菌肺炎合并低磷低钠、意识模糊、相对缓脉、腹泻和肝肾功能受损，金黄色葡萄球菌中毒症状明显，呼吸困难和低氧血症较为普遍；流感嗜血杆菌肺炎并发脓胸较肺炎链球菌为多。

5. 痰液改变　肺炎链球菌肺炎咳铁锈色痰，肺炎克雷伯菌肺炎咳砖红色痰，绿脓痰见于铜绿假单胞菌，黏稠痰多见于肺炎克雷伯菌、念珠菌及曲霉。

6. 治疗反应　经验性治疗及针对性治疗仍经常应用，间接推测病原体。

四、影像特点

1. 大叶性肺炎　主要病变是肺泡的纤维素性渗出性炎症和实变，病变范围以肺段或者是肺叶为界限，一般单侧多见。预后好，不留瘢痕。影像表现为均匀致密的大叶性实变，边缘达叶间裂，常伴有支气管气像。大叶性肺炎多见于肺炎链球菌肺炎，也可见于阴性菌、非典型病原体、结核分枝杆菌、真菌。

2. 小叶性肺炎　起自呼吸道黏膜，逐渐蔓延至肺泡。以细支气管为中心的肺组织化脓性炎症，病变开始可局限于一个肺小叶或多个肺小叶，常呈节段性分布，双侧多见。腺泡是肺的最小功能单位，由肺的呼吸性细支气管及其供应的肺泡管和肺泡囊组成。炎症局限于腺泡内，则表现为边缘模糊的小结节，直径3～10 mm。腺泡结节又称小叶中心结节或气腔结节。影像表现为斑片状模糊或致密的实变影。腺泡结节多见。愈后常形成瘢痕。小叶性肺炎多见于大多数阴性菌、非典型病原体、金黄色葡萄球菌。

3. 多种病变形态共存　结核分枝杆菌、诺卡菌、军团菌、支原体、念珠菌。

4. 并发空洞　结核分枝杆菌、金黄色葡萄球菌、曲霉、诺卡菌、军团菌、肺炎克雷伯菌、厌氧菌。

5. 伴胸腔积液　金黄色葡萄球菌、军团菌、结核分枝杆菌、流感嗜血杆菌、肺炎克雷伯菌、鲍曼不动杆菌、诺卡菌。

6. 双肺弥漫性磨玻璃影　孢子菌肺炎。

7. 明显纵隔淋巴结增大　结核分枝杆菌、组织胞浆菌、巴尔通体。

五、了解免疫缺陷患者肺部感染的特殊影像表现（表2-2）

表2-2　　　　　　　　　　　不同细菌性肺炎的临床和影像特征对比

名称	病理类型	社区获得/医院获得	CT特征						
			分布	实变	支气管气像	结节	空洞	GGO	胸腔积液
肺炎链球菌肺炎	大叶性	社区	肺外周	大片	C	UC	UC	F	++
黄色葡萄球菌肺炎	小叶性	院内	下叶外周多见	小片	UC	C	F	UC	++
嗜肺军团菌肺炎	小叶性多见，大叶性少见	院内	肺周边，进展多叶，双侧	小片、大片	UC	UC	UC（正常人）/F（免疫力低）	F	+++
肺炎克雷伯肺炎	大叶多见，小叶性少见		右肺上叶	大片、小片	C	小叶中心	C	F	++++
铜绿假单胞菌肺炎	小叶性	院内ICU	下叶	小片	UC	小叶中心	C	UC	++
流感嗜血杆菌肺炎	小叶性		下叶多见	小片	UC	小叶中心	UC	UC	++
诺卡菌肺炎	小叶性			小片	UC	C	F	UC	++
鲍曼不动杆菌肺炎	大叶性	院内		大片	C	UC	UC	C	++++
阴沟肠杆菌	大叶性和小叶性	院内	支气管	大片	C	UC	F	C	++

注：C common；F frequency；UC uncommon；＋　10%～25%；＋＋　25%～50%；＋＋＋　50%～75%；＋＋＋＋＞75%。

（一）局限性气腔实变

单侧局灶性气腔实变尤其是伴有空气支气管征伴/或不伴胸腔积液，呈节段性或大叶性分布时，最有可能为细菌感染。这多见于一般的免疫抑制患者。免疫抑制程度高的患者若出现局灶性气腔实变的要考虑结核分枝杆菌（MTB）感染的可能。若在器官移植患者中两肺出现多发结节或团块状实变，要考虑诺卡菌感染。

（二）多灶性气腔实变

当出现双侧分布的肺实变时，必须兼顾患者的免疫状态。双肺的实变可能见于细菌性肺炎，但在$CD4^+$细胞数低于200个/μL的HIV感染的严重免疫抑制患者中，机遇性感染如孢子菌，真菌（最常见的是新型隐球菌，也见于毛霉）多见，病毒和少见的分枝杆菌和诺卡菌也要考虑。如果影像表现为结节状，则真菌、分枝杆菌或诺卡菌感染的可能性更大。若影像表现为磨玻璃样外观且无胸腔积液或淋巴结病变时，孢子菌肺炎或病毒性肺炎的可能性更大。

（三）空洞

包括局灶性和弥漫性实变中出现的空洞，通常见于细菌感染（括诺卡菌感染和分枝杆菌），以及真菌感染。严重骨髓抑制患者，如化疗或造血干细胞移植几周后的患者若出现双侧多发结节状实变伴有快速形成的空洞，强烈提示侵袭性肺曲霉病。正常人肺结核空洞多出现在上肺，而在 CD4$^+$ 细胞数低于 200 个/μL 的 HIV 患者中肺结核很少出现空洞。

（四）胸腔积液

常见于多种病原体引起的化脓性细菌感染，也见于真菌感染，但孢子菌肺炎罕见。

（五）淋巴结肿大

常见于化脓性细菌感染。HIV 感染患者 CD4$^+$ 细胞数低于 200 个/μL 时，要考虑结核感染的可能。最近开始接受 HAART 治疗的患者淋巴结病变的进展，要考虑分枝杆菌感染的可能。据推测 HAART 可以使重建的免疫系统对潜在的肺部感染做出反应。

第三章　真菌性肺炎

　　20 余年来，由于干细胞移植、实体器官移植、肿瘤化疗、大剂量广谱抗生素药物的长期应用，以及糖皮质激素、免疫抑制剂的广泛应用等因素，侵袭性真菌感染的患病率和病死率均呈显著上升趋势。肺真菌感染是指真菌侵犯气管、支气管和肺实质，引起呼吸道黏膜炎症和肺部不同程度的炎症、肉芽肿，严重者出现坏死性肺炎。常见的真菌包括曲霉、念珠菌、隐球菌、孢子菌、组织胞浆菌、毛霉。病理基础包括多种炎症：过敏性炎症、出血坏死性炎症、化脓性炎症、肉芽肿性炎症和梗死或阻塞性炎症等。影像表现多样化：大片实变或弥漫粟粒结节、空洞及空气新月征、结节与晕征、胸膜下楔形肺梗死等。临床症状不明显，多有严重中性粒细胞缺乏的基础，有高热、顽固性缺氧等临床症状（肺动脉栓塞）。部分真菌性肺炎患者具有特征性影像学表现。真菌肺炎的诊断要结合宿主因素、临床特点、影像表现、病原体、病理组织学等综合诊断，诊断级别包括拟诊、临床诊断、确诊。

第一节　肺曲霉病

　　曲霉（aspergillus）是自然界中普遍存在的一种真菌。肺曲霉病主要为吸入曲霉孢子发病，也可经血行播散致肺部发病。肺曲霉病是最常见的机会性肺部真菌感染。机体不同的免疫状态产生不同的病理改变。根据病理改变分为五种类型：肺曲霉球（寄生型）、血管侵袭性肺曲霉病、气道侵袭性肺曲霉病、过敏性曲霉病（包括急性变应性支气管肺曲霉病、变应性支气管肺曲霉病）、半侵入性或慢性坏死性曲霉病。

一、肺曲霉球（寄生型）

　　（一）临床特点

　　肺曲霉球是肺曲霉菌病常见的类型，由于曲霉寄生在肺部空腔内，随着曲霉生长繁殖，菌丝、细胞碎屑和黏液形成球体病灶。肺曲霉球多继发于其他肺部疾病，如支气管囊肿、支气管扩张、肺脓肿和肺结核空洞。临床症状包括咯血、咳嗽和咳痰等症状。内科治疗效果不好，反复咯血或大咯血患者需要手术治疗。

　　（二）影像改变

　　CT 常表现为肺内厚壁空洞，空洞内含可以活动的结节，呈"空气新月征"或"树上挂果征"，结节一般密度均匀，边界清晰，可钙化，轻度强化或不强化。（图 3-1～图 3-3）

　　（三）诊断要点

　　患者常有其他肺部疾病的病史，CT 表现非常典型，表现为厚壁空洞内可以随体位活动的结节，呈典型的"空气新月征"。

二、侵袭性肺曲霉病

　　急性侵袭性肺曲霉病可分为血管侵袭性肺曲霉病和气道侵袭性肺曲霉病，常见于严重免疫抑制患者，尤其是血液系统恶性肿瘤、化疗或免疫抑制治疗引起的中性粒细胞减少症患者。干咳、气短、胸痛为常见症状，病情较重。侵袭性肺曲病典型 CT 表现为肺内结节或类圆形实变，周围伴"晕轮征"。

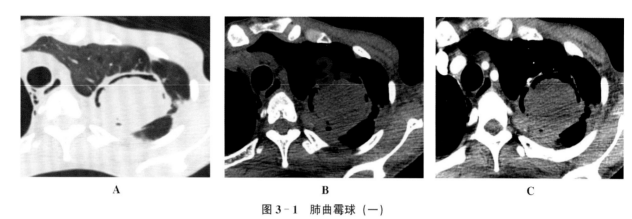

图 3-1　肺曲霉球（一）

　　肺窗（图 A）及纵隔窗平扫（图 B）增强（图 C）示左上肺可见空洞影，可见空气新月征，空洞内可见类圆形结节，边缘光滑，增强扫描结节有强化，结节位置较低，随体位改变而移动。

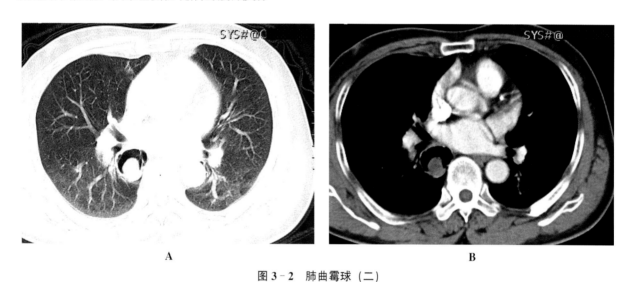

图 3-2　肺曲霉球（二）

　　女，65 岁。反复咳嗽、咳痰伴咯血 6 个月余。图 A 胸部肺窗显示右下肺门可见空洞影，内可见结节，可见空气新月征；图 B 纵隔窗增强扫描显示空洞内结节不强化。

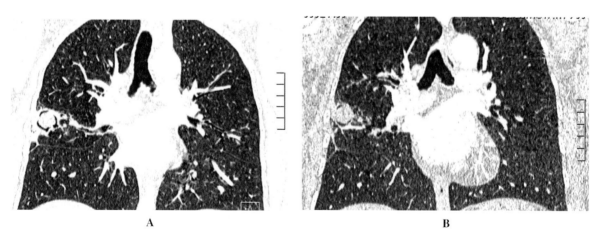

图 3-3　肺曲霉球（三）

　　图 A 示右中肺结节影，内可见结节，可见空气新月征；图 B 为伏立康唑治疗 5 个月复查 CT，无明显变化，内科治疗效果欠佳。

　　（一）血管侵袭性肺曲霉病

　　1. 临床特点　组织学表现为真菌菌丝侵入中小型血管，导致血栓形成和血管闭塞，然后发生组织坏死和全身扩散。

2. 影像改变 侵犯血管导致肺小动脉栓塞、肺出血和肺梗死，表现为斑片状或多发小结节影，结节影边缘模糊。早期高密度结节影周围出现磨玻璃密度的晕轮征代表肺梗死周边的出血。2 周后梗死肺病灶回缩，空气进入形成空气新月征。（图 3-4～图 3-10）

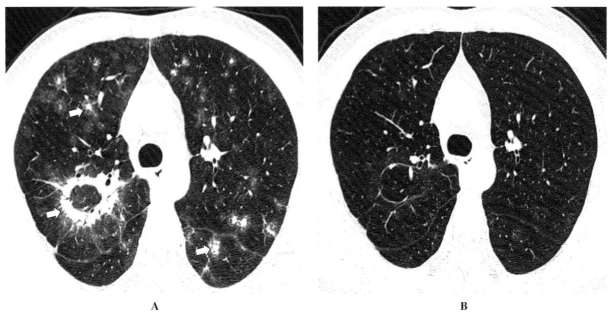

图 3-4 血管侵袭性肺曲霉病（一）

男，35 岁。反复咳嗽 1 年余，加重伴发热 1 周。C 反应蛋白和红细胞沉降率均增高，血清 GM 试验正常 0.13（＞0.5 为阳性），支气管肺泡灌洗液 GM 3.25（＞0.5 为阳性），病毒、结核排查未见异常，免疫球蛋白全套等检查均正常，CEA 正常；支镜活检：支气管黏膜呈慢性炎症反应伴有鳞状上皮化生；诊断肺曲霉感染，图 A 为初诊时 CT 横断面图像，双肺弥漫多发斑片状或多发小结节影（白箭），结节影周围出现磨玻璃密度的晕轮征。图 B 为伏立康唑治疗 3 个月后复查 CT 横断面图像，双肺弥漫多发的磨玻璃影明显好转。

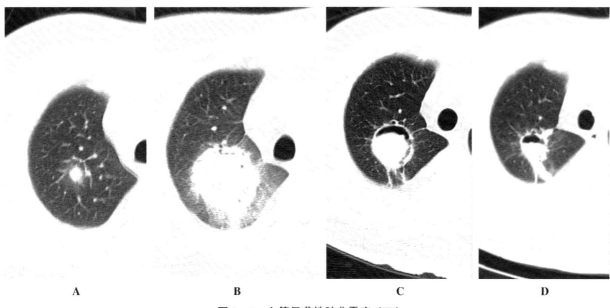

图 3-5 血管侵袭性肺曲霉病（二）

男，48 岁。M2 白血病化疗后粒细胞缺乏，发热、咳嗽，拟诊肺部曲霉感染。图 A 为 2015 年 4 月 9 日首次肺部 CT 平扫肺窗图像，显示右上肺结节状高密度影，边缘模糊，可见晕征；图 B 为 2015 年 4 月 22 日复查，病灶明显变大，中央密度不均匀稍减低，呈丝瓜瓤样改变，边缘仍可见晕征；图 C 为 2015 年 5 月 27 日复查，出现典型空气新月征；图 D 为 2015 年 7 月 10 日复查，病灶明显缩小，仍存在空气新月征。

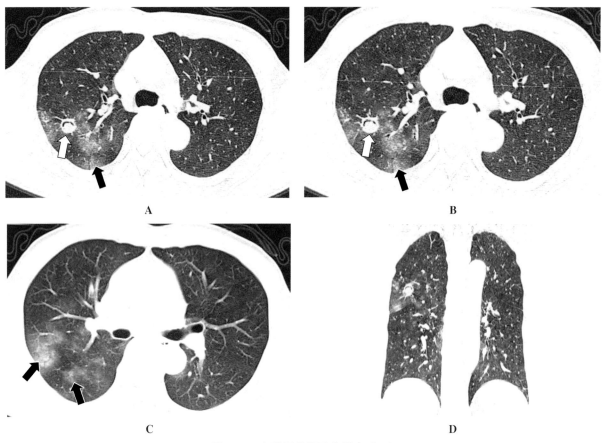

图 3-6　血管侵袭性肺曲霉病（三）

　　男，47 岁。反复咯血 3 个月余。肺叶切除病检：见曲霉菌丝及孢子。图 A、图 B 为 CT 横断面 1 mm 层厚图像，图 C 为 CT 横断面 5 mm 层厚图像，图 D 为 CT 冠状面重建图像。右上肺可见结节密度增高影，最大截面直径约 1.5 cm，其内可见新月状低密度影（白箭），右肺另可见磨玻璃密度增高影（黑箭）。双侧胸腔未见积液。

　　3. 诊断要点　　血管侵袭性肺曲霉病的特征性影像学改变有空气新月征及 CT 晕征，但并非特异性改变，可见于多种情况。前者可见于其他真菌感染、细菌感染及肺结核、诺卡菌等，后者可见于其他出血性肺内感染与非感染性病变，如巨细胞病毒、单纯疱疹病毒感染、肺念珠菌病、韦格纳肉芽肿等。所以，确诊有赖于真菌全套及必要时病理活检。

　　以下病例初诊时按细菌感染治疗，疗效欠佳，经多学科会诊后诊断曲霉感染，改用抗真菌药物伏立康唑治疗后好转，具体图像展示如图 3-7。

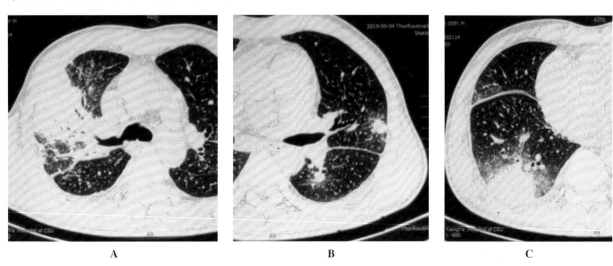

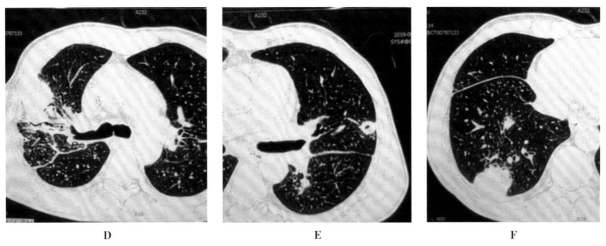

D　　　　　　　　　　　　　　E　　　　　　　　　　　　　　F

图 3 - 7　血管侵袭性肺曲霉病（四）

　　男，58 岁。咳嗽咳痰半个月，发现血常规异常 5 天。入院诊断：①急性髓系白血病 M1，②硅沉着病并肺部感染；图 A、图 B、图 C 示 CT 见右上肺大片状实变，边缘模糊，内可见支气管气像，边缘可见晕征，余双肺可见多发大小不等结节影，部分可见空洞，部分可见晕征。抗细菌治疗效果不佳，经多学科会诊诊断曲霉感染，改用伏立康唑治疗后，图 D、图 E、图 F 示实变、肿块性病变较前有吸收。

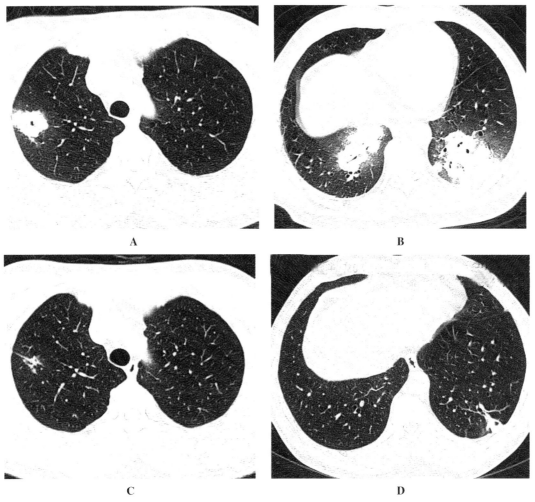

A　　　　　　　　　　　　　　　　　　　　B

C　　　　　　　　　　　　　　　　　　　　D

图 3 - 8　血管侵袭性肺曲霉病（五）

　　男，48 岁。乙型病毒性肝炎 30 余年，腹胀、恶心 1 个月诊断慢性重型肝炎，病程中出现发热、咳嗽。图 A、图 B 示 CT 表现为双肺散在团块状高密度影，部分小空洞形成，边缘模糊，可见晕征。痰培：肺炎克雷伯菌。先后予以美罗培南、利奈唑胺、阿米卡星治疗后效果不佳，经多学科会诊诊断曲霉感染，改用伏立康唑治疗，图 C、图 D 示病灶明显吸收好转。

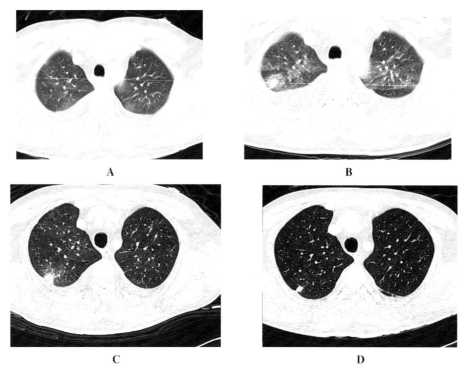

图 3-9　血管侵袭性肺曲霉病（六）

　　男，44 岁。发热 4 天，身目黄染、意识模糊 2 天，于 2017 年 10 月 31 日入院，入院诊断慢性加急性肝衰竭。图 A、图 B 示 11 月 3 日影像表现为右上肺结节影，边缘可见典型晕征，双侧可见胸腔积液，提示曲霉感染。11 月 3 日应用伏立康唑 200 mg 静脉滴注 qd，首剂加倍，11 月 6 日伏立康唑浓度达 6.96 μg/ml。图 C、图 D 分别为 11 月 13 日及 11 月 27 日复查影像，病灶逐渐缩小，病情明显好转。

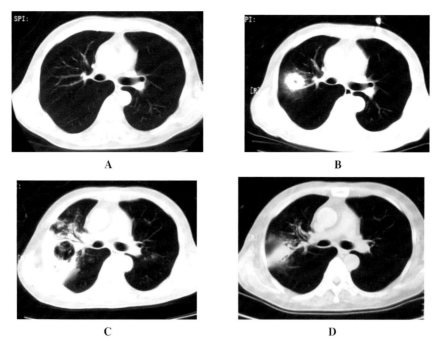

图 3-10　血管侵袭性肺曲霉病（七）（天津市血液病研究所血液病医院提供）

　　男，46 岁。2014 年 12 月确诊急性髓系白血病 M5，2015 年 4 月行人类白细胞抗原（human leukocyte antigen，HLA）10/10 相合同胞异基因周血造血干细胞移植，预处理方案：Bu＋Cy＋Flu＋Ara-C。2015 年 11 月 30 日因肝脏移植物抗宿主病（GVHD）入院，当时肺部 CT 无明显感染病灶，给予甲泼尼龙 2 mg/kg 静脉滴注治疗肝脏 GVHD，并以伏立康唑 200 mg bid 口服预防真菌感染。图 A：2015 年 11 月 30 日肺部 CT 正常。2016 年 1 月 8 日出现咳嗽、发热、痰中带血，肺 CT 右肺上叶结节，伴晕征及空洞，伏立康唑改为 200 mg bid 静脉滴注治疗真菌感染。图 B：2016 年 1 月 15 日复查肺 CT，右上肺病灶进展，改用两性霉素 B 脂质体 60 mg/d＋泰能，静脉滴注；图 C：2016 年 1 月 25 日体温 39 ℃，黄痰带血痰培养表皮葡萄球菌，CT 示右上肺病灶范围增大，余两肺出现多发散在小斑片影，考虑球菌感染，加用利奈唑胺 600 mg bid。3 天后体温正常，停用两性霉素 B 脂质体及利奈唑胺，改为泊沙康唑。图 D：2016 年 2 月 22 日，两下叶实变影消失，右上肺病灶缩小。

（二）气道侵袭性肺曲霉病

1. 临床特点　在侵袭性肺曲霉病中占 14%～34%，病理改变主要包括支气管炎、细支气管炎、支气管肺炎和大叶性肺炎，没有血管侵犯的证据；侵犯的呼吸道周围通常存在大小可变的出血区和/或组织性肺炎。

2. 影像改变　侵犯呼吸道表现为支气管壁增厚和沿支气管血管束分布的小叶中心结节、树芽征、斑片状实变（图 3-11）。这些特征缺乏特异性，与其他微生物引起的支气管肺炎无法区分。有时仅表现为非特异性气管壁增厚。

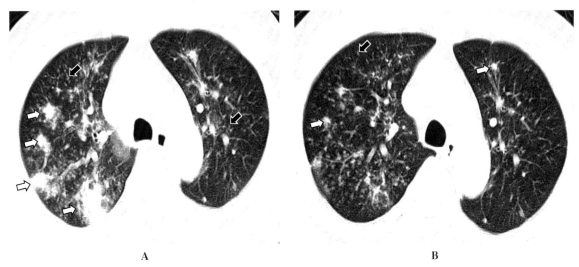

图 3-11　气道侵袭性肺曲霉病

男，51 岁。意识障碍、咳嗽、咳痰 3 天，痰中带血性分泌物，病程中出现高热。ESR 62 mm/h↑，CRP 109 mg/ml↑，G 试验 275 pg/ml，多次血常规大致正常，结核全套（－），血管炎三项（－），3 次痰培霉（＋），伊曲康唑治疗后好转。图 A、图 B 均为 CT 横断面 5 mm 层厚图像。双肺支气管壁增厚，多发斑片状实变（白箭），以及沿支气管血管束分布的小叶中心结节（黑箭），呈树芽征。

3. 诊断要点　影像表现为小叶中心结节和树芽征，支气管镜检查和痰的真菌培养可确定诊断。

三、变应性支气管肺曲霉病

（一）临床特点

变应性支气管肺曲霉病（ABPA）主要见于中性粒细胞减少症和 AIDS 患者。ABPA 是由于机体对曲霉的超敏反应所致，几乎全部发生在长期支气管哮喘患者中，偶尔也是肺囊性纤维化的并发症。临床症状主要表现为喘息、咳嗽和发热等。病理表现：由于在段和亚段支气管内沉积免疫复合物和炎性细胞，在肺实质中存在密集的黏液、菌丝和嗜酸性粒细胞。血常规可有嗜酸性粒细胞增多和血清 IgE 水平升高。

（二）影像改变

CT 表现为管状或囊状支气管壁增厚、管腔扩张伴黏液栓塞，主要累及上叶（图 3-12）。具有游走性、一过性、反复性的特点。

（三）诊断要点

根据 2017 年我国变应性支气管肺曲霉病诊治专家共识，诊断 ABPA 须具备第 1 项＋第 2 项或第 3 项中的至少 2 条：

1. 相关疾病　①哮喘；②其他：支气管扩张症、慢性阻塞性肺疾病、肺囊性纤维化等。

2. 必需条件　①烟曲霉特异性 IgE 水平升高或烟曲霉皮试速发反应阳性；②血清总 IgE 水平升高（>1000 U/ml）。

3. 其他条件　①血嗜酸性粒细胞计数>0.5×10⁹ 个/L；②影像学与 ABPA 一致的肺部阴影；③血清烟曲霉特异 IgG 抗体或沉淀素阳性；④激素治疗有效。临床上发现哮喘急性发作，影像表现为中央组

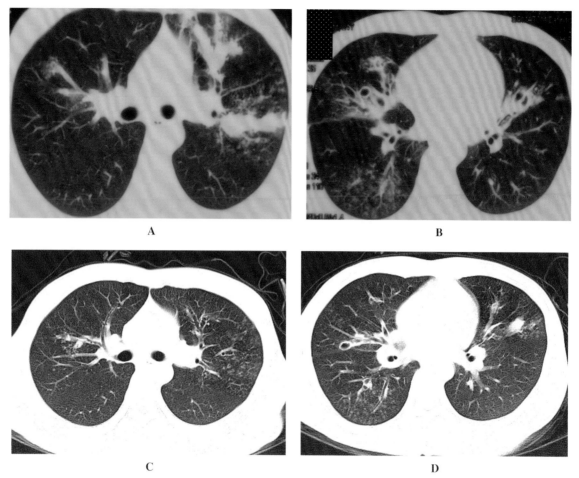

图 3-12 变应性支气管肺曲霉病

患者反复咳嗽咳痰 2 年余，加重伴胸痛 3 个月。嗜酸性粒细胞计数 0.58 ng/ml↑，嗜酸性粒细胞计数 10.30×10⁹/L↑，免疫球蛋白 IgE>6000 ng/ml↑。初诊时（图 A、图 B）CT 表现为双肺多发支气管扩张，双上肺明显，呈对称性改变，部分支气管壁增厚，有黏液栓形成。激素治疗后（图 C、图 D）明显好转。

织支气管扩张伴黏液栓塞，结合血常规嗜酸性粒细胞增多和血清 IgE 水平升高，可提示该疾病的诊断。

四、慢性坏死性曲霉病

（一）临床特点

慢性坏死性曲霉病常见于中、老年人等患有慢性疾病者，表现为咳嗽、咳痰、咯血、消瘦，病情相对较轻，迁延。为局部和更为惰性的侵袭性肺曲霉病，病理性表现为组织坏死和肉芽肿炎症，与复发性结核类似。

（二）影像改变

缺乏特异性，影像表现与活动性肺结核相似，表现位于长期存在的肺部阴影，在一侧或两侧肺上叶中出现逐渐空洞化的结节，病变通常出现在外周，伴有胸膜增厚，可能形成支气管胸膜瘘。（图 3-13、图 3-14）

（三）诊断要点

缺乏特异性，病理改变和影像特征与活动性肺结核类似，可有外周空洞结节，伴胸膜增厚或支气管胸膜瘘。

五、儿童肺曲霉病

儿童肺曲霉菌感染发病率越来越高，临床表现不具特征性，早期诊断困难，漏诊或误诊率高，应引

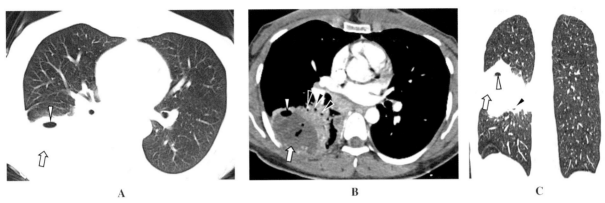

图 3-13　慢性坏死性曲霉病（一）

　　女，22 岁。反复咳嗽、咳痰 2 年余，咯血 5 个月余，再发加重 1 个月余。肿块切除后病检：曲霉病。双肺支气管血管束增多，右肺下叶背段见多个大小不一的囊性低密度灶（白箭），部分内可见液平（白箭头），邻近肺组织见实变影，内可见空气支气管征（黑箭头）。右侧胸膜增厚，未见胸腔积液。

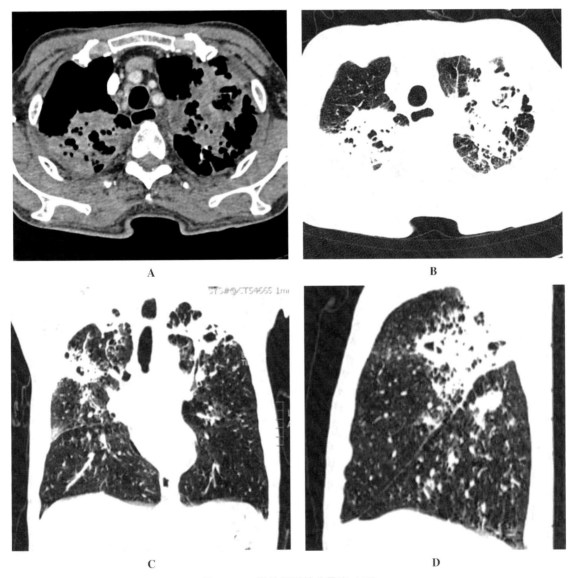

图 3-14　慢性坏死性曲霉病（二）

　　男，74 岁。发热、咳嗽、气促 1 个月。有 COPD 基础疾病，低蛋白血症。CT 表现为双上肺多发对称性片状、斑片状高密度灶，内可见多发空洞样改变，邻近胸膜增厚。该病例通过支纤镜肺泡灌洗确诊。

起重视。其高危因素包括粒细胞缺乏症、肾上腺皮质激素治疗、免疫抑制剂使用、长期应用抗生素、先天性免疫缺陷、体质虚弱、长期体内置管、肝肾功能障碍等。感染途径分为外源性和内源性。临床表现为发热、咳嗽、气促、憋喘、咯血、低氧血症，与其他肺炎表现相似。影像表现为斑片影、结节影、树芽征，典型的晕征及空气新月征均约20％。当患儿存在高危因素，出现发热、咳嗽、咯血不能用其他疾病解释时就要警惕肺曲霉菌感染。有条件时可行支气管肺泡灌洗液的 GM 实验、真菌培养、病原体基因检测。诊断要结合宿主因素、临床特点、微生物学证据、病理学特征，进行分层诊断。（图 3 - 15、图 3 - 16）

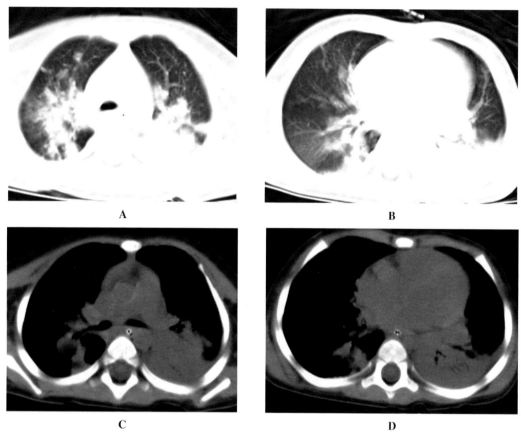

图 3 - 15 儿童肺曲霉病（一）

　　男，1 岁 4 个月。咳嗽半个月，发热 7 天。纤支镜痰培养示烟曲霉。CT 表现为双肺多发斑片状、片状高密度影，边缘模糊，可见晕征，呈渗出、实变样改变。影像缺乏特征性，确诊有赖于纤支镜痰培养。

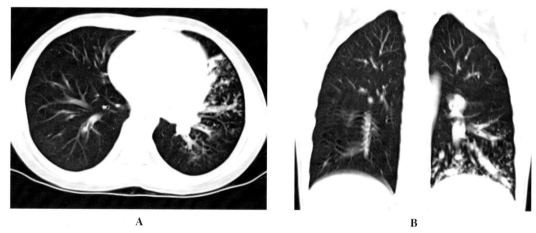

图 3 - 16 儿童肺曲霉病（二）

　　女，11 岁。咳嗽 1 年余，CT 肺窗示左肺多发斑片状、结节状高密度影，结节沿支气管血管束分布，呈树芽征，以左下肺分布为主。痰培养：烟曲霉感染。

第二节　肺念珠菌病

一、临床特点

肺念珠菌（candida）一种芽生酵母菌，是呼吸道、消化道和泌尿生殖道定植菌群，免疫力下降时可致病，高危因素包括黏膜屏障破坏、导管留置、误吸。肺念珠菌病主要由白念珠菌所致，其他包括热带念珠菌、近平滑念珠菌、光滑念珠菌、克柔念珠菌。感染途径包括吸入性和血源性。临床表现无特异性，咳嗽、咳痰、发热、畏寒。

二、影像改变

影像大多无特异性。常见的影像表现为局灶性或多叶性实变。血源性播散是真菌中最常见者，肺部CT 表现为大小不等、多发、边界清楚的结节，部分结节周围伴有"晕征"。少见的 CT 表现包括支气管壁增厚和胸腔积液，罕见的 CT 表现包括空洞、空气新月征和淋巴结肿大。肺念珠菌感染常常合并有其他细菌或真菌感染，使诊断复杂化。（图 3-17～图 3-22）

三、诊断要点

影像特异不明显，宿主因素要强调黏膜屏障破坏、导管留置、误吸，发现血源性播散结节，要注意血培养，连续 3 次痰检阳性、深部痰液或纤支镜取得痰液培养或基因测序的病原学证据可靠，确诊有赖组织病理检查。

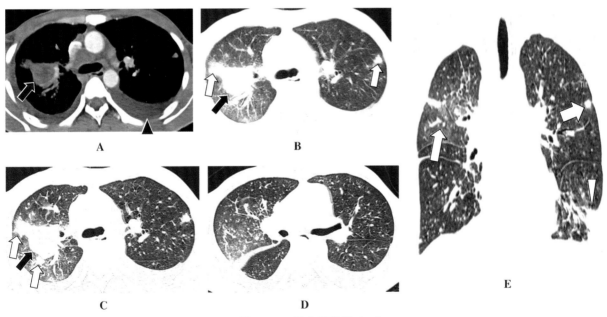

图 3-17　肺念珠菌病（一）

男，24 岁。受凉后咳嗽、咳白色黏痰 1 个月，加重并发热 20 天。有先天性低丙种球蛋白病血症，肝硬化代偿期。中性粒细胞比值 86％升高，穿刺活检确诊为念珠菌肺炎。图 A 为 CT 横断面 5 mm 层厚纵隔窗图像，图 B 为 CT 横断面 5 mm 层厚图像，图 C、图 D 为 CT 横断面 1 mm 层厚图像，图 E 为 CT 冠状面 5 mm 层厚重建图像。双肺支气管管壁增厚，肺内多发大小不等、边界清楚的结节影及斑片状实变影（白箭），右上肺团块影（黑箭），最大截面直径约 3.8 cm，增强扫描未见显著强化，中央密度较低代表为坏死组织。左下肺可见实变，其内见充气支气管影（白箭头），两侧胸腔积液（黑箭头）。

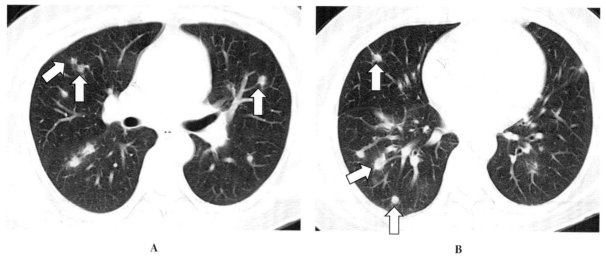

图 3 - 18　肺念珠菌病 (二)

　　女，41 岁，发热 5 天，咳嗽 4 天。急性髓系白血病 M2 型。白细胞计数 2.32×10^9/L 降低，中性粒细胞计数 0.98×10^9/L 降低，支气管镜检＋气管结节活检：念珠菌阳性。图 A、图 B 为 CT 横断面 5 mm 层厚肺隔窗图像，双肺见多发大小不等结节（白箭），病变主要位于胸膜下，提示为血源性感染。

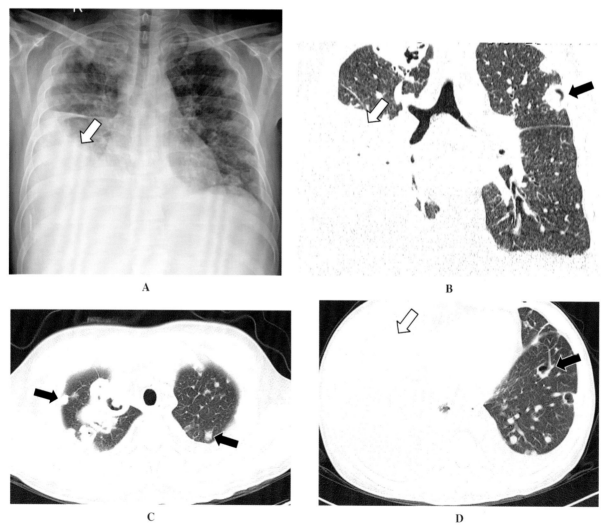

图 3 - 19　肺念珠菌病 (三)

　　男，28 岁。发热 2 天。有酒精性肝病。白细胞计数 11.64×10^9/L 升高，中性粒细胞比值 95.5% 升高，培养：热带念珠菌。右下肺可见片状实变影（白箭），右上肺可见团块影，内有不规则低密度影，双肺多发结节状高密度影（黑箭），边缘尚光滑，双侧胸腔积液，右侧为甚。

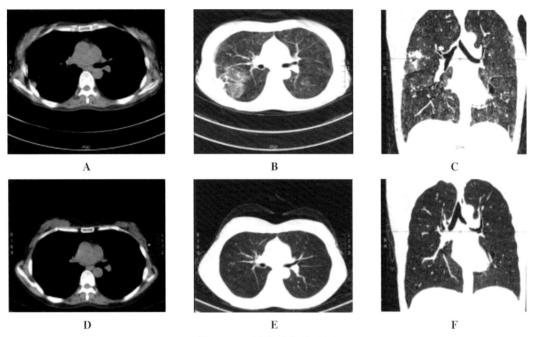

图 3 - 20 肺念珠菌病（四）

图 A、图 B、图 C 显示右上肺斑片状、片状高密度影，边缘模糊，并可见多发大小不等结节影，余双肺可见弥漫性磨玻璃密度影。图 D、图 E、图 F 显示治疗后病灶明显吸收。

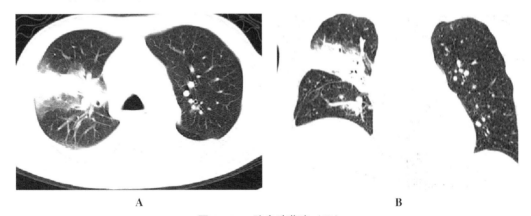

图 3 - 21 肺念珠菌病（五）

患者有 MDS 基础病。图 A、图 B 显示右上肺大片状高密度影，边缘模糊，周围可见晕征，可见少许支气管气象。

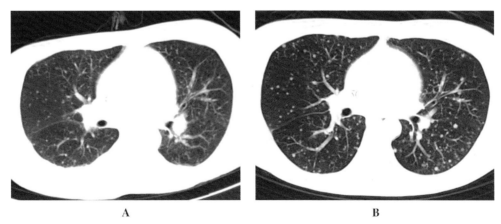

图 3 - 22 肺念珠菌病（六）

女，25 岁，面色苍白、乏力 1 个月余，有急性淋巴细胞白血病。影像改变比血培养结果早 11 天，CT 表现为双肺弥漫性渐进性加重的血型播散型结节。

第三节　新型隐球菌肺炎

一、临床特点

新型隐球菌一种在世界范围内广泛分布的有荚膜的酵母菌，常存在于鸟粪、鼠粪、土壤、空气、水果、蔬菜中，一般不寄生于人体。新型隐球菌肺炎并不少见，但易误诊为肺癌，导致不必要的手术干预。该病可以没有免疫力下降等宿主因素，少数感染者有饲养鸽子史。隐球菌的厚荚膜易形成肉芽肿及凝固型坏死。免疫力正常者一般症状较轻或体检发现，炎性指标升高不明显，仅影像改变明显。血清隐球菌夹膜实验呈阳性。中枢神经系统感染比肺部感染更多见。

二、影像改变

CT 表现有一定特征性，表现为：①以胸膜下分布为主；②以结节或肿块病变（约占 70％）多见，孤立或聚集，可有分叶及“晕征”，类似周围性肺癌，但内部小支气管形态正常，周围胸膜反应明显，增强后时间密度曲线等与周围性肺癌有别；③空洞，多见于免疫缺陷患者，薄壁为主；④浸润实变灶是第二常见表现，病灶呈大叶或节段分布，远端实变密度较近心处高；⑤弥漫性血播结节型偶见，与粟粒性肺结核类似；⑥可伴胸腔积液、肺门和纵隔淋巴结肿大。（图 3 - 23～图 3 - 29）

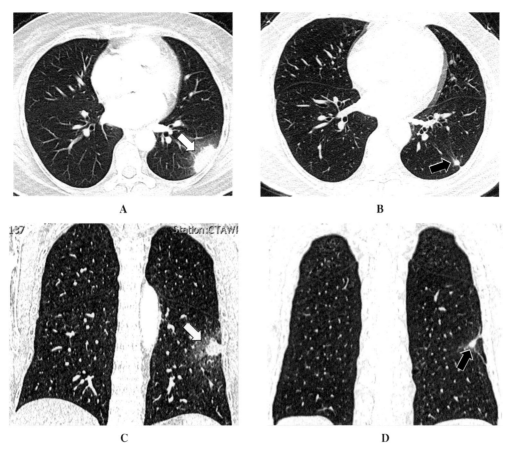

图 3 - 23　新型隐球菌肺炎（一）

女，55 岁。体检发现左下肺结节。炎性指标正常，隐球菌抗原阳性，穿刺活检为肉芽肿病变，PAS 剂六胺银染色可见少量真菌孢子，倾向隐球菌感染，氟康唑治疗 6 个月复查，左下肺结节伴“晕征”明显好转。图 A、图 B 为 CT 横断面 5 mm 层厚图像，图 C、图 D 为 CT 冠状面重建图像。左下肺胸膜下肿块（白箭）及结节（黑箭），有毛刺及胸膜凹陷征。图 B、图 D 为氟康唑治疗 6 个月复查，左下肺结节伴“晕征”明显好转。

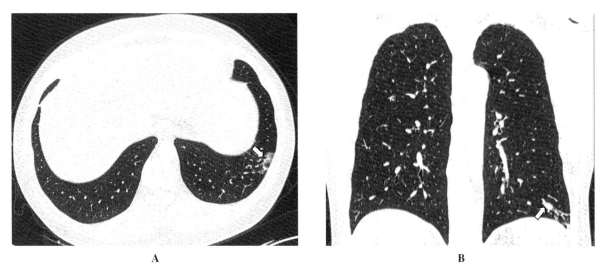

图 3-24　新型隐球菌肺炎（二）

　　男，42 岁。痰中带血 2 个月，抗炎无效，要求手术治疗，术后病理为肺隐球菌病。图 A 为 CT 横断面 5 mm 层厚图像，图 B 为 CT 冠状面重建图像。左下肺少许斑片影（白箭）。

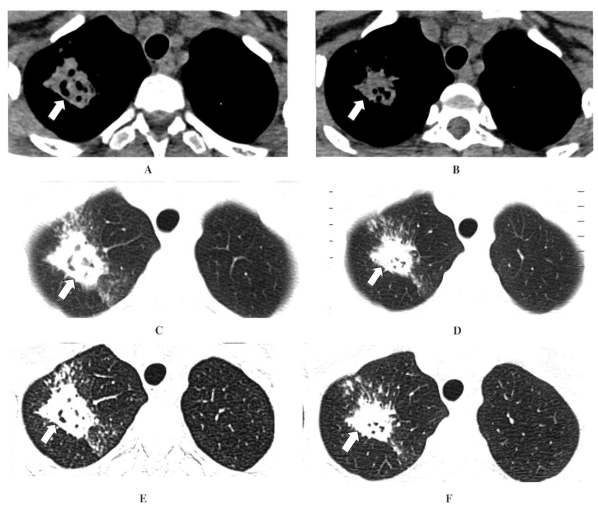

图 3-25　新型隐球菌肺炎（三）

　　女，14 岁。咳嗽、咳痰 5 天。T 淋巴母细胞淋巴瘤、白血病确诊淋巴瘤 2 年余，化疗后。痰培养：新型隐球菌。两性霉素 B 治疗好转。图 A、图 B 为 CT 横断面 5 mm 层厚纵隔窗图像，图 C、图 D 为 CT 横断面 5 mm 层厚肺窗图像，图 E、图 F 为 CT 横断面 1 mm 层厚肺窗图像。右肺上叶尖段肿块影（白箭），形态欠规则，呈分叶状，较大截面大小约 32 mm×30 mm，边缘较锐利，可见毛刺，内可见小空泡。双侧胸膜未见增厚，双侧胸腔未见积液。

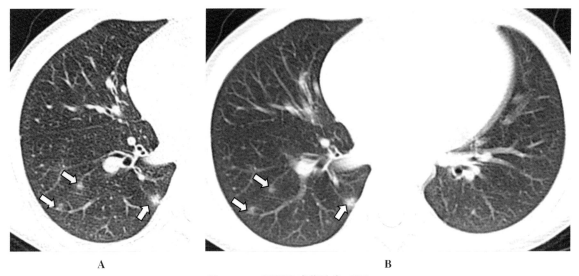

图 3-26 新型隐球菌肺炎（四）

女，10岁。白血病患儿合并肺隐球菌感染，两性霉素B治疗有效。图A为CT横断面1 mm层厚图像，图B为CT横断面5 mm层厚图像。右下肺见数个类圆形结节，周边见"晕征"（白箭）。

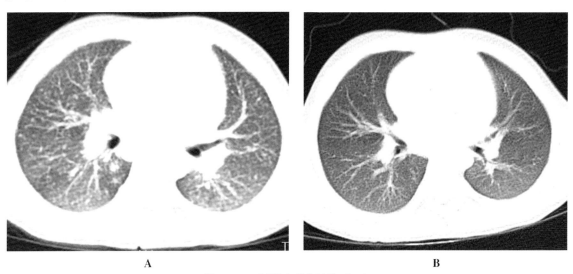

图 3-27 新型隐球菌肺炎（五）

女，6岁。发热月余，转诊多家医院，抗炎、抗结核无效，骨髓培养和血培养隐球菌。图A为初诊时CT，表现为双肺弥漫性结节影，沿支气管血管束分布；图B为两性霉素治疗后，双肺弥漫性结节基本消失。

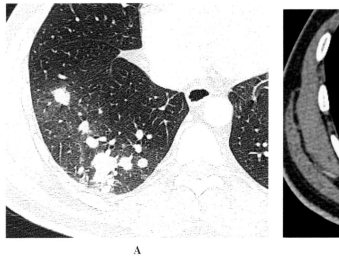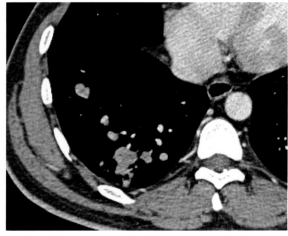

A   B

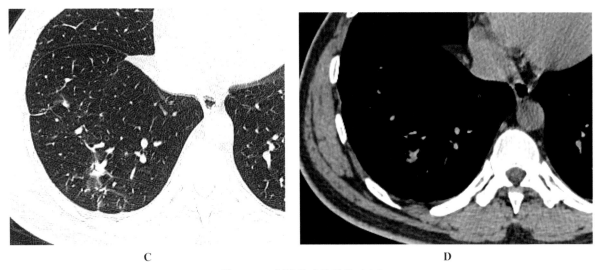

图 3‑28　新型隐球菌肺炎（六）

　　男，36 岁。胃部手术前检查发现肺部病变。隐球菌抗原阳性，穿刺活检确诊，行氟康唑治疗。图 A、图 B 为初诊 CT，可见右下肺多个结节似蘑菇征，图 C、图 D 为 5 个月后复查，病灶明显缩小。

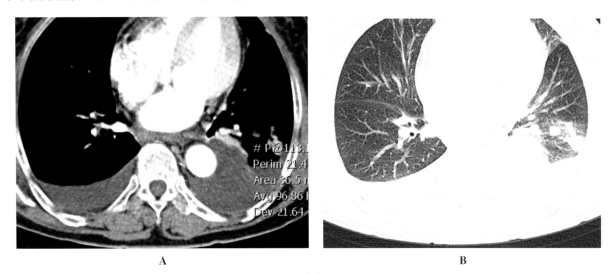

图 3‑29　新型隐球菌肺炎不典型病例

　　图 A CT 纵隔窗、图 B 肺窗示左下肺结节状、斑片状高密度影，双侧胸腔较多量积液，左侧稍明显，左下肺组织受压。左下肺穿刺活检：符合真菌感染（倾向隐球菌）。

三、诊断要点

　　饲养鸽子史，临床症状轻，炎性指标升高不明显，影像表现重，CT 表现为特征性以胸膜下分布为主，多为结节或肿块病变，隐球菌抗原阳性，可提示诊断，可以治疗后复查；确诊有赖于肺活检。表现为单发结节或肿块时，常误诊为肺癌而行手术治疗，准确的诊断可以减少不必要的手术。

第四节　肺孢子菌肺炎

一、临床特点

　　肺孢子菌过去认为是一种原虫，因发现其 DNA 与真菌非常接近，目前已将其列入真菌。正常人体可通过细胞免疫将进入呼吸道的滋养体清除，易感人群包括艾滋病患者，肿瘤、移植或使用免疫抑制剂患者及先天免疫缺陷患者，是艾滋病患者肺炎的最常见原因，占 65%～85%。临床主要表现为发热、干咳、急性性呼吸困难，病理改变包括间质性炎症和肺泡性炎症。孢子菌在肺泡腔内和肺间质大量繁殖，破坏肺泡上皮、启动炎症反应，最终导致肺间质的纤维组织增生、肺泡间隔增宽，氧弥散障碍，发生低氧血症甚至呼吸衰竭。

二、影像改变

疾病早期以肺泡渗出性病变为主，CT 主要表现为磨玻璃样密度影及实变，边缘模糊；中期呈肺泡和间质浸润混合感染，CT 表现为斑片状实变影，夹杂囊状影，并迅速进展为广泛实变影；晚期主要为间质性病变，CT 表现为细网格状及蜂窝状改变，常呈对称、向心性中央型分布且上肺重于下肺。少见的影像表现为薄壁囊腔、空洞、囊肿及纵隔及肺门淋巴结肿大。需与巨细胞病毒肺炎鉴别，后者更倾向均匀分布，病变边界不清，一般不伴有囊腔。(图 3 - 30～图 3 - 35)

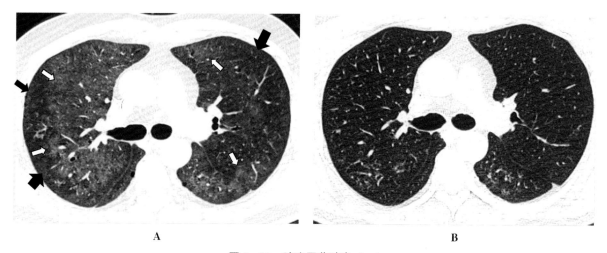

A   B

图 3 - 30　肺孢子菌肺炎（一）

男，40 岁。淋巴瘤患者化疗中发热，无痰。图 A 为初诊时 CT 横断面 5 mm 层厚图像，双肺弥漫性磨玻璃影（白箭），周边受累轻（黑箭），拟诊肺孢子菌肺炎，图 B 为磺胺治疗 20 天后 CT 横断面 5 mm 层厚图像，病变明显减少。

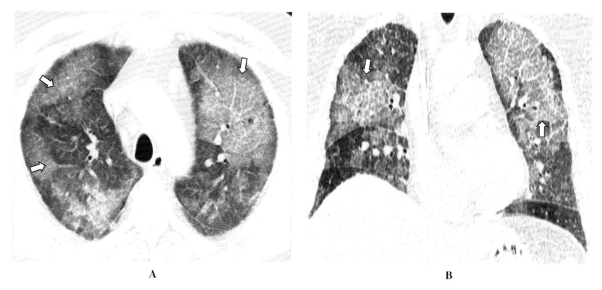

A   B

图 3 - 31　肺孢子菌肺炎（二）

男，43 岁。发热、咳嗽 1 个月，干咳，顽固性低氧血症。有治游史，HIV 阳性，巨细胞病毒抗体阳/阴性。影像表现双肺弥漫性磨玻璃影伴小叶间隔增厚，形成铺路石征。图 A 为 CT 横断面 5 mm 层厚图像，图 B 为 CT 冠状面重建图像。双肺弥漫性磨玻璃影伴小叶间隔增厚，形成铺路石征（白箭）。

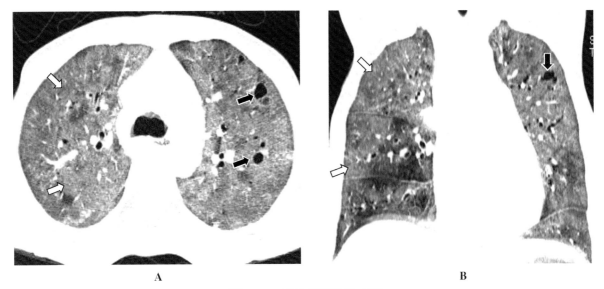

图 3 - 32　肺孢子菌肺炎（三）

女，52 岁。腹泻、消瘦 6 个月，并发热、干咳 1 个月。有治游史，抗 HIV（＋）。血氧饱和度 70％。肺泡灌洗核酸检测确诊肺孢子菌。图 A 为 CT 横断面 1 mm 层厚图像，图 B 为 CT 冠状面 5 mm 重建图像。双肺弥漫性磨玻璃影（白箭）伴多发囊腔（黑箭）。予以复方磺胺异噁唑好转出院。

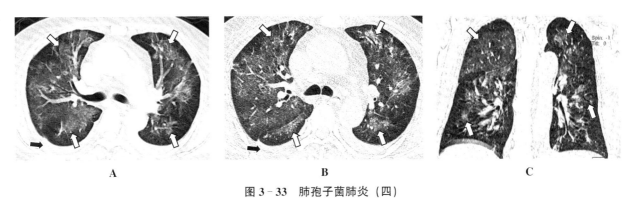

图 3 - 33　肺孢子菌肺炎（四）

女，56 岁。咽痛咳嗽、呼吸困难 1 个月。患成人 Still 病，长期激素治疗，肝功能不全。肺泡灌洗液基因测序肺孢子菌阳性。图 A 为 CT 横断面 5 mm 层厚图像，图 B 为 CT 横断面 1 mm 层厚图像，图 C 为 CT 冠状面 5 mm 重建图像，显示双肺血管支气管束增粗，双肺可见磨玻璃影及网格状影即铺路石征（白箭），以中央分布为主，胸膜下分布较少，双侧胸腔积液（黑箭）。

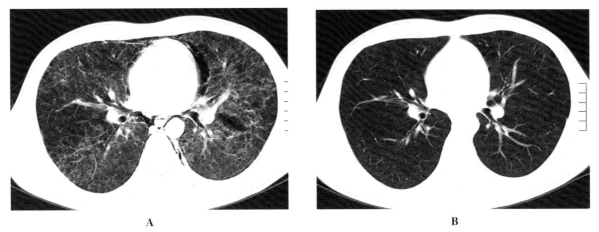

图 3 - 34　肺孢子菌肺炎（五）

患者发热、咳嗽十余天，病理检查镜下支持孢子菌肺炎；图 A 为初诊时 CT，双肺血管支气管束增粗，双肺可见磨玻璃影，同时可见纵隔积气，左侧明显；图 B 为抗真菌治疗后复查 CT 图像，纵隔气肿基本吸收，双肺弥漫性病变基本吸收，病情明显好转。

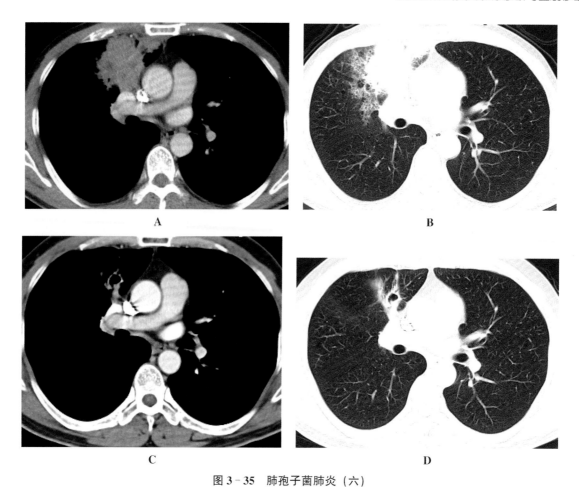

图 3 - 35　肺孢子菌肺炎（六）

　　男，46 岁。咳嗽、咯血月余，暗红色，量不多。图 A、图 B 显示右肺纵隔团块状肿块影，边缘模糊，可见渗出，肿块密度不均匀，可见多发斑片状低密度影。穿刺活检证实肺孢子菌肺炎。磺胺甲噁唑治疗后复查 CT，图 C、图 D 显示右肺肿块明显缩小，残留小空洞影，病情明显好转。

三、诊断要点

　　多见于骨髓移植、免疫力低下患者，双肺病变多见，临床表现是低热、气短、呼吸困难、伴干咳少痰，症状重且体征少。影像学以磨玻璃或实变影和间质性病变为主，不伴胸腔积液。向心性分布，不同于新型冠状病毒性肺炎的胸膜下分布特点。实验室检查可有低氧血症、CD4$^+$ 淋巴细胞计数下降、血 LDH 升高，痰或支气管灌洗液找到肺孢子菌可确诊。孢子菌肺炎最需与病毒性肺炎相鉴别：如果病变呈向心性分布，上肺多于下肺，伴有囊腔或纵隔气肿，不伴腺泡结节，则孢子菌肺炎可能性更大。

第五节　组织胞浆菌病

一、临床特点

　　组织胞浆菌病流行于北美，我国报道较少。主要侵犯网状内皮系统，如肝、脾、肺、淋巴结、骨髓及皮肤、黏膜等。组织胞浆菌存在于鸟类或蝙蝠粪便，经呼吸道传染人类。临床表现分为四型：①无症状型；②急性肺型，常表现为上呼吸道感染症状；③播散型，病情较重，多见于婴幼儿及免疫力低下者；④慢性肺型，常见于老年人，常伴有慢性阻塞性肺疾病。病理上呈肺泡炎症型、间质炎症型和肿块型多种表现形式。

二、影像改变

影像表现根据病程不同分为活动期及愈合期，活动期由于肺实质和肺间质的炎性改变，表现为多发散在肺浸润，肺内病灶形态多样，呈条索状、斑片状、大片状及结节状改变，伴肺门淋巴结肿大，胸腔积液少见。具体表现为四种类型：①肺炎型，双肺散在斑片影，与大叶性肺炎、结核难以鉴别，合并空洞时，与肺脓肿难以鉴别；②结节型，结节可单发或多发，边界清晰，密度尚均匀，类似肿瘤，可形成空洞和钙化，可累及胸膜及肋骨；③粟粒播散型，双肺弥漫粟粒结节，中下肺野内中带为主，结节极少融合；④淋巴结肿大型，可与肺内病变共存或单独存在，淋巴结可钙化。愈合期表现，肺炎型可完全吸收，结节型、粟粒播散型及淋巴结肿大型常表现为纤维化和钙化。（图3-36、图3-37）

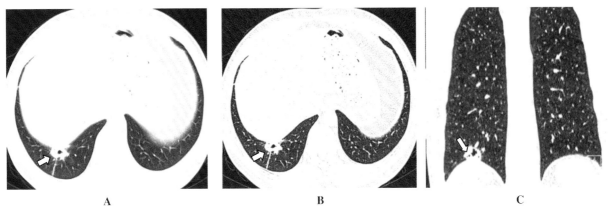

图 3-36 结节型组织胞浆菌病

男，42 岁。体检发现肺内病变。穿刺活检：组织胞浆菌。图 A 为 CT 横断面 5 mm 层厚图像，图 B 为 CT 横断面 1 mm 层厚图像，图 C 为 CT 冠状面重建图像。示右肺下叶后基底段见一结节（白箭），大小约 2.5 cm×1.3 cm，壁厚薄不均，内可见多个空洞样透光区，边缘尚清，可见棘状突起及长细毛刺，后方可见一条索影与胸膜相连。

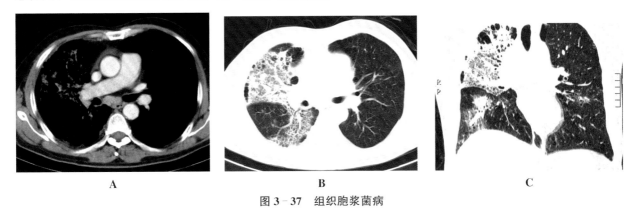

图 3-37 组织胞浆菌病

肺癌患者放化疗后，反复发热，咳嗽咳痰 25 天。穿刺活检确诊组织胞浆菌病。

三、诊断要点

该病在我国罕见，活动期的肺炎型影像学以渗出、实变为主，类似普通肺炎，但磨玻璃样改变少见。

第六节　毛霉菌肺炎

一、临床特点

毛霉是一种条件致病菌，是一种发病急、进展快、病死率高的条件致病性真菌感染，较罕见，病死率极高（高达 50% 以上）。易感因素主要包括糖尿病酸中毒、大剂量使用糖皮质激素、白细胞减少等。主要通过吸入性和直接接触感染。男性好发，可具季节性（8 月和 9 月多见）。主要菌种为丝生毛霉菌。毛霉易侵犯血管壁，引起血栓及大出血。病变累及血管，变化快、范围大是本病的特点。镜下病变区域内包括坏死区、血管壁、血管腔和血栓内均可见大量菌丝。

二、影像改变

常表现为进行性肺叶或肺段的实变，可呈楔形改变。双肺多发结节，部分呈间质性肺炎或肿块样改变，单侧或双侧发生，单发或多发，也可有"晕征""空气新月征"、边缘强化和空洞，空洞一般较大。胸腔积液较少见。与其他真菌感染（如曲霉）鉴别困难。若毛霉侵犯支气管，胸片可表现为纵隔增宽，肺叶不张，与中央型肺癌在影像学上类似。当毛霉侵犯血管时，可引起血栓或局部动脉瘤，病变变化快、范围大是该病较为特征性的影像表现。（图 3-38～图 3-40）

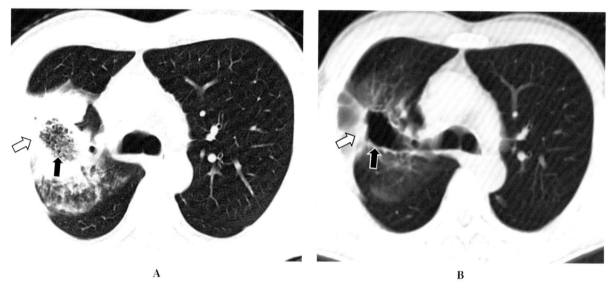

图 3-38 空洞型毛霉菌肺炎

男，42 岁。有糖尿病史，咳嗽、咳痰 2 个月，伴间断低热（约 38 ℃），多种抗生素治疗效果差。图 A 为初诊时 CT 横断面 5 mm 层厚图像，右上肺大片实变（白箭），内有空洞（黑箭）。图 B 为两性霉素治 2 个月后复查 CT 横断面 5 mm 层厚图像，实变灶缩小但未完全吸收，空洞变清晰。病灶切除后病理诊断为毛霉菌肺炎。

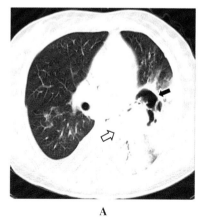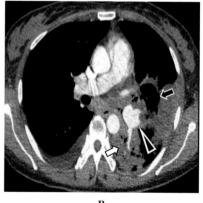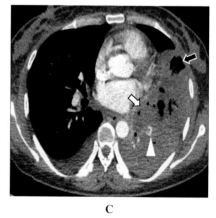

图 3-39 侵犯血管型毛霉菌肺炎

女，44 岁。咳嗽咳痰、发热 1 个月余，左下肺穿刺活检病理证实毛霉菌肺炎。图 A 为 CT 横断面 5 mm 层厚肺窗图像，左肺下叶大片实变影（白箭），内可见大片坏死空洞（黑箭）。图 B、图 C 为增强 CT 横断面 5 mm 层厚纵隔窗图像，左下肺动脉内充盈缺损提示肺栓塞（白箭头）。栓塞近端的左下肺动脉管径明显扩大（黑箭头），提示继发性肺动脉瘤。

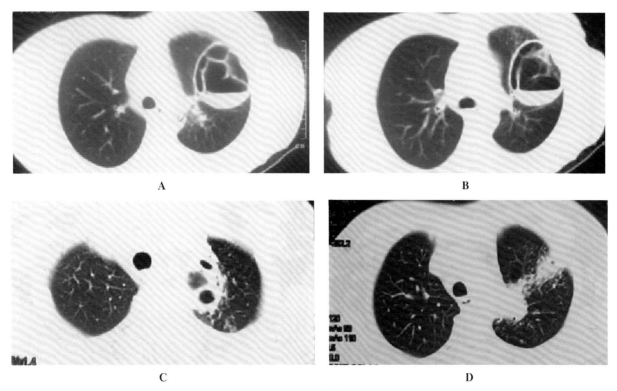

图 3 - 40　毛霉菌肺炎

女，40 岁。咳嗽、发热 1 个月，自免疾病服用激素。图 A、图 B 为初诊 CT，图 C、图 D 为两性霉素 B 治疗后复查 CT。

三、诊断要点

患者有免疫力低下等易感因素，临床症状重。影像表现为大片实变、大片坏死和大空洞多见，结节少见。CT 增强扫描病灶内出现血管受侵犯表现，如动脉瘤或血栓等，较具特征性。确诊依赖于病理和培养。两性霉素 B 诊断性治疗也有采用。

第七节　马尔尼菲篮状菌病

一、临床特点

马尔尼菲蓝状菌（Talaromyces marneffei，TM）肺炎较少见，由马尔尼菲篮状菌感染所致，主要发生于免疫力低下患者，为获得性免疫缺陷综合征（acquired immune deficiency syndrome，AIDS）患者死亡的主要原因之一。PSM 常累及肺、肝、脾、肠系膜、骨髓、皮肤等多个系统，肺部最易受累；临床表现包括发热、咳嗽、咳痰、气促或呼吸困难、皮疹等。

二、影像改变

病灶多累及双侧肺或多肺段分布，以粟粒结节、磨玻璃或斑片影为主，肿块少见，肿块边界清晰，边缘常呈浅分叶并可见短棘突、线状影及"伪足状"等肺间质浸润征象，增强扫描实性部分多不强化或轻度强化，强化的肺血管包绕肿块边缘或进入肿块内，呈"手握球"改变；还可表现为肺间质病变，包括小叶间隔增厚及粟粒样结节；也可表现为弥漫性粟粒结节或弥漫性磨玻璃密度影；空洞病变少见，偶可出现群聚性空洞；还可表现为支气管内不规则稍低密度赘生物，导致管腔不规则狭窄或闭塞。常伴肺门和纵隔淋巴结肿大，可伴有胸膜增厚及胸腔积液。（图 3 - 41～图 3 - 44）

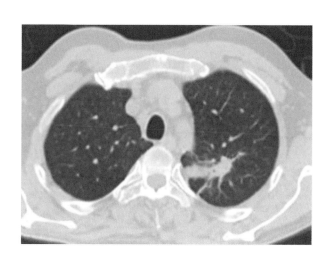

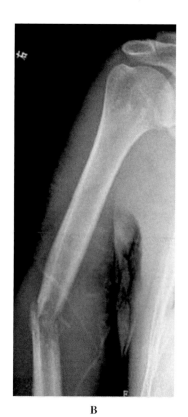

A

B

图 3 - 41 马尔尼菲篮状菌病（一）

　　男，43 岁。发现颈部肿物 1 年半，右上肢肿胀、疼痛 20 天。图 A 胸部 CT 肺窗显示左肺尖条片状高密度影，边缘不规则，周围可见条索影；图 B 右肱骨 X 线片示右肱骨中下段骨质破坏，可见病理性骨折，似可见轻度骨膜反应及软组织肿胀。

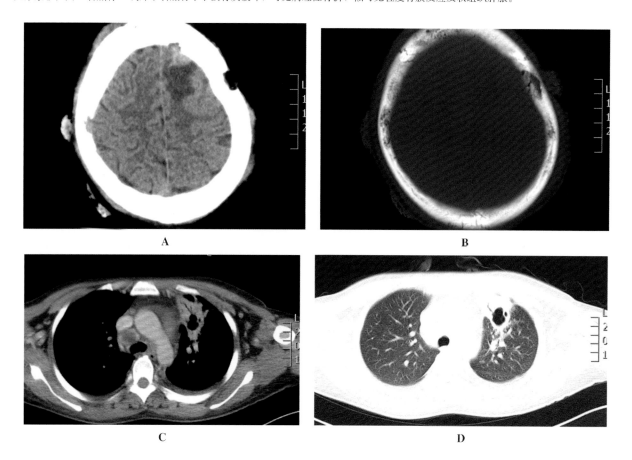

A

B

C

D

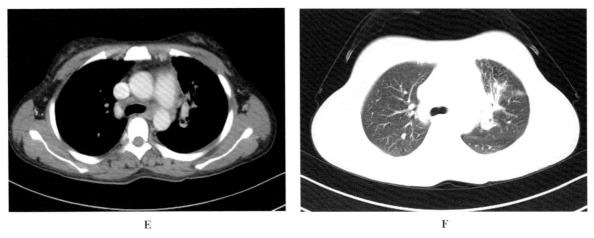

图 3 - 42 马尔尼菲篮状菌病（二）

女，32 岁。发热 50 天，面部及双上肢脓疱 30 天，病程中皮肤、脑、肺、骨、胸膜、乳房、淋巴结受累，HB 进行性下降。图 A、图 B 示颅骨多发骨质破坏，头皮多发包块，左额叶片状低密度影；图 C、图 D 示左上肺较大厚壁空洞，内壁尚光滑，外壁模糊；图 E、图 F 示两性霉素 B 治疗后空洞基本吸收，残留少许斑片、条索影。

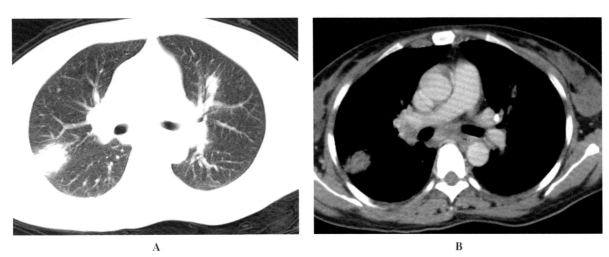

图 3 - 43 马尔尼菲篮状菌病（三）

女，44 岁。反复发热 2 个月（最高体温达 40.5 ℃）。左膝及右踝肿痛，颜面部、背部、双上臂及双膝关节出可见散在皮疹。血常规：WBC 15.89×10⁹/L↑，HB 70 g/L↓。膝关节 MR 示左侧股骨下段、左胫腓骨上段及右胫腓骨下段骨质信号异常。图 A 胸部肺窗示右上肺后段有团块影，边缘不规则，可见晕征。图 B 胸部纵隔窗示肿块密度欠均匀，边缘不规则，纵隔、右肺门可见肿大淋巴结。左膝关节腔穿刺液培养：马尔尼菲篮状菌。

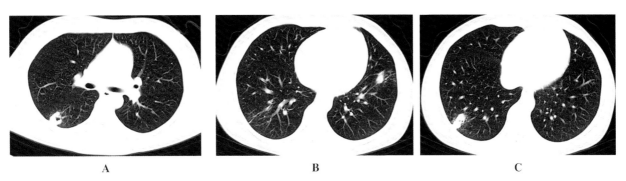

图 3 - 44 马尔尼菲篮状菌病（四）

女，36 岁。反复咳嗽 50 余天，全身起疹伴疼痛 20 余天。面颈部、胸背部及腹部散在多个丘疹、结节、脓肿，部分结节稍有内陷。血常规：HB 94 g/L↓；图 A、图 B、图 C 胸部肺窗示双肺散在结节影，部分可见空洞，部分周围可见晕征。左颈部肿块活检：马尔尼菲篮状菌感染。

三、诊断要点

对于 AIDS 患者，当 CD4$^+$ T 淋巴细胞计数较低并出现可疑 PSM 临床表现，胸部 CT 表现为双肺、多肺段分布的粟粒结节、磨玻璃或斑片影，或者合并肺间质病变和肺门纵隔淋巴结肿大时，要想到该病原菌的可能性，CT 图像上出现群聚性空洞，为马尔尼菲篮状菌病较为特征性的肺部表现。患者出现特征性皮疹、骨质破坏、贫血，结合肺部多发病变，可提示该疾病的诊断。

第八节　真菌性肺炎的影像诊断思路

真菌性肺炎近年来很常见，应予重视，需结合宿主因素、临床特点、影像表现、病原学证据、病理检查综合判断。

一、临床特点

1. 注意宿主因素，除了粒细胞缺乏、器官移植、造血干细胞移植后 1～6 个月病程中、激素应用、长期广谱抗生素使用、HIV 感染、导管留置、生理屏障破坏，还要注意慢性肺病、慢性肝病、慢性肾病、糖尿病，以及其他隐匿性（先天性、营养不良等）免疫功能下降，尤其是 CD4$^+$ 细胞数低于 200 个/μL 的患者。

2. 致病菌以曲霉、念珠菌、孢子菌、隐球菌多见；要注意病情与免疫状态的相关性。如 CD4$^+$ 细胞计数会影响到影像学的表现。在 CD4$^+$ 细胞数低于 200 个/μL 的 HIV 感染的严重免疫抑制患者中，机会性感染如孢子菌，真菌（最常见的是新型隐球菌，也见于毛霉）多见。

3. 注意侵袭性肺曲霉病前 2 周左右的动态变化规律。

4. 变应性支气管肺曲霉病（ABPA）伴随哮喘。

5. 隐球菌肺炎可以没有宿主因素，要询问宠物喂养史。

6. 孢子菌肺炎症状重体征少，并要追问 AIDS 病史。

7. 毛霉容易咯血。

8. 马尔尼菲篮状菌伴有皮疹，常见于 AIDS 患者。

9. 有时需要诊断性治疗帮助反证病原菌。

二、辅助检查

病原学证据方面，曲霉、孢子菌要重视纤支镜灌洗液检查，念珠菌容易入血，强调高热时采血培养，曲霉血培养阳性多为假阳性。隐球菌抗原监测；强调穿刺标本病理学检查与微生物检查并重，后者包括培养、荧光染色、基因测序。

三、影像表现

如果影像表现为结节状，则真菌、分枝杆菌或诺卡菌感染的可能性更大。若影像表现为磨玻璃样外观且无胸腔积液或淋巴结病变时，肺孢子菌肺炎或病毒性肺炎的可能性更大。此外，高活性抗逆转录病毒疗法（HAART）的使用也极大地改变了 HIV 感染者胸部影像的特征。

四、影像结合临床工作的体会

1. 寄生型肺曲霉病程长，变化慢，影像上肺结构（空洞或空腔）破坏＋真菌球组合可以提示诊断。

2. 变应性支气管肺曲霉病（ABPA）要注意哮喘、嗜酸性粒细胞增高、中央性支气管扩张形成的指套征。

3. 侵袭性肺曲霉病注意粒细胞缺乏等高危因素，影像上晕征及空气半月征的变化规律；严重骨髓抑制患者，如化疗或造血干细胞移植几周后的患者若出现双侧多发结节状实变伴有快速形成的空洞，强烈提示侵袭性肺曲霉病。

4. 念珠菌要注意导管留置、黏膜屏障破坏等高危因素，影像特征不强，要注意血播肺结节。

5. 孢子菌要注意 HIV 排查、淋巴细胞计数，影像表现为双肺向心性分布的弥漫性磨玻璃影为主，类似肺水肿表现；但胸腔积液罕见。

6. 隐球菌可以没有宿主因素，部分患者隐球菌抗原阳性，影像表现双肺周边结节病变，可伴有晕征。

7. 毛霉的高危因素是糖尿病，影像病灶范围大，进展快，容易侵犯血管。

8. 马尔尼菲篮状菌病影像特征不强，但伴有皮疹及肌骨受累、贫血。

第四章　　非典型病原体肺炎

支原体、衣原体引起的肺部感染，由于病变和临床特点与大叶性肺炎、小叶性肺炎等典型的细菌性肺炎不同，故临床上将其与腺病毒等引起的病毒性肺炎一起，统称为非典型病原体感染。

第一节　支原体肺炎

一、临床特点

肺炎支原体（Mycoplasma）直径介于细菌与病毒之间，是能独立生活的最小微生物，也是社区获得性肺炎的常见病原体。支原体肺炎经空气、接触传播，60 岁以下人群多发，秋冬季较多，临床上咳嗽严重，但肺部表现轻微。病理表现为小叶性肺炎和间质性肺炎两种类型。

二、影像改变

早期以支气管及周围间质炎症表现为主，CT 表现为支气管血管束增粗（或支气管壁增厚）和小叶间隔增厚且边缘模糊；病变进展肺泡内渗出和小气道炎症表现为沿支气管血管束分布的小叶中心结节、"树芽征"和斑片状实变。小叶中心结节常小于 3 mm 而细菌性炎症小叶中心结节常大于 3 mm。斑片状实变影密度常较低，呈磨玻璃密度，具有节段性分布的特点，表现为自肺门向肺野外周伸展的大片扇形阴影，呈"树雾征"。病灶可多发，此起彼伏，可融合呈大片实变；胸腔积液少见。简单言之，支原体肺炎典型征象为支气管壁增厚＋磨玻璃影＋树芽征或树雾征。（图 4-1～图 4-4）

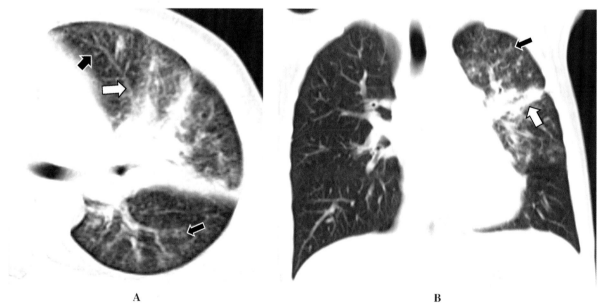

图 4-1　儿童支原体肺炎（一）

　　男，8 岁。反复发热 7 天。病原学：支原体 IgM 阳性（1∶320）。图 A 为 CT 横断面 5 mm 层厚图像，图 B 为 CT 冠状面重建图像。左上肺见支气管血管束增粗，支气管壁增厚，以及沿支气管束分布的斑片状磨玻璃影即树雾征（白箭）伴小叶中央结节和树芽征（黑箭）。

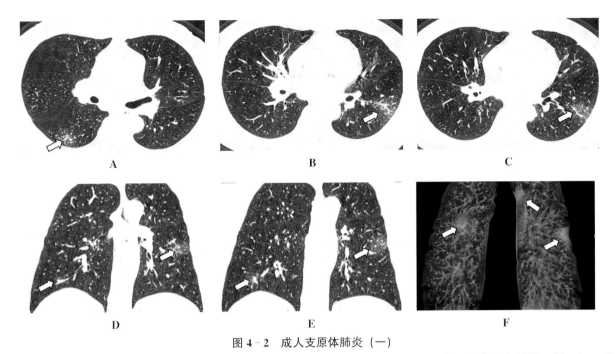

图 4-2　成人支原体肺炎（一）

　　男，59 岁。胸痛、活动后气促 1 周。图 A～图 C 为 CT 横断面 1 mm 层厚图像，图 D、图 E 为 CT 冠状面重建图像，图 F 为 CT 肺支气管容积重建图像。双肺可见沿支气管血管束周围分布的多发磨玻璃密度影，相应支气管血管束增粗且边缘模糊即树雾征（白箭）。以上肺分布为主，纵隔内可见多发肿大淋巴结，大者短径约 18 mm，双侧胸腔未见明显积液。

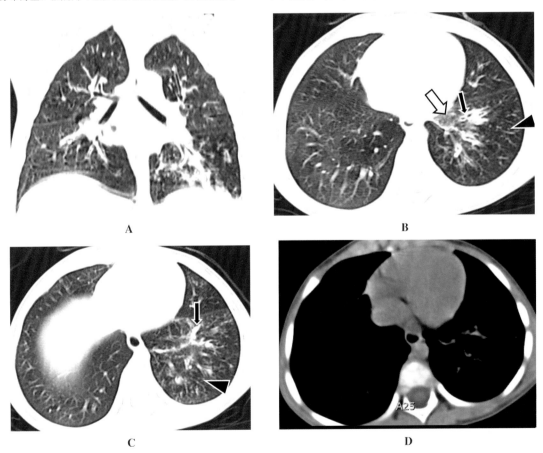

图 4-3　儿童支原体肺炎（二）

　　女，2 岁。反复发热 10 余天，咳嗽 1 周。起病时 WBC 7.74×10⁹/L，N 0.529，L 0.354，CRP 15.9 mg/L↑，PCT 0.07 ng/dl，支原体抗体阳性。行 CT 检查时 WBC 6.48×10⁹/L，CRP 3.10 mg/L↑，副流感病毒 RNA 阳性；支原体抗体 IgM 阳性（1∶320）。肺部 CT 示左肺下叶支气管壁增厚毛糙（黑箭），周围可见斑片状磨玻璃密度影（白箭）和小结节（黑箭头）。

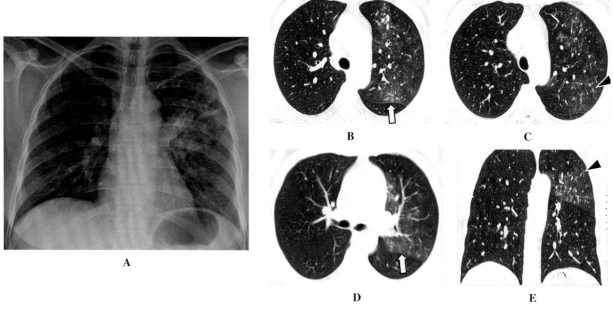

图 4-4　成人支原体肺炎（二）

女，30 岁。受凉后发热、咳嗽 9 天，体查：白细胞 $3.75×10^9$/L↓、中性粒细胞 76.81%↑；PCT（降钙素原）<0.10 ng/L，C 反应蛋白 97.6 mg/L↑。入院后诊断社区获得性肺炎，图 A 胸片示左上肺纹理增多、增粗模糊，并周围斑片状密度增高影。5 天后 CT 横断面 1 mm 层厚图像图 B、图 C 和 5 mm 层厚图像图 D、冠状面 5 mm 重建图像 E 示左肺上叶斑片状磨玻璃密度影（白箭）伴部分支气管壁增厚和较多的树芽征（黑箭头）。予以哌拉西林钠他唑巴坦 4.5 g q8h 静脉注射和莫西沙星口服治疗 7 天好转出院，10 天后复查病灶完全吸收。病原学检查：肺炎支原体抗体 MP-Ab 阳性。余肺炎全套、病毒全套、HIV 检查均未见异常。

三、诊断要点

本病临床轻，影像重。影像表现以支气管周围病灶为主，表现为支气管壁增厚、小叶中心结节或"树芽征"及扇形的斑片磨玻璃密度实变即"树雾征"。病灶多发，节段性分布，胸腔积液少见。本病有时较难与新型冠状病毒肺炎鉴别，确诊依赖于血清学检查。

第二节　衣原体肺炎

一、临床特点

沙眼衣原体、肺炎衣原体和鹦鹉热衣原体都可引起肺炎，肺炎衣原体引起的肺炎多见。肺炎衣原体（chlamydia）系革兰染色阴性的细胞内寄生的病原体。通过呼吸道或排泄物传染，潜伏期 1~3 周。我国肺炎衣原体肺炎占社区肺炎的 5% 左右，衣原体肺炎多见于学龄儿童，有散发和流行的特征；其临床过程差异较大，既可以表现为一过性的流感症状，也可以是急性起病，高热、剧烈头痛、寒战等，还可表现为重症肺炎。实验室检查外周血白细胞和分类计数正常，但多数患者红细胞沉降率加快，四环素、大环内酯类及喹诺酮类药物均对衣原体感染有效，疗程通常需要 3~4 周。病理改变主要为不规则分布的间质性肺炎及小叶性肺炎。

二、影像改变

影像表现不具特征性。CT 征象包括气腔实变征、磨玻璃密度影、网格状影和小结节影。以小叶为中心的气腔实变和小叶分布的磨玻璃影较多见，双侧发病。主要表现为磨玻璃影、网织影、小片实变影、小结节影，沿胸膜下分布、支气管束分布及自肺门向外呈扇形分布。通常影像诊断小叶性肺炎或间质性肺炎。（图 4-5、图 4-6）

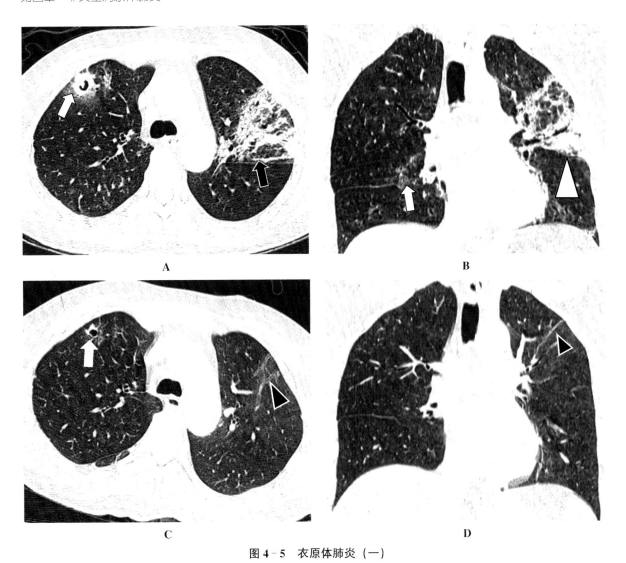

A B

C D

图4-5 衣原体肺炎（一）

女，42岁。咳嗽、气促7天余，加重3天伴神志改变1天；图A~图C为CT横断面1mm层厚图像，图B、图D为CT冠状面重建图像。显示双肺多形态病变，即右上肺胸膜下结节影（白箭）、左上肺自肺门向外呈扇形分布的网格影（黑箭）、实变影（白箭头）和条索影（黑箭头），经过基因测序明确病原体，调整抗生素，多西环素治疗4周后复查，双肺病变基本吸收（黑箭）。

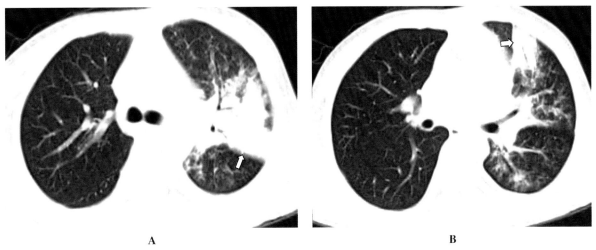

A B

图4-6 衣原体肺炎（二）

女，48岁。咳嗽咳痰7天。关节病性银屑病30余年。肺炎衣原体抗体（CP-Ab）阳性。图A、图B均为CT横断面5mm层厚图像。双肺支气管血管束增多、增粗，左肺见大片状、斑片状密度增高影（白箭），边缘稍模糊。双侧胸膜未见增厚，双侧胸腔未见积液。

三、诊断要点

影像表现不具特征性。与其他非典型肺炎影像学上难以鉴别,气腔实变较多见,一般双侧发病,临床考虑社区肺炎,按照不典型病原体处理。确诊依赖实验室检查。2016 年成人社区获得性肺炎指南推荐的衣原体肺炎实验室确诊方法,包括呼吸道标本分离培养到肺炎衣原体、急性期和恢复期双份血清肺炎衣原体特异性 IgG 抗体(MIF 法)滴度呈 4 倍或 4 倍以上变化或血清肺炎衣原体特异性 IgM(MIF 法)≥1∶16。但上述方法实现难度较大,因此同时推荐对病原学诊断具有重要参考意义的检验方法,其中包括下呼吸道标本肺炎衣原体核酸检测阳性及基因测序。

第三节　恙虫病东方体肺炎

一、临床特点

恙虫病的病原体为恙虫病东方体,存在于感染动物的组织或渗出液中。恙虫病主要流行于啮齿类动物,可在野鼠和家属体内长期存留。被携带恙虫病东方体的恙螨幼虫叮咬的局部皮肤先出现红色丘疹,水疱破裂,溃疡处形成黑色焦痂,为恙虫病特征性的临床表现;还可出现全身反应,如高热、败血症和淋巴结肿大等。

二、影像改变

恙虫病累及肺部时主要表现为间质性肺炎、间质性肺水肿和血管炎引起的出血,CT 主要表现为小叶间隔增厚、磨玻璃影和小叶中心结节,主要分布于肺下部(图 4-7)。本院一例恙虫病累及肺部 CT 表现为:双肺弥漫性磨玻璃渗出影,伴小叶间隔增厚,并可见多发小叶中心结节,纵隔及双腋窝多发小-稍大淋巴结,双侧胸腔积液并双下肺膨胀不全,脾大;本例患者采用多西环素治疗 10 天后,双肺渗出较前明显吸收,双侧胸腔积液较前吸收,病情明显有好转。

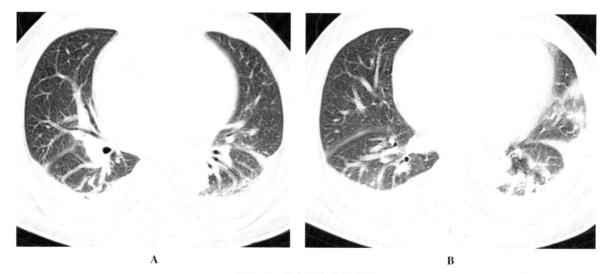

A   B

图 4-7　恙虫病东方体肺炎

男,51 岁。被虫咬后发热 12 天,伴下肢浮肿 3 天。有感染性心内膜炎,乙型病毒性肝炎。左肺上叶舌段及双肺下叶基底段见条片状密度增高影,双侧胸腔见积液。

三、诊断要点

具有啮齿类动物叮咬史,皮肤改变具有一定特征性,表现为局部溃烂,然后形成焦痂;影像特异性不强，主要表现为磨玻璃渗出伴小叶间隔增厚及小叶中心结节。

第四节　诺卡菌肺炎

一、临床特点

诺卡菌（nocardia）是一种需氧放线菌，存在于土壤中。正常人可患病，免疫功能低下的人群和肺泡蛋白沉积症患者易感。诺卡菌可通过呼吸道吸入和接触感染。临床表现无特异性，主要症状为低热胸痛，咳黏痰。病理上主要表现为小叶性肺炎类型或结节型。正常人病程常较长，持续几周。免疫低下患者几天内感染可迅速进展，甚至播散至脑内。

二、影像改变

小叶性肺炎型在胸片和CT上表现为两肺多发小片状实变，伴小叶中心结节和树芽征。结节型在胸片或CT上表现为单发或多发的边界清楚的结节或肿块，结节内可出现坏死空洞，空洞发生率多达30％。多发结节常见于免疫抑制的患者，结节大小不一但边界清楚。半数患者有胸腔积液或积脓，可有胸壁受累但不常见。慢性病例可表现为胸膜增厚、支气管扩张和胸腔积液。（图4-8、图4-9）

三、诊断要点

诺卡菌肺炎好发于免疫力低下的患者，影像表现为小叶性肺炎型或多发结节型，结节可伴空洞，胸

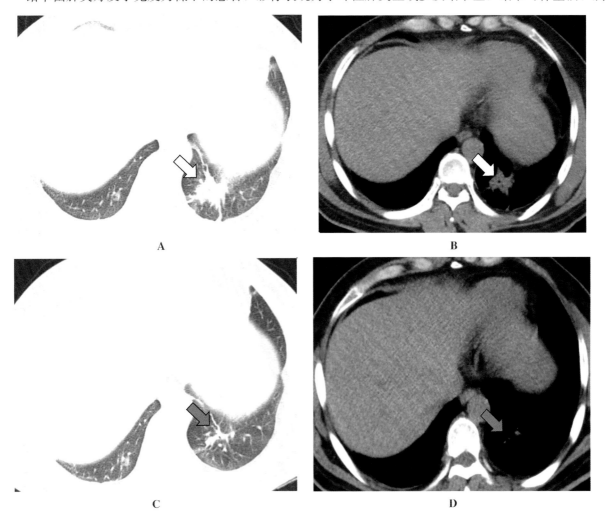

A

B

C

D

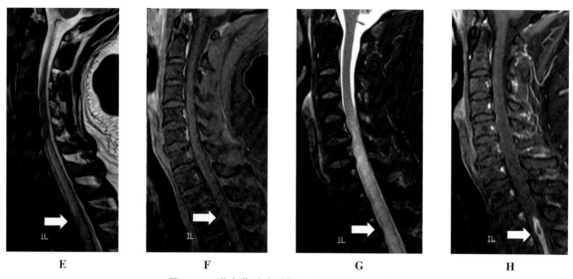

图 4 - 8 诺卡菌肺炎肺部 CT 及颈椎 MRI 表现

男，45 岁。发热咳嗽 1 个月后出现双下肢麻木和活动障碍 40 多天入院，入院后持续高热，体温 39 ℃，综合考虑细菌性长节段脊髓炎，先后予以哌拉西林、头孢曲松、万古霉素、美罗培南、利奈唑胺抗感染治疗 1 周效果不佳。图 A、图 B 为入院第 3 天 CT 横断面 5 mm 层厚肺窗和纵隔窗图像，CT 图像示左肺下叶团块影，形态不规则，CT 值约 41 Hu，边缘见粗大毛刺，中央可见小空洞。图 C、图 D 为治疗 3 周后 CT 横断面 5 mm 肺窗和纵隔窗图像显示肿块明显缩小。图 E、图 F 为矢状面 MRI T2WI 和 T1WI FS C＋图像，入院第 3 天颈髓内见大范围肿胀，T2WI 上呈条片状高信号，增强后见片状不均匀强化（白箭）。图 G、图 H 为治疗 3 周后矢状面 T2WI 和 T1WI FS C＋图像。颈髓肿胀显著，颈髓中央可见脓肿形成（白箭）。

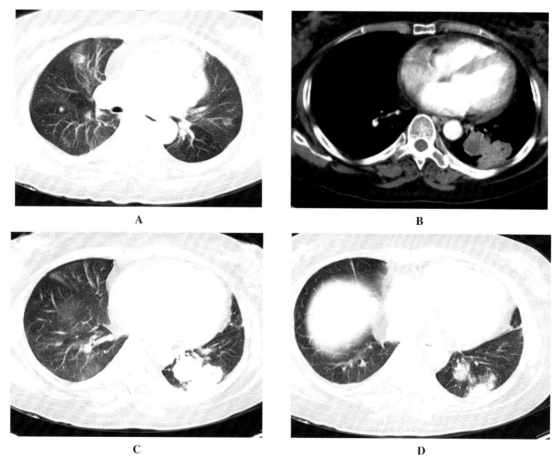

图 4 - 9 诺卡菌肺炎

女，50 岁。下肢红斑 6 个月，全身散在皮下结节伴疼痛 1 个月。有糖尿病，医源性库欣综合征，IgA 肾病。左肺下叶后、外基底段可见不规则软组织密度影，边界尚清，增强扫描强化不均匀，内可见空泡征，左下肺部分支气管变窄。

腔积液较多见。免疫力低下＋影像上多形态病变＋神经系统或软组织受累＋临床上低蛋白血症，要怀疑本病。磺胺及利奈唑胺治疗有效可进一步增强诊断信心。炎症型可采用肺泡灌洗找病原菌确诊。结节型采用经皮肺穿刺活检确诊。

第五节　军团菌肺炎

相关内容详见第二章第十节嗜肺军团菌肺炎。

第五章　肺寄生虫感染

　　肺寄生虫病主要包括肺吸虫病、肺血吸虫病、肺棘球蚴病和钩端螺旋体病。一般有疫区、疫水或牧区接触史，或者生吃螃蟹等含寄生虫的食物。临床大多无明显特异性，肺吸虫可出现果酱样黏液痰，棘球蚴感染则咳大量透明咸味黏液，甚至有粉皮样物，具有一定的特征性。肺吸虫病和肺棘球蚴病影像多表现空腔、空洞或囊样病变，单发多见，可见多房样改变，肺内可见成虫游走形成的条索状影。肺血吸虫病多发表现为双肺多发微结节或结节样病变，部分融合成渗出性病变，可有"晕征"、纤维化等特征性表现；血液学检查一般有嗜酸性粒细胞增高，皮内试验与补体结合试验多呈阳性，痰液中查到相应寄生虫的虫体碎片或虫卵可确诊。

第一节　肺吸虫病

一、临床特点

　　肺吸虫病（paragonimiasis）是由于肺吸虫的幼虫在肺内游动、产卵和成长所引起的疾病，病理过程分为出血期、囊肿期和愈合期；临床症状一般较轻微，可出现低热、咳嗽、胸痛、咯血，也可出现乏力、盗汗、食欲减退及体重下降等全身中毒症状，咳果酱样黏液痰为本病的临床特征。

二、影像改变

　　影像表现主要为单房或多房性囊性透亮区，周围可见斑片影或条索影，以双肺门周围及下肺明显（图5-1）。斑片影可不按节段性分布，囊肿通常小于1cm，囊壁薄且一侧增厚（代表虫体），若囊肿内容物全部经气道排出，则形成空腔；若未完全排净，空腔内可见条形高密度影或钙化（代表虫体）。半数以上可出现胸腔积液，淋巴结增大常见。也可表现为多发胸膜结节。

三、诊断要点

　　肺吸虫病临床表现无明显特异性，出现全身中毒症状时与结核相似；咳果酱样黏液痰具有一定的特征性，但阿米巴肺炎也可出现果酱样黏痰，难以鉴别；若患者有生吃螃蟹的病史，影像表现为单房或多

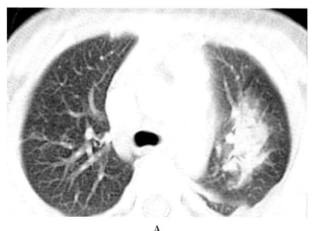

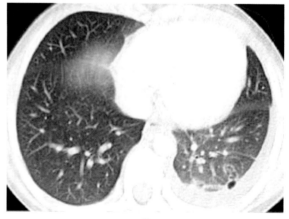

A　　　　　　　　　　　　　　　　　　　　　　　　　　　　　　B

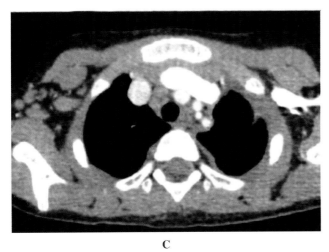
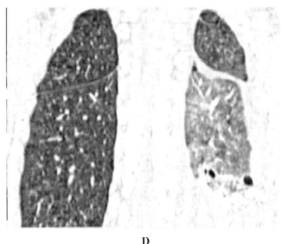

C　　　　　　　　　　　　　　　　　　　　　　　　D

图 5 - 1　肺吸虫病

女，6 岁。右手中指被虫咬伤后起水疱伴右手掌肿胀，白细胞计数 14.98×10⁹/L↑，嗜酸性粒细胞 4.35×10⁹/L↑，免疫球蛋白 IgE 1820 ng/ml↑，寄生虫全套：肺吸虫（＋）。左上肺可见斑片状密度增高影，边缘模糊，邻近胸膜增厚。左上肺尖后段及下肺多发"管状"空洞形成，左侧胸腔可见积液，纵隔及双腋窝可见多发肿大淋巴结。

房透亮影，或出现空腔性病变，并且痰中可查到嗜酸性粒细胞和夏柯-雷登结晶，肺吸虫皮内试验与补体结合试验阳性，可帮助诊断，若痰中检出肺吸虫虫卵则可确诊。

第二节　肺血吸虫病

一、临床特点

我国血吸虫病（schistosomiasis）主要在长江以南区域流行，主要病原为日本血吸虫，人畜共患，人、耕牛、猪均是重要的传染源；人群普遍易感，夏秋季高发；肺血吸虫病（pulmonary schistosomiasis）主要为异位血吸虫病，多见于急性血吸虫病患者。发病机制为童虫穿透肺组织引起机械性损伤，虫卵肉芽肿是造成肺组织损害的主要原因，常形成嗜酸性肉芽肿或"假结核"结节。临床症状一般较轻微，有咳嗽、胸痛等尾蚴皮炎和童虫的移行性损伤，也可有发热、荨麻疹、腹痛腹泻、肝脾大等症状。

二、影像改变

（一）X 线表现

急性肺血吸虫病在胸片可表现为一过性的沿肺纹理分布的微小结节影，边缘模糊，也可表现为双肺弥漫性的点状或粟粒状结节影，部分可融合，形成渗出性病变，病灶以双中下肺野、内中带多见；后期由于虫卵沉着于肺间质，可形成假结节，部分融合，中央密度高，周围密度低，类似肺泡性肺水肿。慢性肺吸虫病胸片主要表现为肺间质病变、渗出实变、肺不张和胸腔积液。

（二）CT 表现

急性肺血吸虫病在 CT 上也可表现为一过性微结节影，并可出现病变处的支气管壁增厚；慢性肺血吸虫病 CT 表现为裂隙状渗出、纤维条索影及结节或微结节影，结节可见钙化，结节多分布于中下叶、胸膜下或支气管分叉处，可出现"晕征"；也可表现为类似急性肺结核和恶性肿瘤的影像学征象；部分患者可出现肺实质纤维化和肺动脉高压等。（图 5 - 2）

三、诊断要点

患者有明确的疫水接触史，临床表现无特异性，可出现嗜酸性粒细胞增多，影像主要表现以双中下

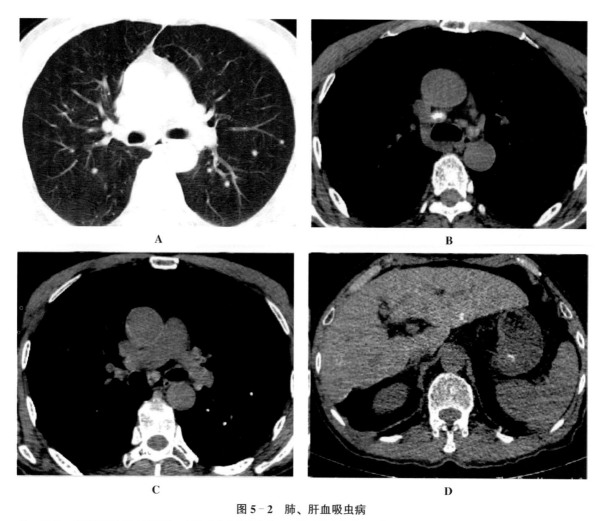

图 5‑2　肺、肝血吸虫病

　　男，72 岁。因硬膜下血肿入院治疗，年幼时曾患血吸虫病。双肺可见多发随机分布钙化结节，边缘光滑，纵隔 4R、4L 及左肺门见增大钙化淋巴结。肝脏体积缩小、形态不规则，并见多发线状致密影。

肺野分布为主的粟粒样随机分布的多发结节，部分融合呈不规则片状影，晚期可出现肺间质纤维化，并可伴有肺动脉高压形成；肺内结节和淋巴结多伴钙化。若患者合并肝硬化，影像上血吸虫性肝硬化较具特征对病原体有提示意义，痰中找到虫卵或幼虫即可确诊。

第三节　肺棘球蚴病

一、临床特点

　　肺棘球蚴病（echinococcosis）又称肺包虫病，致病病原体为犬绦虫的幼虫，主要流行于畜牧业地区；本病人畜共患，人、牛、羊为中间宿主，狗为最终宿主；人类误食虫卵后，在胃、十二指肠内孵化为幼虫，然后侵入肠壁、毛细血管、小静脉，通过门静脉系统进入肝脏，部分幼虫通过肝静脉、腔静脉进入肺，引发肺棘球蚴病。临床症状可有咳嗽、胸痛、咯血或气急等症状，棘球蚴破入支气管时，可出现阵发性咳嗽、咳大量透明咸味黏液，甚至有粉皮样物。

二、影像改变

（一）一般表现

单发或多发肿块，单发囊性肿块多见（占 70%～80%），大小 1～15 cm，囊肿较小主要呈圆形或椭圆形，边界清楚，增强扫描无明显强化；肺囊肿增长缓慢，较大时可呈分叶状或不规则形；囊壁钙化少见（不同于肝包虫病）；囊中囊具有特征性，但较少见；子囊密度低于母囊，出现多个子囊时表现为多房或蜂窝状。

（二）棘球蚴破裂后表现

1. 水上浮莲征　内外囊均有破裂，咳出部分囊液，内囊壁塌陷，漂浮于囊液上如水上浮莲。

2. 日环食征　内外囊均破裂，咳出部分囊液，空气进入内囊和内外囊之间，内囊内出现液平面与内外囊之间的带状气体形成双层气带如日环食。

3. 腔内蛇影征　内外囊均破裂，囊液全部排出，内囊壁皱缩附着于外囊壁上宛如蛇影。

4. 镰刀征　只有外囊破裂时，气体进入内外囊之间，形成弧形气带宛如镰刀。

三、诊断要点

牧区接触史，临床症状咳大量透明咸味黏液或粉皮样物具有一定的特征性。影像表现具有特征性，主要表现为单发囊性包块，可出现特异性单子囊或蜂窝状多子囊，当囊壁发生破裂时，可出现水上浮莲征、日环食征、腔内蛇影征和镰刀征等特征性影像表现（图5-3）。痰内找到棘球蚴碎片、包虫皮内过敏试验（Casoni试验）和补体结合试验阳性、嗜酸性粒细胞增多有助于诊断。

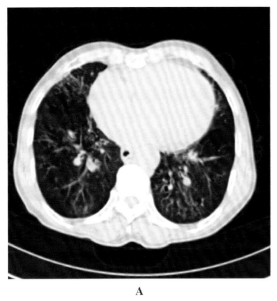
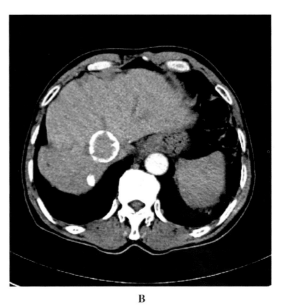

A　　　　　　　　　　　　　　　　　　　　B

图 5-3　肺、肝棘球蚴病

男，72岁。上腹胀痛2年，有吃生鱼片习惯，患者及当地多人曾被确诊肝棘球蚴病。双下肺多发结节状、条索状、斑片状密度增高影，边界欠清。右肝内可见数个环形钙化高密度影，内缘欠规整，较大者直径约3.7 cm，余肝实质内可见多个小囊状低密度影。

第四节　钩端螺旋体病

一、临床特点

钩端螺旋体病（简称钩体病）是由钩端螺旋体引起的一种自然疫源性、人畜共患的急性传染病，鼠和猪为主要传染源，有明显的季节性、地区性、流行性及职业性，多为农村收割稻谷季节或大雨洪水过后为主要发病季节，常为7~10月份发病，8、9月份为发病高峰期；部分病例发病后容易引起黄疸，故又称打谷黄病；肺部最易受累；临床急性起病，早期表现为流感样症状，临床主要表现为发热、肌肉酸痛、乏力、眼结膜充血、腓肠肌压痛、心率及呼吸加快，血痰及咯血进行性加重。

二、影像改变

肺出血型钩端螺旋体病 CT 主要表现为肺纹理增多、粟粒影、腺泡结节影、斑片状影、大片影或磨玻璃密度影。CT 表现进展迅速，粟粒影可融合成斑片影或结节影，短期内又迅速融合呈斑块或大片影，早期病灶边界较清，晚期边缘模糊；早期病灶无明显规律，中后期呈现一定的规律性，分布以"上肺多、右肺多、外带多、背侧多"为特征，由内向外、由下向上逐渐增多、密集，常累及肺尖。双肺门及纵隔淋巴结肿大不明显，胸腔积液少见，偶尔当构体释放的毒素侵犯胸膜时，可出现胸腔积液；心脏受累时可出现心肌炎、心包积液等。（图 5-4）

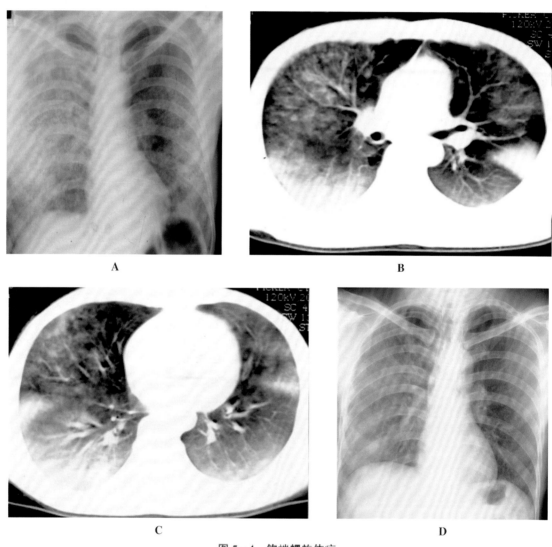

A   B

C   D

图 5-4 钩端螺旋体病

男，42 岁。畏寒、发热 5 天，气促 3 天入院，当地医院抗炎效果不佳，曾有下田插水稻史。WBC 24.7×10⁹/L，N 88.7%，钩端螺旋体显微镜凝集试验：秋季热型抗体效价 1：800，诊断钩体病。图 A 为入院时胸片，图 B～图 C 为入院时肺部 CT 肺窗图像，均显示双肺弥漫性渗出及实变，图 D 经青霉素及对症支持治疗后，病变基本吸收。

三、诊断要点

结合流行病原资料，疫水接触史，临床表现为发热、咳嗽、咯血，特别伴有腓肠肌疼痛及淋巴结肿大，要想到该病的可能性。影像主要表现为粟粒、腺泡结节、斑片、大片状影，呈进行性融合，具有上肺、右肺、外带、背侧分布多的特征，实验检查钩端螺旋体凝溶试验为阳性。

第二篇
非感染性病变

第六章　特发性间质性肺炎

　　特发性间质性肺炎（idiopathic interstital pneumonia，IIP）是最常见的肺间质病变的病理类型，约占肺组织活检病例的60%；指原因不明并以不同程度的间质性肺炎症和纤维化为特征的一种弥漫性、慢性炎症性肺疾病。本病确切的病因和发病机制不明，可能与自身免疫、遗传因素和病毒感染有关。病理过程一般为进展缓慢的弥漫性肺泡炎和/或肺泡结构紊乱，最终导致肺泡结构破坏，形成肺泡腔内完全型纤维化和囊泡状的蜂窝肺。临床症状主要表现为胸闷、咳嗽、限制性通气功能障碍。IIPs预后不良，目前尚缺乏特效治疗方法，最终患者因呼吸衰竭死亡。特发性间质性肺炎分类：目前国际上普遍接受的肺间质疾病分类是基于2002年美国胸科学会（ATS）和欧洲呼吸学会（ERS）的分类，2013年进行了修订完善。特发性间质性肺炎具体分类如下：

　　主要类型：普通型间质性肺炎（UIP）/特发性肺间质纤维化（IPF）；非特异性间质性肺炎（NSIP）；呼吸性细支气管炎伴间质性肺疾病（RB-ILD）；脱屑性间质性肺炎（DIP）；隐源性机化性肺炎（COP）；急性间质性肺炎（AIP）。

　　少见类型：淋巴细胞性间质性肺炎（LIP）；胸膜肺弹力纤维增生症（PPFE）。

　　不能分类的特发性间质性肺炎：急性纤维素性机化性肺炎、气道中心性间质性肺炎。

第一节　普通型间质性肺炎/特发性肺间质纤维化

一、临床特点

　　普通型间质性肺炎（usual interstitial pneumonia，UIP）/特发性肺间质纤维化（idiopathic pulmonary fibrosis，IPF）是特发性间质性肺炎中最常见的类型，原因不明，以中、老年男性较多见，临床特征是出现进行性呼吸困难，肺功能检查提示限制性通气障碍、弥散功能障碍和肺顺应性降低。晚期呈现不同程度的间质纤维化和蜂窝肺。少数急性型病例进展急剧，多数患者呈慢性经过，可并发感染、肺源性心脏病。糖皮质激素治疗效果差，预后不佳。UIP的组织学特征是散在分布的成纤维病灶，典型的受累肺脏表现为非均质性，即间质性炎症，蜂窝状影和正常肺组织交错存在。

二、影像表现

　　2018年特发性肺纤维化的诊断指南将IPF胸部高分辨率CT（HRCT）分为UIP型、可能UIP型、不确定UIP型和其他诊断4种类型（表6-1）。典型的UIP：必须强调异质性及分布；异质性是指网织影、磨玻璃影、蜂窝影、牵拉性支扩并存；分布特点是双侧胸膜下及肺底分布，可伴有肺气肿、肺动脉扩张；牵拉性支气管扩张是认定肺纤维化重要影像标志；蜂窝样改变指直径为3~20 mm成簇分布的厚壁囊状影；磨玻璃影可见于IPF早期或急性加重期。新的IPF的诊断标准强调HRCT的作用，影像典型的UIP不需要活检（图6-1），但要排除其他已知原因（药物因素、过敏、胶原血管病）等因素。可能UIP型：比UIP少了蜂窝影一项。不确定UIP型：胸膜下及肺底部纤维的网织影，轻度磨玻璃影，轻度的结构扭曲，但是没有明显的支气管扩张及蜂窝影。当出现以下征象要考虑其他诊断：①囊状影；②马赛克征；③磨玻璃影为主；④广泛的结节及实变；⑤明显胸腔积液及胸膜钙化；⑥食管扩张；⑦广泛淋巴结增大；⑧上肺多于肺底；⑨病变沿支气管血管束分布。（表6-1）

表 6-1　　　　　　　　　　　　　　　　　普通型间质性肺炎影像特征

类型	影像特征
UIP 型	①以胸膜下肺基底部分布为主，分布往往具有异质性；②伴或不伴外周牵拉性支气管扩张或蜂窝影。
可能 UIP 型	①以胸膜下肺基底部分布为主，分布往往具有异质性；②伴外周牵拉性支气管扩张的网状影；③可能有轻度的磨玻璃影。
不确定 UIP 型	①以胸膜下肺基底部分布为主；②细微的网状影；可能有轻度的磨玻璃或结构扭曲（"早期 UIP型"）；③肺纤维化 CT 特征和/或分布不提示任何特定病因（"真正不确定"）。
其他诊断	提示其他诊断结果，包括：①CT 特征，囊状影、明显的马赛克样灌注缺损、以磨玻璃影为主、广泛凝结节影、小叶中央性结节影、结节、实变；②主要分布特征，支气管周围血管束、淋巴管周围、上肺或中肺；③其他，胸膜斑（考虑石棉沉着病）、食管扩张（考虑 CTD）、锁骨远端侵蚀（考虑 RA）、广泛淋巴结肿大（考虑其他病因）、胸腔渗出、胸膜增厚（考虑 CTD 或药物）。

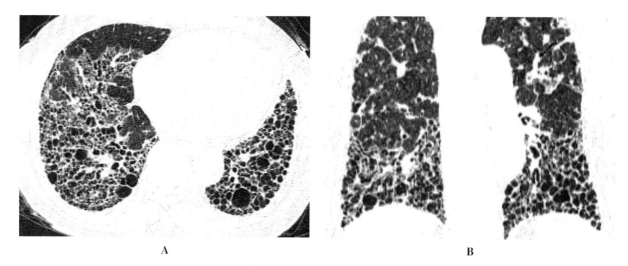

A　　　　　　　　　　　　　　　　　　　　　　　　　　　　B

图 6-1　普通型间质性肺炎

女，67 岁。气促 3 年，排除了其他继发性因素，诊断 IPF，UIP 型。

三、诊断要点

典型表现为 UIP 型，容易认定；影像要重视提示其他诊断的征象；诊断 IPF 更重要的是要排除其他常见的继发性因素，表 6-2 是最新的 IPF 诊断指南。

表 6-2　　　　　　　AIS/ERS/JRS/ALAT 在 2011 年和 2018 年 IPF 指南中对 IPF 诊断推荐的比较

	2018 年指南		2011 年指南：没有区分不同 HRCT 表现型的患者
	HRCT 表现为可能 UIP、不确定 UIP 型和其他诊断	HRCT 表现为 UIP	
肺泡灌洗液细胞学分析	我们建议行肺泡灌洗液细胞学分析（条件推荐）。	我们建议不进行肺泡灌洗液细胞学分析（条件不推荐）。	肺泡灌洗液细胞学分析不应用于大多数 IPF 患者的诊断评价，但对少数患者可能是合适的。
外科肺活检	我们建议行外科肺活检（条件推荐）。	我们建议不进行外科手术活检（强不推荐）。	HRCT 表现为符合 UIP 型的患者不需要外科肺活检。

续表

	2018 年指南		2011 年指南：没有区分不同 HRCT 表现型的患者
	HRCT 表现为可能 UIP、不确定 UIP 型和其他诊断	HRCT 表现为 UIP	
经支气管镜肺活检	不推荐支持进行或反对经支气管镜肺活检。	我们推荐不进行经支气管肺活检（强不推荐）。	经支气管镜肺活检不应用于大多数 IPF 患者的诊断评价，但对少数患者可能是合适的。
冷冻肺活检	不推荐支持进行或反对经支气管镜肺活检冷冻肺活检都。	我们建立不进行冷冻肺活检（强不推荐）。	未强调。
药物使用与环境暴露的病史	我们推荐详细询问患者的用药史，在家庭、工作和患者经常访问的其他地方的环境暴露史，以排除 ILD 的潜在原因。		IPF 的诊断需要排除其他已知原因的 ILD（如家庭或职业环境暴露、结缔组织病和药物毒性）。
血清学检测排除结缔组织病	我们建议血清学试验排除 ILD 潜在病因的结缔组织病。		IPF 的诊断需要排除其他已知原因的 ILD（如家庭或职业环境暴露、结榜组织病和药物毒性）。
多学科讨论	我们建议多学科讨论做决定（条件推荐）。		我们建议采用多学科讨论评价 IPF。
血清生物标志物	我们不推荐测定血清 MMP-7，SPD，CCL-18 或 KL-6 以区分 IPF 与其他 ILD（强不推荐）。		未强调。

第二节　非特异性间质性肺炎

一、临床特点

非特异性间质性肺炎（nonspecific interstitial pneumonia，NSIP）是 IIP 的第二大常见类型，在回顾性研究中发现，肺活检病例中 NSIP 占了 1/3。NSIP 不像 UIP 好发于男性，相反，在有些报道中反而女性多见。平均年龄 50 岁左右。临床症状主要是呼吸困难和干咳。

NSIP 可以是特发的，也可伴发于其他疾病而出现，如胶原血管疾病（尤其是硬皮病和多肌炎或皮肌炎）、过敏性肺炎，药物中毒，感染等。NSIP 的病理上根据炎症和纤维化比例的不同将疾病分为 3型：①细胞型，约占 50%，主要表现为肺间质的炎症，很少或几乎无纤维化，是 NISP 最早的表现：肺泡间隔内的慢性炎症细胞浸润。②纤维化型，约占 10%，肺间质内以纤维增生为主，伴有轻微的炎症反应或缺少炎症。③混合型，约占 40%；非特异性间质肺炎病变呈片状或弥漫性分布，病变整个时相是一致的，很少有 IPF 那样新老病灶并存的现象，没有蜂窝影。可以发生在任何年龄，甚至是儿童，临床表现为渐进性呼吸困难和咳嗽、乏力，起病隐匿或亚急性起病。与吸烟无明显关系，支气管肺泡灌洗液（BALF）中以淋巴细胞增多为主者对糖皮质激素治疗反应良好。

二、影像改变

NSIP 与 UIP 分布类似，都是以双侧发病，胸膜下分布为主，细胞型表现为磨玻璃影，纤维化型以网织影为主，可以有肺结构轻微扭曲或支气管扩张，很少有蜂窝影。（图 6-2）

三、诊断要点

影像表现与 IPF 有明显的区别，不典型时，需组织学证据。临床上要排除继发性因素方可诊断特发性。

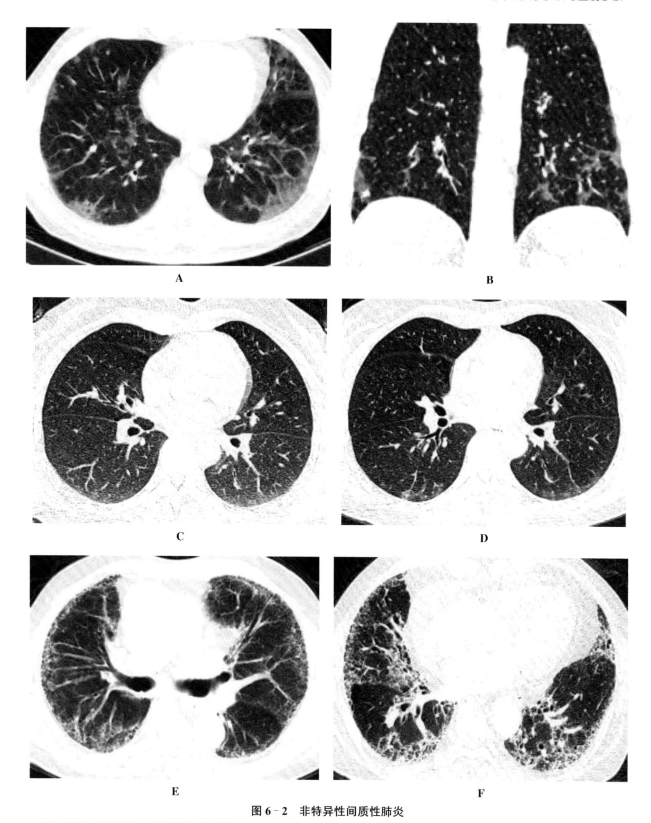

图 6 - 2 非特异性间质性肺炎

男，48 岁。常规体检。影像表现：细胞型 NSIP 图 A、图 B 双肺多发斑片状磨玻璃影和实变影，以胸膜下和基底部分布为主，排除了其他继发性因素，诊断非特异性间质性肺炎。图 C、图 D 由细胞型向纤维化性转变，两者相隔 6 年。图 E、图 F 纤维化型 NSIP。

第三节　急性间质性肺炎

一、临床特点

急性间质性肺炎（acute interstitial pneumonia，AIP）是 IIP 中最少见的类型。起病突然、进展迅速、迅速出现呼吸功能衰竭，预后不良，晚期出现多器官功能衰竭。AIP 的确切发病机制不清楚，目前认为与肺内炎性反应或免疫损伤有关，或为炎症因子风暴。AIP 病理改变为弥漫性肺泡损伤，急性期最显著的病理特点为肺泡腔内透明膜的形成，同时可见肺泡隔的水肿、肺泡腔出血、肺泡上皮细胞增生；机化期最显著的病理特点为肺间质中的肌成纤维细胞增生，肺泡隔呈现纤维化并有显著的肺泡隔增厚，透明膜被吸收，肺泡修复。在机化形成过程中，偶尔可见类似机化性肺炎（OP）的组织学变化。机化晚期，残存的肺泡形状大小不一，或呈裂隙状或异常扩张，最终导致肺结构破坏、扭曲及蜂窝肺形成。这种急性的 IIP 类型与急性呼吸窘迫综合征（ARDS）很相似，区别在于 AIP 在发病之前没有严重创伤、感染、休克等基础疾病。相关的辅助检查包括肺功能检查、血气分析、炎性指标、炎症因子、重要脏器功能评估。

二、影像表现

短期内出现或加重的双肺弥漫性病变，早期在 HRCT 上主要表现为磨玻璃影及实变，1～2 周后进入纤维化期，可出现网状影，伴有肺间质结构紊乱，牵拉性支气管扩张；晚期可见蜂窝肺。（图 6-3）

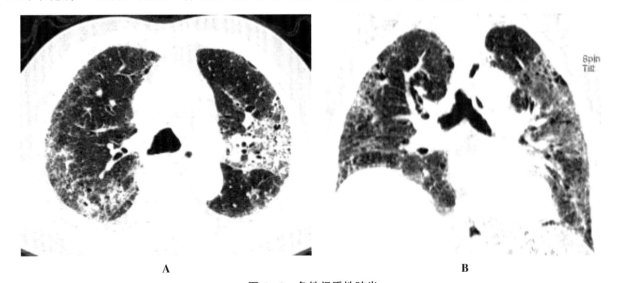

图 6-3　急性间质性肺炎

女，61 岁。活动后气促 1 周，拟诊双肺弥漫性病变收入院，系统性排查感染、结缔组织病等疾病，未发现病因，临床诊断 AIP，经激素及支持疗法治疗，病情好转出院。

三、诊断要点

本病并没有特异的临床诊断指标，当患者出现如下临床表现：①短期内进行性呼吸困难；②持续恶化的低氧血症；③胸片和 HRCT 新近出现或短期加重的弥漫性肺部浸润影；④无严重感染或其他基础疾病；应该考虑 AIP 存在的可能。确诊 AIP 来说，组织病理学检查必不可少。

第四节　呼吸性细支气管炎相关间质性肺疾病

一、临床特点

呼吸性细支气管炎相关间质性肺疾病（respiratory bronchiolitis-associated interstitial lung disease，RBILD）多见于 40～50 岁吸烟人群，临床症状缺乏特异性，主要症状为干咳和气促，多数仅有轻微咳嗽，少数严重病例也可有明显的呼吸困难和低氧血症；约 30％患者有爆裂音，杵状指罕见。组织病理学表现为主要累及呼吸性细支气管及其周围肺泡的炎症，通常在呼吸性细支气管、周围的肺泡管和肺泡中分布有含棕褐色色素颗粒的巨噬细胞，伴细支气管管壁轻度增厚。

二、影像表现

HRCT 上显示病变分布广泛，但以上叶较明显，主要特点是有小叶中心磨玻璃结节及支气管壁增厚，磨玻璃结节是与肺泡管及肺泡腔内有巨噬细胞堆积有关，3～5 mm 大小；常并存小叶中心性肺气肿，表明大多数患者吸烟。CT 鉴别诊断包括急性过敏性肺炎（AHP）、脱屑性间质性肺炎（DIP）。急性过敏性肺炎起病急、发病与环境或暴露相关，影像上小叶中心磨玻璃结节非常密集，看不清小叶中心性肺气肿征象。DIP 临床上与 RBILD 很难区别，影像上不太一样：DIP 下肺受累为主，RBILD 上肺病变明显；DIP 的影像改变是片状磨玻璃影，可伴有散在囊腔，RBILD 的影像改变是 3～5 mm 磨玻璃影＋小叶中心性肺气肿＋小叶间隔增厚。（图 6 - 4）

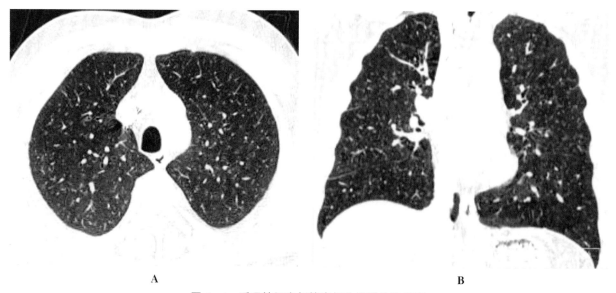

A　　　　　　　　　　　　　　　　　　　　B

图 6 - 4　呼吸性细支气管炎相关间质性肺疾病

男，73 岁。咳嗽 7 年，不发热，少痰。吸烟 30 多年，每天 1 包。CT 示双肺小叶中心结节，大小约 3 mm，小叶间隔增厚，胸膜下可见网波格影及肺大疱，排除了感染及结缔组织病，临床诊断 RBILD。

三、诊断要点

临床表现，结合吸烟史，相应影像表现，大致可以考虑 RBILD，加上 BALF 见含色素沉着的肺泡巨噬细胞，戒烟及激素有效，临床诊断成立。确诊有赖于组织病理，但目前越来越多 RBILD 的诊断不需要外科肺活检，当存在吸烟病史的患者出现以上典型 HRCT 表现，经过支气管肺泡灌洗发现巨噬细胞增多，且没有明显淋巴细胞增多时可临床诊断 RBILD（淋巴细胞增多常见于过敏性肺炎）。

第五节　隐源性机化性肺炎

一、临床特点

机化是病理名词，指新生肉芽组织取代坏死组织或其他异常物质（如血栓、炎症等）的过程。机化性肺炎是肺部的非特异性炎症，包括隐源性机化性肺炎（cryptogenic organizing pneumonia，COP）和继发性机化性肺炎两大类，前者病因不明，后者继发于其他疾病。COP 在临床上属于少见病，但近年来发病呈上升趋势，由于其临床表现缺乏特异性，临床误诊率相当高，及时正确诊断，可减少抗生素误用。其病理特征为从肺泡内、肺泡管、呼吸性细支气管至终末支气管管腔内有肉芽组织形成，可以伴或不伴细支气管管腔内肉芽组织、息肉的形成。无中性粒细胞渗出或脓肿，无坏死，无透明膜形式或无明显的肺泡腔纤维蛋白，没有显著的嗜酸粒细胞浸润，无血管炎。临床表现为起病缓慢，亚急性或慢性病程（以周为单位计算），表现为干咳、低热、气促、胸痛；炎性指标升高，抗生素治疗无效，激素治疗有效，容易复发。

二、影像改变

典型表现为三多一少。①多形性：磨玻璃影、网织影、实变影、索条影、结节或团块影、反晕征；②多发性：双侧多个肺叶受累；③多变性：游走性，此起彼伏，容易复发；④空洞少见；⑤分布：双侧肺胸膜下或沿支气管血管束分布，下叶多于上叶。（图 6-5～图 6-13）

三、诊断要点

慢性或亚急性起病，有炎症表现，但 PCT 升高不明显，抗生素治疗无效，影像表现三多一少，激素治疗有效，病理诊断意义较大，但不能过分强调为金标准，实际工作中，综合判断或诊断性治疗相当重要。

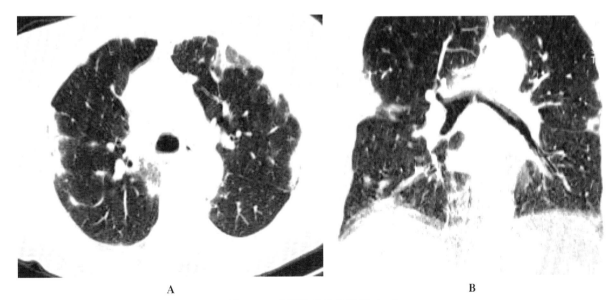

A　　　　　　　　　　　　　　　　　　　　**B**

图 6-5　隐源性机化性肺炎（一）

女，61 岁。活动后气促 40⁺天。影像表现：双肺多发斑片状、条索影，沿支气管血管束和胸膜下分布为主，部分区域可见磨玻璃影被实变影环绕，呈反晕征。

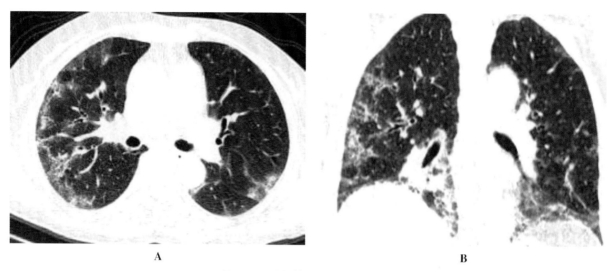

图 6-6　隐源性机化性肺炎（二）

　　女，58 岁。咳嗽、咳痰伴胸闷、气促 3 个月。影像表现：双肺多发斑片状磨玻璃影和实变影，沿支气管血管束和胸膜下分布为主。

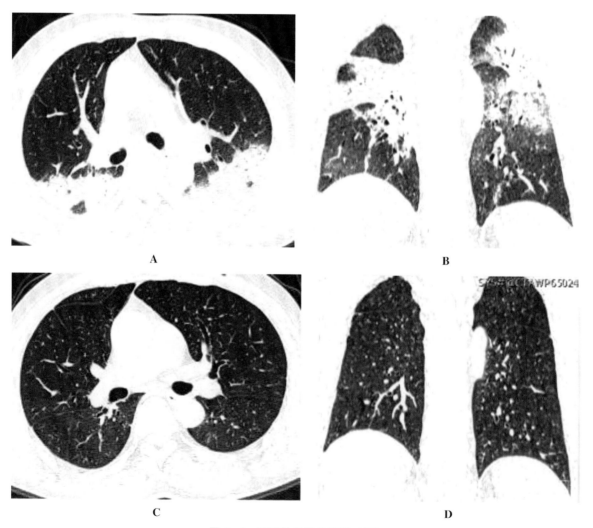

图 6-7　隐源性机化性肺炎（三）

　　男，65 岁。咳嗽 4 个月，胸闷、气促 2 周，不发热，白细胞总数 6.35×10⁹/L，中性粒细胞 80%，ESR 77 mm/h，CRP 60.4 mg/L，PCT 阴性。病理：肺泡腔可见机化物，肺泡间隔增厚，纤维组织增生，较多淋巴细胞及浆细胞浸润，激素治疗近一年，病变才完全吸收。

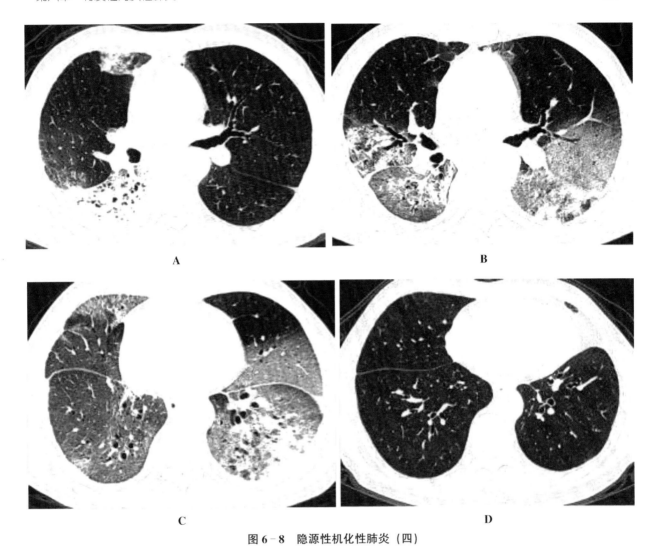

图 6 - 8　隐源性机化性肺炎（四）

　　男，69 岁。咳嗽 20 天，发热 7 天，可少许白色黏痰，体温最高 38.5 ℃。白细胞总数 9.39×10^9/L，中性粒细胞 82.5%，ESR 87 mm/h，CRP 142.6mg/L，PCT 阴性。图 A、图 B 两幅图像相差 7 天，此起彼伏：右上肺前段病变消失，右上肺后段及右下肺背段病变进展，左肺病变为新出现。图 C、图 D 两幅图像相差一年，为激素治疗后对比，病变完全吸收。

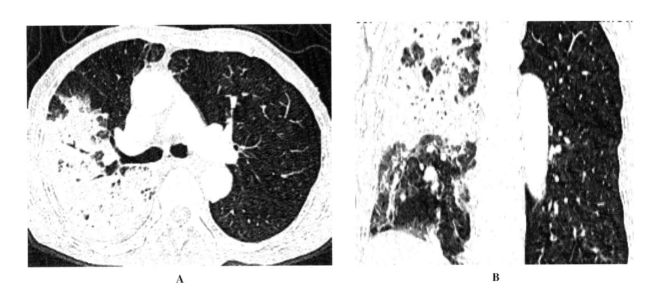

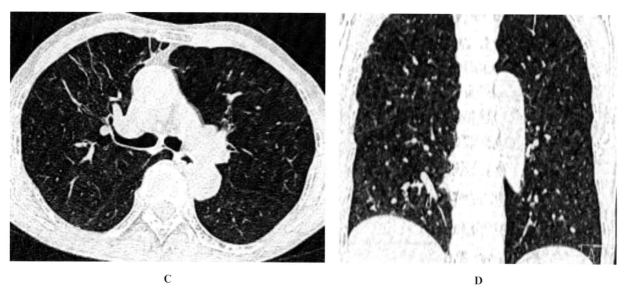

C   D

图 6 - 9   隐源性机化性肺炎（五）

　　女，76 岁。气促 2 个月，发热咳嗽 20 天，体温最高 39 ℃，咳少许黏液痰。白细胞总数 7.59×10⁹/L，中性粒细胞 85%，ESR 98 mm/h，CRP 106 mg/L，PCT 阴性。此例为单侧发病，表现为斑片及条索影，多叶受累。会诊考虑 COP 可能，使用激素 2 天症状缓解，半年后复查病变基本吸收。

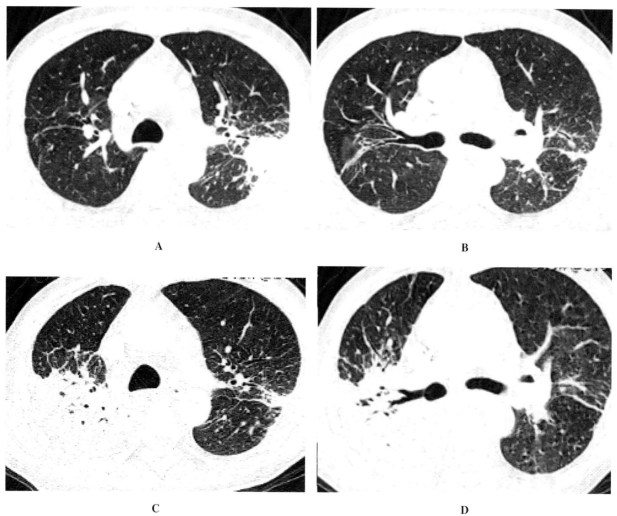

A   B

C   D

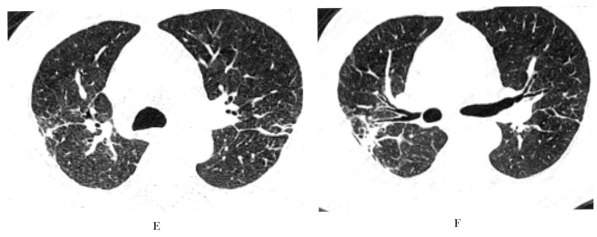

E   F

图 6-10 隐源性机化性肺炎（六）

男，57 岁。发热、咳嗽 1 个月，咳少许白色泡沫痰，体温最高 39 ℃。多次更换抗生素及抗结核治疗无效。白细胞总数 15.53×10⁹/L，中性粒细胞 71%，ESR 75 mm/h，CRP 125 mg/L，PCT 阴性；病理：左上肺息肉样增生，上皮鳞化，灶性非典型增生。图 A～图 D 图像相隔 25 天，左上肺病变结节病变明显吸收，右上肺病变明显进展，符合此起彼伏，MDT 考虑 COP，激素治疗 10 天后，症状明显缓解，炎性指标下降，图 E、图 F 为激素治疗后 5 个月复查，病变基本吸收，仅遗留少许纤维化病灶。

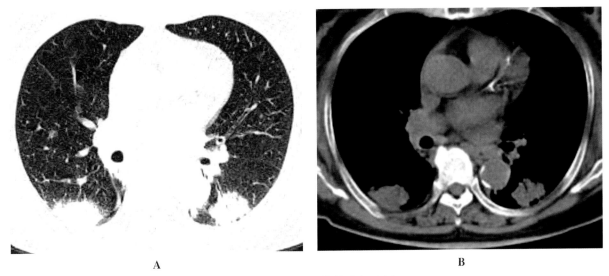

A   B

图 6-11 隐源性机化性肺炎（七）

女，71 岁。发热、咳嗽 2 周，体温最高 39.2 ℃，无痰。白细胞总数 11.55×10⁹/L，中性粒细胞 77%，ESR 88 mm/h，CRP 110 mg/L，PCT 阴性；病理：符合机化性肺炎，激素治疗后症状缓解出院，影像尚未复查。

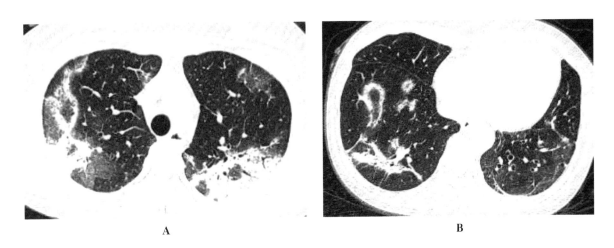

A   B

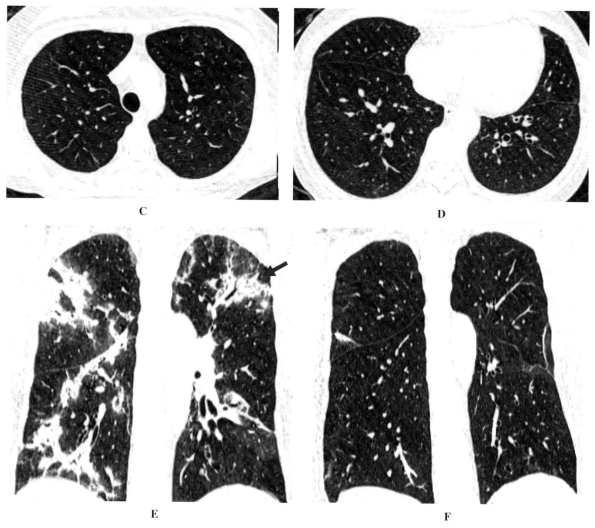

图 6－12　隐源性机化性肺炎（八）

　　女，47岁。活动后气促1个月。白细胞总数 $6.46×10^9/L$，中性粒细胞 79%，ESR 90 mm/h，CRP 53.5 mg/L，PCT 阴性；病毒、细菌、真菌等病原体排查无阳性发现，支气管灌洗液淋巴细胞 14%。肺活检病理：肺实变，肺间质增生，较多淋巴细胞及中性粒细胞浸润，切片未见恶性依据，请结合临床综合考虑。影像诊断我们直接锁定 COP，不考虑感染，建议激素治疗，3个月后复查病变基本吸收。此例亚急性病程，炎性指标高，PCT 阴性，肺部 CT 示双肺多形态病变，多叶受累，可见典型反晕征，红箭部分区域患处与正常区域分界清楚；肺泡灌洗剂穿刺活检均有淋巴细胞增多或浸润。病理没有直接提出 COP 的诊断，我们也应该综合判断，建立诊断。

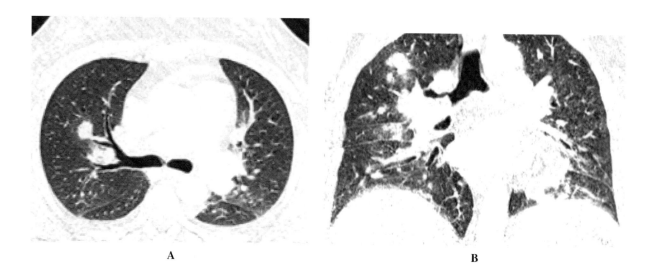

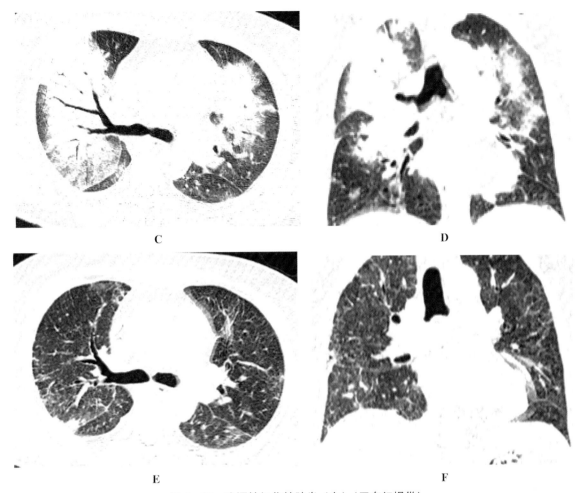

C D E F

图 6 - 13　隐源性机化性肺炎（九）（王东红提供）

　　女，52 岁。反复发热 2 个月。有骨髓增生异常病史。炎性指标升高，多次病原体筛查未发现病原体，抗病毒、抗细菌、抗结核、抗真菌治疗无效，肺活检病理为机化性肺炎，予以激素治疗，病情好转。

第六节　脱屑性间质性肺炎

一、临床特点

　　脱屑性间质性肺炎（desquamative interstitial pneumonia，DIP）是较少见的一种特发性弥漫性间质性肺炎，绝大多数有长期吸烟史，多见于中、老年人，亚急性或相对隐匿性发病，为持续性或阵发性干咳，活动后气短、发绀为主要症状，常在两肺底闻及爆裂啰音，约 50% 有杵状指。典型病理归纳为以下几点：①肺泡腔内聚集大量含棕色素的巨噬细胞；②周围间质有淋巴细胞和浆细胞浸润；③肺泡结构基本正常、无肺泡壁坏死和透明膜形成。DIP 在组织病理学上、临床上、治疗和预后等方面与 RBILD 有很多相似之处，特别是发病主要因素都与长期吸烟有密切关系，支气管壁和肺泡腔上的炎性细胞都含有大量的棕色素巨噬细胞，但 DIP 以末梢气腔（肺泡腔）广泛积聚大量巨噬细胞为特点，巨噬细胞分布呈单一均匀性，间质仅轻微累及，与呼吸性细支气管炎-间质性肺炎等不同。支气管肺泡灌洗液中表现为以淋巴细胞、肺泡巨噬细胞和浆细胞为主的炎性改变。

二、影像表现

　　磨玻璃样密度影是 DIP 的主要异常改变，并多分布于肺基底部和胸膜下的趋势。有些病例，可在磨玻璃影的基础上出现微小囊状影。50%～60%有不同程度的纤维化（图6-14），但远比IPF为轻，也很少有蜂窝肺。部分病例出现胸膜下肺大泡，易并发自发性气胸。影像上主要与特发性肺间质纤维化（IPF）、肺泡蛋白沉积症、特发性肺含铁血黄素沉着症等鉴别。

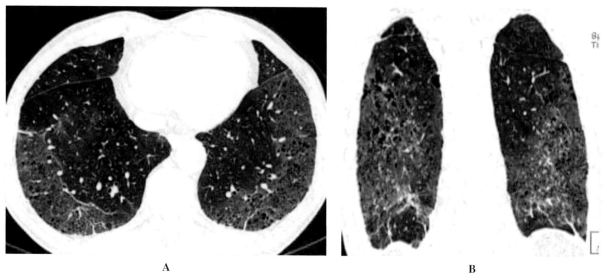

图6-14 脱屑性间质性肺炎

三、诊断要点

对有重度吸烟史，临床表现为干咳、进行性呼吸困难，肺HRCT表现为磨玻璃影的基础上出现微小囊状，BALF中见到大量棕色巨噬细胞，排除外源性变应性肺泡炎、药物性肺间质病变、肺泡出血性疾病后应考虑本病的可能性，激素治疗有效可增强诊断信心，确诊需要组织病理学资料，Ashen等人（1984）所提出的病理诊断标准如下：①肺泡内可见含糖原染色阳性颗粒的巨噬细胞大量聚集；②肺泡内Ⅱ型上皮细胞肿胀及增生；③间质内有淋巴细胞、浆细胞和嗜酸细胞浸润，并有轻度间质纤维化。

第七节 淋巴细胞性间质性肺炎

一、临床特点

2013年ATS和ERS更新的IIP分类中，将淋巴细胞性间质性肺炎（lymphocytic interstitial pneumonia，LIP）列为罕见的IIP。目前认为LIP是自身免疫性疾病，淋巴细胞调节异常是发生LIP的关键因素。特发性LIP罕见，但结缔组织疾病继发的LIP并不罕见，干燥综合征、皮肌炎可表现为LIP。病理上都表现LIP的组织学特征是淋巴细胞，浆细胞和组织细胞弥漫性浸润肺间质，细支气管周围炎症反应较重，可以看到反应性增生的淋巴滤泡；肺实质也有受压或含蛋白的液体和巨噬细胞浸润的继发性改变。起病隐匿，主要表现为呼吸困难和咳嗽，女性多见，任何年龄均可，辅助检查方面：多数LIP患者存在异常球蛋白血症，尤其是多克隆性丙种球蛋白明显升高，支气管肺泡灌洗液中可发现淋巴细胞和浆细胞。

二、影像改变

双肺弥漫或斑片状磨玻璃影，囊性透亮影，与UIP的囊性变主要位于胸膜下相反，LIP的小囊主要位于整个肺野中带的肺实质内，可能与细支气管周围肺泡浸润导致的空气滞留有关。磨玻璃影中散在的囊状阴影，如无吸烟史，对提示LIP的诊断颇有帮助；有时还可以看到小叶中心性结节和间隔增厚，胸腔积液少见。（图6-15）

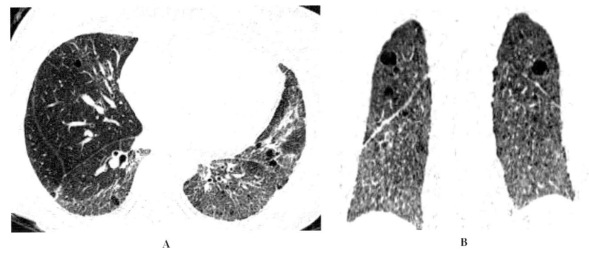

图 6-15　淋巴细胞性间质性肺炎

三、诊断要点

LIP 的诊断需要综合临床、影像、病理、实验室检查等多方面资料后方可做出。异常球蛋白血症，尤其是多克隆性丙种球蛋白明显升高，支气管肺泡灌洗液可发现淋巴细胞和浆细胞，磨玻璃影中散在的囊状阴影，如无吸烟史，则提示 LIP 可能，确诊仍需要胸腔镜肺活检或开胸肺活检。

第八节　特发性间质性肺炎的影像诊断思路

一、明确是否为弥漫性实质性肺疾病

病史中最重要的症状是进行性气短、干咳和乏力；多数弥漫性实质性肺疾病（diffuse parenchymal lung diseas，DPLD）患者体格检查可在双侧肺底闻及 Velcro 啰音，晚期患者缺氧严重者可见发绀及杵状指。胸部 HRCT 对 DPLD 的诊断有重要作用：双侧分布、胸膜下分布、肺底分布的磨玻璃影、网状影，晚期肺纤维化导致肺容积缩小。以下是肺间质病变的常见征象：

（一）胸膜下线

早期肺纤维化，导致肺泡扁平或萎陷，可逆，CT 表现为距离数毫米与胸膜平行的曲线影。（图 6-16）

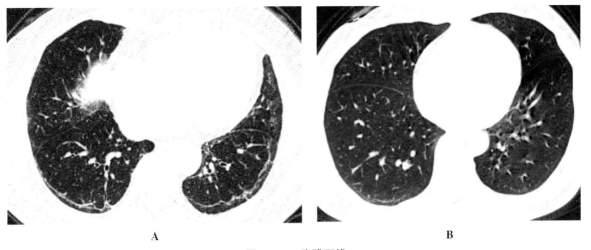

图 6-16　胸膜下线

提示胸膜下间质早期肺纤维化。

（二）支气管血管轴位间质增厚

轴位间质增厚，又称袖口征，CT 表现为支气管血管束增粗，边缘毛糙（红箭）。（图 6-17）

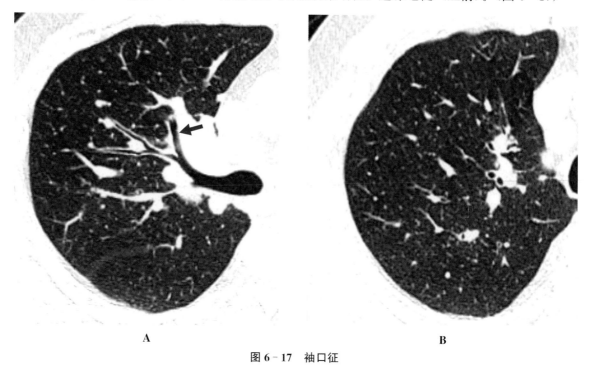

A   B

图 6-17　袖口征

（三）小叶间间隔增厚

代表次级肺小叶之间肺间质增厚，病理上可以是异常液体聚集、炎性或肿瘤细胞浸润、纤维组织增生，CT 表现为粗网织影（白箭）。（图 6-18）

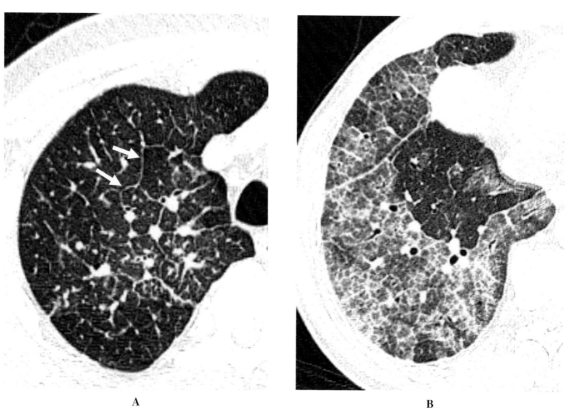

A   B

图 6-18　小叶间间隔增厚

（四）小叶内间隔增厚

代表次级肺小叶之内肺间质增厚，CT 表现为细网织影（红箭）。（图 6-19）

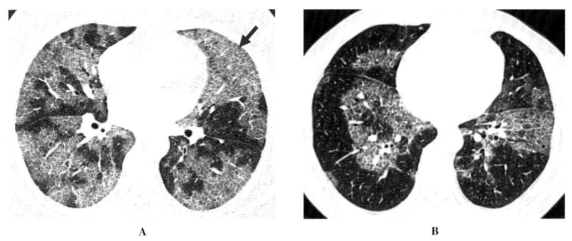

图 6-19　小叶内间隔增厚

（五）磨玻璃影

代表肺泡填充及间质的渗出，为急性期或活跃期表现，提示病变的可逆性，也是活检的采集区。CT 表现密度升高，犹如磨砂玻璃，边界不清，病变中的血管纹理不被掩盖，形态可以为结节、小片状、大片状及弥漫性。磨玻璃影与小叶内间隔增厚，共同勾画出铺路石征（如红框所示）。（图 6-20）

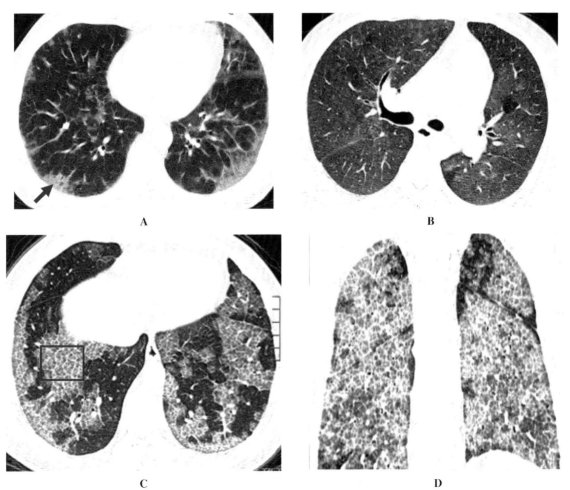

图 6-20　磨玻璃影

（六）蜂窝影

终末期改变，不可逆。肺纤维化导致肺泡破裂、变形、融合及牵拉性支扩形成（红箭），CT 表现为密集的透光区，透光区的厚壁代表纤维化。（图 6 - 21）

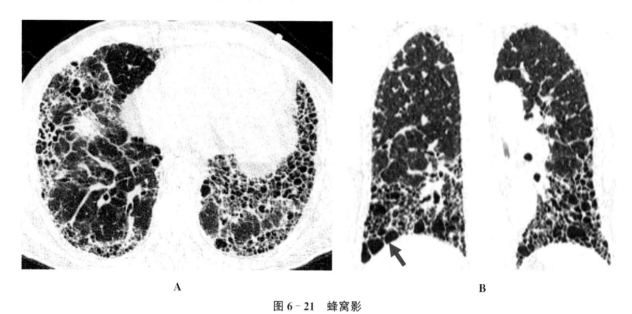

A   B

图 6 - 21　蜂窝影

二、属于哪一类 ILD

详实的病史是基础：包括环境接触史、职业史、个人史、治疗史、用药史、家族史及基础疾病情况。胸部 X 线影像（特别是 HRCT）特点可提供线索：支气管肺泡灌洗检查有确诊价值或者有助于诊断。针对继发因素的实验室排查。影像上伴随下列征象，首先考虑继发性肺间质病变。

（一）结节影

往往代表细胞的增生或堆积，炎性结节边界不清，肿瘤或肉芽肿结节边界相对较清。（图 6 - 22）

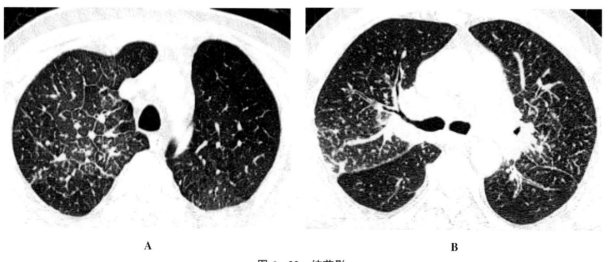

A   B

图 6 - 22　结节影

（二）淋巴结增大

往往提示继发性肺间质病变：此例为 SLE。（图 6 - 23）

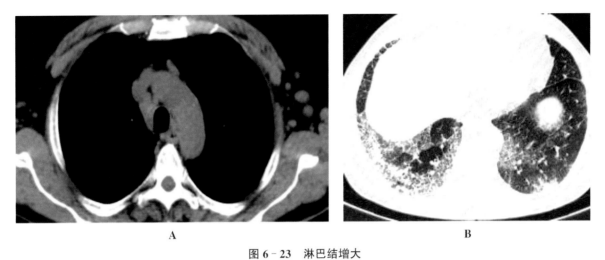

图 6 - 23　淋巴结增大

（三）食管扩张

此例为系统性硬化。（图 6 - 24）

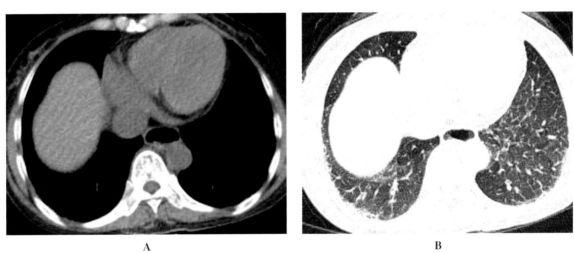

图 6 - 24　食管扩张

（四）胸腔积液

特发性肺间质病变往往没有胸腔积液，一些继发性肺间质病变可见少量胸腔积液，大量胸腔积液往往提示合并感染、心肾功能不全等。此例为 SLE。（图 6 - 25）

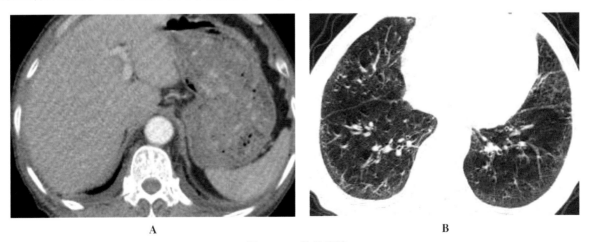

图 6 - 25　胸腔积液

（五）伴发肿瘤

此例为干燥综合征并发肺癌（图 6-26）。

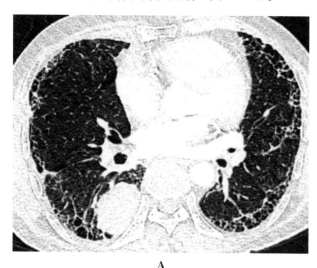
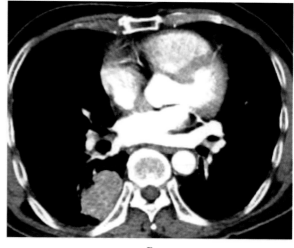

A   B

图 6-26 伴发肿瘤

三、特发性间质性肺炎诊断

如经上述详实地询问病史、必要的实验室和支气管肺泡灌洗检查及胸部影像学分析，仍不能确定为何种病因所致的 DPLD，就应归为特发性间质性肺炎。

四、特发性间质性肺炎的鉴别

1. 临床角度　①慢性致纤维化性 IIP：包括 IPF、NSIP；②急性/亚急性 IIP：包括 AIP、COP；③吸烟相关 IIP：包括 DIP、RB-ILD；④罕见的特发性特发性间质性肺炎：包括特发性淋巴细胞性间质性肺炎、胸膜肺弹力纤维增生症。

2. 影像角度　把握各型的相对特点：UIP 型强调蜂窝影、NSIP 细胞型的磨玻璃影及纤维型的网织影、COP 的三多一少、磨玻璃影与囊腔并存考虑 DIP 或 LIP。注意出现明显胸腔积液及胸膜钙化、食管扩张、广泛纵隔淋巴结增大等不考虑特发性间质性肺炎。

第七章 结缔组织病

结缔组织病（connective tissue disease，CTD）是一组与免疫反应相关的人体多器官多系统结缔组织的炎症性疾病，其主要病变为黏液性水肿、纤维蛋白样变性及坏死性血管炎和淋巴细胞浸润，血清中出现多种自身抗体，应用糖皮质激素和免疫抑制剂等治疗有效。其病变主要累及肌肉、关节和皮肤，而肺是血管及结缔组织丰富的器官，故也是常累及的脏器之一，某些结缔组织病尚可以肺部病变为首发和主要表现，近年发现肺的损伤率增高，这与结缔组织病的诊断率提高及肺高分辨率断层扫描（HRCT）、支气管肺泡灌洗（BALF）、肺活检等检查的开展有密切关系，有些常规胸片正常的患者经上述两项检查可发现异常，肺功能也有一定帮助。通常肺部病变多发生在结缔组织病确诊后，但也有部分肺部病变先于确诊前数月或数年出现；皮肌炎及干燥综合征还可继发恶性肿瘤。

结缔组织病分为八种：类风湿关节炎、系统性红斑狼疮、皮肌炎、系统性硬化病、干燥综合征、未分化结缔组织病、混合性结缔组织病和重叠综合征。

各种结缔组织病的肺部表现各有不同特点，但亦有相同之处，根据其病理基础以下可以概括出结缔组织病的肺部病变。①胸膜病变：胸膜炎、胸腔积液、脓胸，最常见于系统性红斑狼疮、类风湿关节炎。②气管病变：支气管扩张、闭塞性细支气管炎，多见于类风湿关节炎、系统性红斑狼疮、系统性硬化病。③肺实质病变：间质性肺炎和肺纤维化，多见于类风湿结节、机化性肺炎、活动性肺泡炎、弥漫性肺泡出血。④血管病变：肺动脉高压、血管炎。

第一节 类风湿关节炎

一、临床特征

类风湿关节炎（rheumatoid arthritis，RA）：一种以慢性、进行性、破坏性关节炎性病变为主的全身性自身免疫病。可能与 A 群链球菌、EB 病毒、性激素有关，寒冷、潮湿、疲劳、营养不良、创伤、精神因素常为本病的诱发因素。病理改变主要累及关节滑膜（以后可波及关节软骨、骨组织、关节韧带和肌腱），其次为浆膜、心、肺及眼等结缔组织的广泛性炎症性疾病。主要见于中青年女性，表现为对称性多关节炎，以双手、腕、肘、踝和足关节的疼痛、肿胀及晨僵为特征，还可出现发热、贫血、皮下结节、血管炎、心包炎、胸膜炎、周围神经病变、肺损害、淋巴结肿大等关节外表现，血清中可查到类风湿因子、抗核周因子、角蛋白抗体及抗环瓜氨酸肽抗体等多种自身抗体。肺病变可为首发症状，也可以是 RA 唯一的表现。肺、胸膜受累症状多出现在关节炎之后，少数可发生在关节炎之前。肺内病变与关节病变轻重程度不平行。其肺部的主要临床表现为胸痛、咳嗽、气短、长期低热及呼吸困难。体征主要为肺部干湿啰音及胸膜摩擦音。血清学亦可为阴性。

二、影像表现

肺部常表现为间质性病变，组织学类型为 NSIP、UIP 等，UIP 最为常见，表现为双肺弥漫性磨玻璃影、网状影及蜂窝影，可有肺部小结节，一般不大，大小可随风湿活动变化；可有腋窝淋巴结肿大；可有受累胸腔积液，晚期出现肺动脉高压。影像诊断特异性不强，要结合临床和血清学。（图 7 - 1）

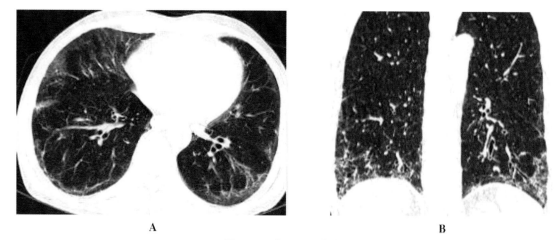

A   B

图 7 - 1 类风湿关节炎

男，55 岁。类风湿关节炎患者。影像表现：双肺多发斑片状磨玻璃影和网格影，下肺胸膜下分布为主，表现为 NSIP。

三、诊断要点

1987 年美国风湿病学会制定的诊断标准：①晨僵大于 30 分钟至 1 小时以上；②由医生观察到的 3 个或 3 个以上关节部位的软组织肿胀（关节炎）；③腕、掌指和近端指间关节肿胀（关节炎）超过 6 周；④对称性关节肿胀，即身体两侧相同关节同关节同时或先后发病；⑤类风湿结节；⑥类风湿因子阳性，有 20% 的类风湿因子化验是阴性的；⑦X 线片示手或腕关节软骨面呈糜烂样或关节周围骨质稀疏改变。以上①～④条必须持续出现至少 6 周。具备 4 条或 4 条以上者，可诊断为类风湿关节炎。这不利于类风湿关节炎早期的诊断，所以 2010 年由美国风湿病学会（ACR）和欧洲抗风湿联盟（EULAR）共同推出了一个有助于早期诊断类风湿关节炎的新的标准，其分类标准的中心内容就是把患者的关节肿痛情况和化验检查结合起来打分，如果各项指标打分加在一起≥6 分，就可以诊断类风湿关节炎。此诊断标准包括以下 4 项内容。①关节受累肿痛情况：1 个大关节肿痛为 0 分、2～10 个大关节为 1 分、1～3 个小关节为 2 分、4～10 个小关节为 3 分、>10 个关节（至少有 1 个小关节）为 5 分，关节病变或滑膜炎强调以磁共振或超声为主，平片不敏感；②血清学化验：类风湿因子和抗环瓜氨酸肽抗体（抗 CCP 抗体）阴性为 0 分、类风湿因子或抗 CCP 抗体低滴度阳性为 2 分、类风湿因子或抗 CCP 抗体高滴度阳性为 3 分；③化验急性时相反应物：C 反应蛋白（CRP）和红细胞沉降率均正常为 0 分、C 反应蛋白或红细胞沉降率沉增高为 1 分；④病程：<6 周为 0 分、≥6 周为 1 分。如果 4 项内容评分之和>6 分，即可诊断类风湿关节炎。

第二节　系统性红斑狼疮

一、临床特点

累及多系统、多器官并有多种自身抗体出现的自身免疫性疾病。由于体内有大量致病性自身抗体和免疫复合物而造成组织损伤。育龄妇女为发病高峰，老人及儿童也可患病；临床上可出现发热和各个系统和脏器损伤的表现，如皮肤、关节、浆膜、心脏、肾脏、中枢神经系统、血液系统，等等。系统性红斑狼疮（systemic lupus erythematosus，SLE）好发于年轻女性。双颧颊部蝶形红斑为其特征性表现。常出现对称性多关节肿痛，多发于指、腕、膝关节，多无关节骨质破坏。累及肺部的临床类型为急性狼疮性肺炎、弥漫性肺泡出血、胸膜炎、弥漫性间质性肺炎。主要表现为呼吸困难、干咳、胸痛、咯血、咳嗽及咳痰等。主要病理改变：为炎性反应和血管异常，可出现在身体的任何器官。受损器官的特征性表现为：①苏木紫小体，是指细胞核受抗体作用变性为嗜酸性团块。②洋葱皮样病变，是指小动脉周围有显著向心性纤维增生。

二、肺部影像表现

SLE 弥漫累及肺部包括急性和慢性。①急性：肺出血、急性狼疮性肺炎、肺水肿。②慢性：间质性肺炎、肺纤维化。SLE 局限性累及肺组织包括：①小叶间隔增厚；②线状阴影；③结构扭曲。（图7-2～图 7-7）

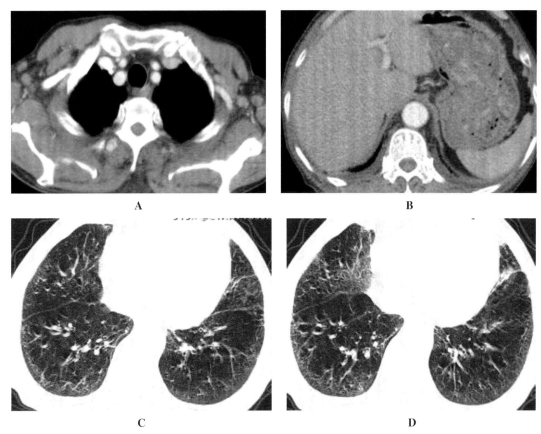

图 7-2　系统性红斑狼疮（一）

男，71 岁。发热皮疹 3 个月，体温最高 38 ℃，抗双链 DNA（dsDNA）抗体、抗 Sm 抗体、ANA 阳性，24 小时蛋白尿定量增加，血红蛋白下降，补体 C3 下降，诊断 SLE。胸部 CT 示双下肺胸膜下磨玻璃影，双侧少量胸腔积液，双侧腋窝淋巴结增多且稍增大。

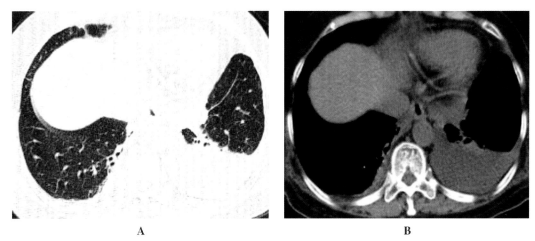

图 7-3　系统性红斑狼疮（二）

女，67 岁。关节疼痛 1 年余，加重 2 个月，发热半个月。HB 99g/L，ANA 阳性，抗核抗体（＋＋＋），BUN 7.82 mmol/L，补体C3 0.51 g/L。符合系统性红斑狼疮。胸部 CT 示双侧胸腔积液，左侧明显，双下肺病变不明显。

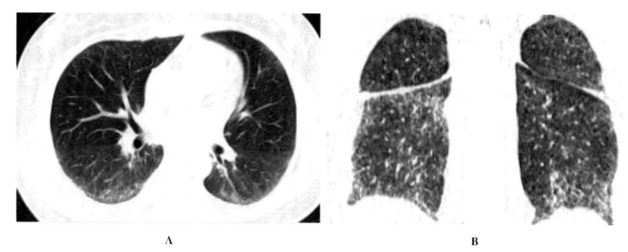

A   B

图 7 - 4   系统性红斑狼疮（三）

女，26 岁，反复发热 2 年，双下肢水肿 1 个月。影像表现：双肺胸膜下分布为主的磨玻璃影和条索影，双侧胸腔积液。

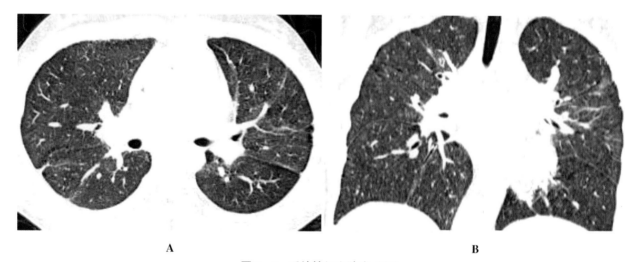

A   B

图 7 - 5   系统性红斑狼疮（四）

女，11 岁。咳嗽、咯血 4 年。影像表现：双肺弥漫性磨玻璃影和散在条片状密度增高影，诊断为系统性红斑狼疮。

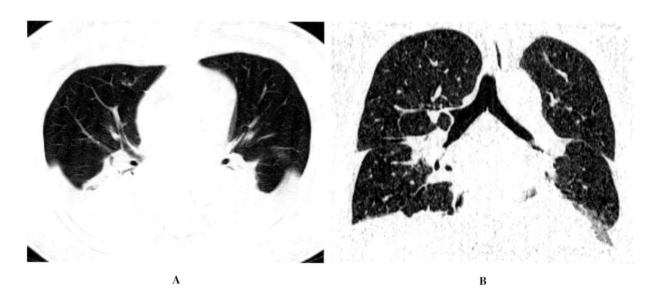

A   B

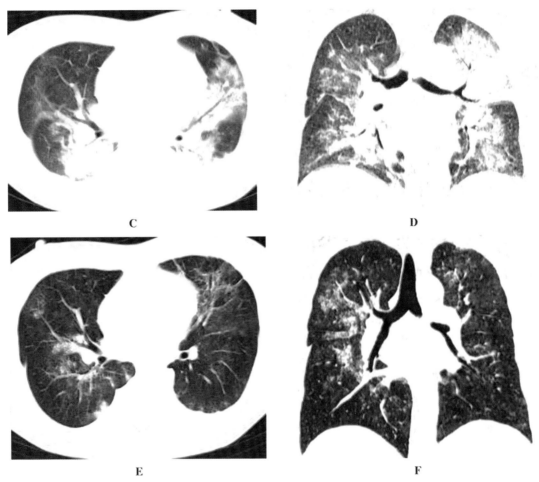

图 7-6　系统性红斑狼疮（五）

女，34 岁。反复浮肿 5 年，再发并加重半个月。5 年前已经确诊系统性红斑狼疮。HB 95 g/L，尿隐血（＋＋＋），24 小时尿蛋白定量 5 g/L，BUN 70.3 mmol/L；ANA 阳性，抗核抗体（＋＋＋），补体 C3 0.3 g/L。抗双链 DNA（dsDNA）抗体、抗 Sm 抗体、ANA 阳性。诊断系统性红斑狼疮，继发肾功能不全，双侧胸腔积液（图 A、图 B），治疗后好转，1 个月后出现气促、咯血，血氧饱和度下降至 85％（面罩给氧 11 L/min），复查肺部 CT 示双侧胸腔积液明显减少，但双肺新出现弥漫性磨玻璃影及实变（图 C、图 D），诊断弥漫性肺泡出血，予以泼尼松冲击 3 天，7 天后肺部 CT，双肺病变明显减少（图 E、图 F）。

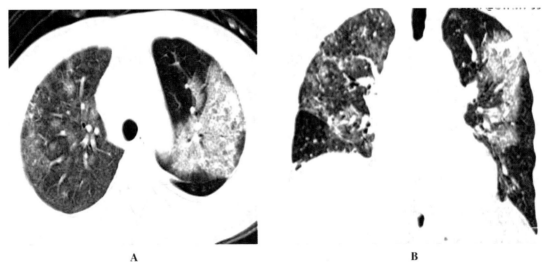

图 7-7　系统性红斑狼疮（六）

女，44 岁。反复心慌、胸闷 10 年，诊断系统性红斑狼疮，最近 2 天咯血。尿蛋白（＋＋＋），HB 52 g/L，临床表现为呼吸困难、低氧血症，HB 下降，诊断重症狼疮性肺炎。

（一）急性狼疮性肺炎

原有 SLE 症状加重，伴有明显的呼吸困难、发热、咳嗽和咳痰，甚至咯血，严重时发生 ARDS。X 线胸片及 CT 表现：双侧肺泡充盈样改变，表现为中下肺边缘不清的片状浸润阴影，形态多变。有时可见心影增大及胸膜炎。

（二）弥漫性肺泡出血

轻症：少量、轻度、慢性类型；危重：急性、大量、危及生命的大出血，表现为突发性呼吸困难、咳嗽、咯血、进行性贫血和缺氧等。X 线胸片及 CT 表现：两肺大片浸润影，边界模糊。

（三）胸膜炎

双侧胸腔积液多见，伴心包积液。积液多为少量或中等量，双侧胸腔积液亦可为 SLE 的早期征象；双侧大量胸腔积液少见，往往为继发感染或晚期心肾功能衰竭患者。

（四）弥漫性间质性肺炎

组织学类型主要为 NSIP 或 UIP，OP 及肺纤维化少见。X 线胸片及 CT 表现：两肺底及胸膜下网状影、不规则线状影、小叶间隔增厚，但蜂窝影少见。

（五）其他

肺梗死、肺栓塞、肺动脉高压等。

美国风湿病学会 1997 年修订的 SLE 分类标准：①颊部红斑；②盘状红斑；③光过敏；④口腔溃疡；⑤关节炎；⑥浆膜炎；⑦肾脏病变；⑧神经病变；⑨血液学疾病；⑩免疫学异常；⑪高滴度抗核抗体。符合 4 项或 4 项以上者，在除外感染、肿瘤和其他结缔组织病后，可诊断 SLE。其敏感性和特异性均较高，分别为 95% 和 85%。

三、诊断要点

诊断标准见表 7-1。

表 7-1   **ACR/EULAR 2019 年系统性红斑狼疮诊断标准**
进入标准：ANA ≥ 1：80（HEp-2 细胞方法）
评分标准

临床情况	定义	权重
全身状况	发热>38.3 ℃	2 分
血液系统	白细胞减少症<$4.0×10^9$/L	3 分
	血小板减少症<$100×10^9$/L	4 分
	溶血性贫血	4 分
神经系统	谵妄	2 分
	精神异常	3 分
	癫痫	5 分
皮肤黏膜	非瘢痕性脱发	2 分
	口腔溃疡	2 分
	亚急性皮肤狼疮	4 分
	急性皮肤狼疮	6 分
浆膜腔	胸腔积液或心包积液	5 分
	急性心包炎	6 分
肌肉骨骼	关节受累（≥2 个关节滑膜炎或≥2 个关节压痛＋≥30 分钟的晨僵）	6 分

续表

临床情况	定义	权重
肾脏	蛋白尿＞0.5 g/24 h	4 分
	肾活检：Ⅱ 或 Ⅴ 型狼疮肾炎	8 分
	肾活检：Ⅲ 或 Ⅳ 型狼疮肾炎	10 分
免疫学检查		
抗磷脂抗体	抗心磷脂抗体 IgG＞40 GPL 单位或抗 β_2 GP1 IgG＞40　单位或狼疮抗凝物阳性	2 分
补体	低 C3 或低 C4	3 分
	低 C3 和低 C4	4 分
特异抗体	抗 dsDNA 阳性或抗 Sm 抗体 阳性	6 分

说明：如果计分标准可以被其他比 SLE 更符合的疾病解释，该计分标准不计分；标准至少一次出现就足够；SLE 分类标准要求至少包括 1 条临床分类标准以及总分≥10 分可诊断；所有的标准，不需要同时发生；在每个记分项，只计算最高分。

对 SLE 的诊断并不依赖影像，但影像可以发现并监测致命性的重症狼疮性肺炎。狼疮性肺炎病理上分为急性肺泡弥漫性损伤、肺泡出血及水肿；临床表现为呼吸困难、低氧血症、HB 进行性下降，可以没有咯血；影像表现为突然增多的双肺弥漫性磨玻璃影及实变，很容易误诊为感染，正确的影像诊断，及时提醒临床医生使用激素或免疫抑制剂冲击治疗，减少该类患者的死亡率。

第三节　多发性肌炎和皮肌炎

一、临床特点

多发性肌炎（polymyositis，PM）和皮肌炎（dermatomyositis，DM）主要累及横纹肌，以淋巴细胞浸润为主的非化脓性炎症病变，可伴有或不伴有多种皮肤损害，也可伴发各种内脏损害。确切发病机制尚不清楚，任何年龄均可发病，女性较男性多见，亚急性或缓慢起病者多见，PM 和 DM 目前尚无统一分类，可分为急性、亚急性和慢性 3 种类型。急性 PM 和 DM 是指病情在 6 个月以内达到高峰，临床以发热、肌痛、颈肌无力和吞咽困难为主要症状，肌活检病理表现为大量的炎症浸润和严重的肌纤维坏死，此型患者及时治疗可取得满意疗效。慢性 PM 和 DM 是指起病隐匿，进展缓慢，病情在 6 个月以后仍持续进展，临床以肢体无力为主，肌肉疼痛不明显。病理改变主要表现为间质增生、脂肪浸润、伴有少量（慢性型）或严重的（慢性活动型）肌纤维坏死和再生。此型患者病程迁延，预后较差。对称性近端肌无力是其主要临床表现，首发症状通常为肌肉疼痛、萎缩和无力，多先发生于下肢，然后影响到骨盆和肩部肌肉，以及面、颈、喉肌瘫痪、皮肤红肿、色素沉着、萎缩、雷诺现象等。约 40% 出现肺部并发症，不累及细支气管和小肺动脉。部分患者肺部病变先于皮肤和肌肉症状出现。皮肌炎还可累及皮肤。辅助检查可发现抗肌球蛋白抗体及抗 Jo-1 抗体阳性、肌酸磷酸激酶升高、肌电图异常。

二、影像改变

多发性肌炎和皮肌炎导致的肺间质性肺疾病的病理可分为 NSIP、UIP、LIP、OP、AIP，表现为相应的影像征象。咽部肌肉无力会导致吸入性肺炎，提示预后不良；自发性纵隔积气是炎性肌病一种罕见但严重的并发症，多见于无肌病性皮肌炎患者。渗出性胸腔积液是皮肌炎或多发性肌炎的罕见表现。少数有肺动脉高压。肌肉磁共振检查是很有必要的，采用 T2 加权和压脂序列可以清楚显示炎性病变范围，指导肌电图及肌活检，还可用于评估疾病活动性和对治疗的反应。多发性肌炎/皮肌炎患者患恶性肿瘤的危险性明显增加，卵巢癌和胃癌最常见，其他肿瘤为肺癌、乳腺癌、肠道肿瘤、血液系统肿瘤等。多发性肌炎和皮肤炎还可以出现弥漫性肺泡损伤（DAP），不及时发现并处理，可引起严重后果，甚至死亡，须高度重视。（图 7-8～图 7-12）

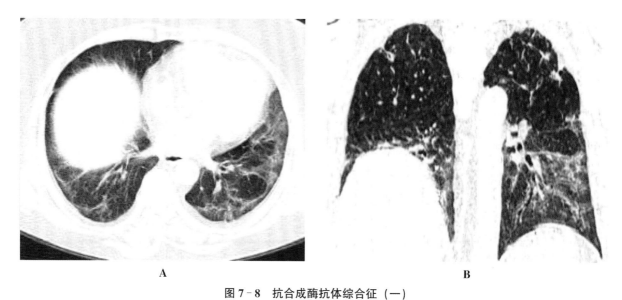

图7-8　抗合成酶抗体综合征（一）

女，55岁。反复阵发性咳嗽8年。影像表现：双肺弥漫性磨玻璃影、条索及网状影，影像考虑 NSIP。

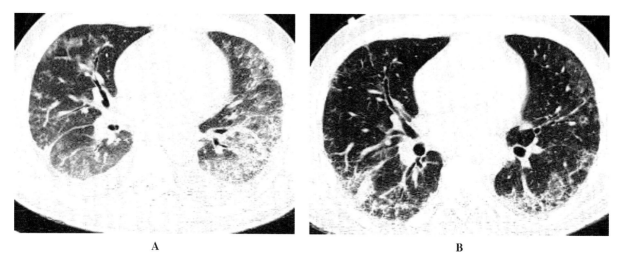

图7-9　抗合成酶抗体综合征（二）

男，51岁。发热伴全身肌肉酸痛半个月，肌酶、肌炎抗体、肌电图抗体支持肌炎，病毒全套阴性，甲泼尼龙治疗后复查，双肺弥漫性病变明显吸收，胸腔积液减少。本例双肺表现双肺弥漫性间质病变，符合 NSIP，双侧胸腔积液的存在，继发性肺间质病变首先考虑，结合临床表现、肌酶、肌炎抗体、肌电图异常，尽管没有病理活检，诊断仍可明确。

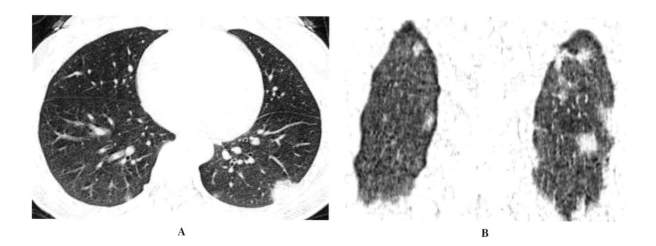

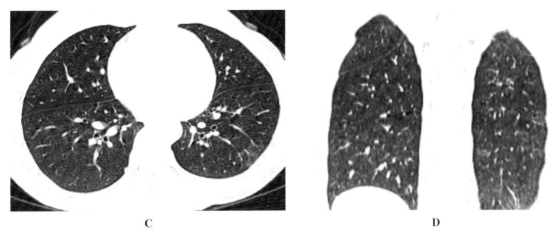

图 7-10　无肌病皮肌炎

女，24岁。关节肿痛5个月，加重1个月，伴皮疹。诊断无肌病皮肌炎，激素治疗2年，双肺胸膜下磨玻璃结节基本消失。

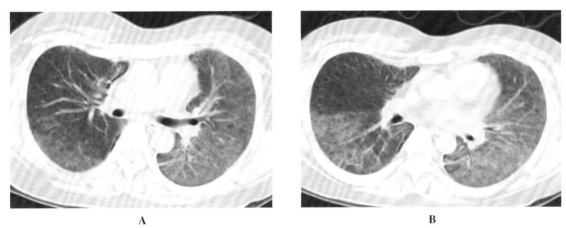

图 7-11　皮肌炎继发急性间质性肺炎

女，18岁。皮肌炎停用激素后出现气促3周，伴咯血，血氧饱和度下降，双肺弥漫性磨玻璃影，考虑DAP，调整激素后缓解。

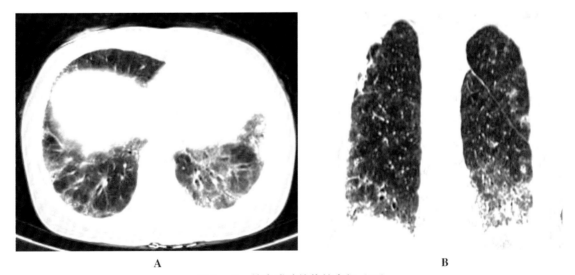

图 7-12　抗合成酶抗体综合征（三）

女，38岁。活动后胸闷、气促、咳嗽10天伴发热4天；抗Jo-1抗体（＋＋＋），诊断抗合成酶抗体综合征。

三、诊断要点

DM和PM的诊断标准如下：①对称性近端肌无力伴或不伴吞咽困难和呼吸肌无力；②血清肌酶升

高，特别是 CK 升高；③肌电图呈肌源性损害；④肌活检可见受累的肌肉有变性、再生、坏死、被吞噬和单个核细胞浸润；⑤特征性的皮肤损害。

PM 和 DM 的诊断目前多采用 2004 年欧洲神经肌肉病中心（ENMC）提出的特发性炎性肌病分类诊断标准，该标准将皮肌炎的诊断更为细化，分为确诊皮肌炎、拟诊皮肌炎、无肌病性皮肌炎、无皮损的可疑皮肌炎共 4 种亚类。

1. DM 的诊断标准

（1）临床标准：①亚急性或隐匿性发病。②四肢对称性近端肌无力，可伴颈肌无力。③皮疹。

（2）浆肌酸激酶水平升高。

（3）肌电图呈肌源性改变。

（4）活检骨骼肌病理：①束周萎缩。②血管周围、肌束膜炎细胞浸润。

确诊 DM：（1）+（4）①。

拟诊 DM：（1）+（4）②或（2）或（3）。

无肌病性 DM：有典型（1）③、没有（1）①②，（2）、（3）正常，无典型（4）。

可能无皮疹性 DM：无（1）③，有（1）①+（1）②+（2）+（3）+（4）①。

2. PM 的诊断标准

（1）临床标准：①18 岁以后发病；②亚急性或隐袭性起病；③肌无力特征为四肢对称性，近端重于远端，颈屈肌重于颈伸肌，无皮疹。

（2）血浆肌酸激酶水平升高。

（3）肌电图呈肌源性损害。

（4）活检骨骼肌病理：肌内膜炎性细胞浸润（T 细胞），炎性细胞侵入非坏死肌细胞。

抗合成酶抗体综合征（antisynthetase syndrome，ASS）是一种以抗氨酰 tRNA 合成酶抗体阳性为特征的肌炎临床亚型。其主要表现为抗氨酰 tRNA 合成酶（anti-aminoacyl-tRNA synthetase，ARS）抗体阳性和包括肌炎、肺间质病变、雷诺现象、小关节非侵蚀性对称性多关节炎及技工手在内的一系列临床表现。ARS 抗体中以抗 Jo-1 抗体阳性率最高，故 ASS 又称抗 Jo-1 抗体综合征。相较于其他炎性肌病患者，ASS 患者更易发生肺间质疾病、较易合并关节炎且肌炎表现不明显，因此临床上时常发生误诊、漏诊。ASS 的肺间质病变主要表现类型为 NSIP 及 UIP。

2011 年 Hervier B 提出 ASS 的诊断标准，主要标准：①原因不明的 ILD；②诊断多肌炎/皮肌炎。次要标准：①关节炎；②雷诺现象；③技工手。抗 ARS 抗体阳性+2 条主要标准或抗 ARS 抗体阳性+1 条主要标准+2 条次要标准即可诊断 ASS。

【鉴别诊断】①特发性肺纤维化：结合临床病史及抗体可与其进行区别开来，特发性纤维化的网状影及蜂窝影更显著。②类风湿关节炎：RF 阳性，会出现骨关节病变，影像表现会有结节及肿块。③过敏性肺泡炎：有明确的过敏史，影像表现有弥漫磨玻璃影或小叶中心分布结节。

第四节　系统性硬化病

一、临床特点

系统性硬化病（systemic sclerosis，SSc）是一种以小血管结构及功能异常、皮肤及内脏纤维化为特征的结缔组织病，女性多见，多数发病年龄为 30～50 岁。确切病因目前尚不明确，一般认为可能与遗传和环境相关。病理特点是受累组织广泛的血管病变、胶原增殖、纤维化。SSc 早期多表现为雷诺现象和隐袭性肢端和面部肿胀，部分患者可有关节周围或肢体伸侧的软组织内钙质沉积；食管、肺、肾脏、心脏是容易受累的靶器官。食管受累可继发吸入性肺炎。

二、影像表现

SSc 患者 70％～100％ 累及肺，肺是仅次于食管的受累脏器，肺部并发症是导致系统性硬化病死亡的第一位原因。高分辨率 CT 可更好地显示肺部病变，肺部常表现为间质性病变，组织学类型为 NSIP、UIP、COP、AIP 等；NSIP 最为常见，突出的改变是在肺的基底部和胸膜下，主要病变是网状影、磨玻璃影、牵拉性支气管扩张肺部常表现为间质性病变。严重时还可以出现弥漫性肺泡出血：表现双肺弥漫性渗出或实变；食管扩张，既是提示病因的线索，还因严重食管反流可导致复发性吸入性肺炎，直接危及生命，应引起影像医师高度重视。系统性硬化症患者晚期可见蜂窝肺及肺动脉高压，肺癌的发生率比普通人群高。（图 7-13）

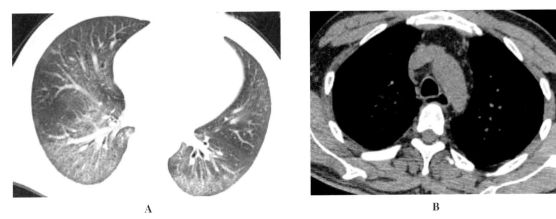

A　　　　　　　　　　　　　　　B

图 7-13　系统性硬化病

男，40 岁。反复咳嗽、活动后气促，手指遇冷发绀 10 个月。影像表现：双肺弥漫性片状磨玻璃影和网格影，食管扩张。

三、诊断要点

目前临床上常用的标准是 2013 年美国风湿病学会（ACR）提出的 SSc 分类标准，该标准包括以下几个条件（表 7-2）：

表 7-2　　　　　　　　　**ACR/EULAR 2013 年系统性硬化病分类标准**

主要标准	次要标准	计　分
双手手指延展至掌指关节的皮肤增厚（充分标准）	—	9
手指皮肤增厚（只计最高得分）	手指肿胀	2
	指端硬化（掌指关节以远）	4
指尖损害	指尖溃疡	2
	指尖瘢痕小凹	3
毛细血管扩张	—	2
甲襞微循环异常	—	2
肺动脉高压和/或间质性肺病（最高分不超过 2 分）	肺动脉高压	2
	间质性肺病	2
雷诺现象		3
SSc 相关自身抗体（最高分不超过 3 分）	抗着丝点抗体	
	抗拓扑异构酶 I	3
	抗 RNA 聚合酶 III	

注：所有计分≥9 分考虑 SSc，如果计分＜9 分则认为 SSc 的诊断是有争议或者不成立。

1. 主要条件　近端皮肤硬化：手指及掌指（跖趾）关节近端皮肤增厚、紧绷、肿胀。这种改变可累及整个肢体、面部、颈部和躯干（胸、腹部）。

2. 次要条件　①指硬化：上述皮肤改变仅限手指。②指尖凹陷性瘢痕或指垫消失：由于缺血导致指尖凹陷性瘢痕或指垫消失。③双肺基底部纤维化：在立位胸部 X 线片上，可见条状或结节状致密影，以双肺底为著，也可呈弥漫斑点或蜂窝状肺，但应除外原发性肺病所引起的这种改变。判定：具备主要条件＋2 条或 2 条以上次要条件者，可诊为 SSc。雷诺现象、多发性关节炎或关节痛、食管蠕动异常、皮肤活检示胶原纤维肿胀和纤维化、血清有抗核抗体、抗 Scl-70 抗体和抗着丝点抗体阳性均有助于诊断。但是该标准的敏感性较低，无法对早期的系统性硬化病做出诊断，为此欧洲硬皮病临床试验和研究协作组（EULAR scleroderma trial and research group，EUSTAR）提出了"早期系统性硬化病"的概念和诊断标准，即如果存在：①雷诺现象；②手指肿胀；③抗核抗体阳性，应高度怀疑早期系统性硬化病的可能；但早期系统性硬化病可能与未分化结缔组织病、混合性结缔组织病不易鉴别。

第五节　干燥综合征

一、临床特点

干燥综合征（sjogren syndrome，SS）分为原发性和继发性，原发性干燥综合征（primary sjogren's syndrome，pSS）是一种侵犯外分泌腺体，尤以唾液腺和泪腺为主，并伴有内脏受累的慢性自身免疫性疾病。主要表现为口、眼干燥和腮腺肿大，可有多器官、多系统损害，受累器官组织中有大量淋巴细胞浸润，血清中含有以抗 SSA 和 SSB 抗体为主的多种自身抗体。女性 pSS 患者占 90％以上。口干无唾液或少唾液，因而不能咽下干性食物，需要饮水才能咽下；大部分干燥综合征患者因为唾液腺分泌唾液减少，牙齿失去唾液的滋润、冲洗和营养作用，牙体逐渐变黑，并且成块脱落，最后只留残根，由于这种龋齿的发生及病变程度比一般龋病严重，故称为"猖獗齿"。继发性干燥综合征与类风湿关节炎、系统性红斑狼疮、系统性硬化病等并存。

二、影像表现

肺部受累常表现为间质性病变，组织学类型为 NSIP、UIP、LIP 或 OP 等，NSIP 和 LIP 最为常见。HRCT 表现分为三型。Ⅰ型：肺间质增生型。表现为小叶间隔增厚、磨玻璃影及实变影、胸膜下线、网状影及网状结节影、蜂窝影、牵拉性支气管扩张，下肺分布为主。Ⅱ型：多发肺气囊型，表现为两肺弥漫大小不一的气囊、圆形或类圆形，壁薄。肺内间质性病变不明显，可见轻度小叶间隔增厚等改变。Ⅲ型：细支气管炎型，表现为两肺广泛的细支气管扩张、管壁增厚，腔内黏液嵌塞、树芽征、散在实变灶，以及呼吸相空气潴留（马赛克征）等。肺内间质性病变不明显。胸部 CT 的其他表现：肺动脉高压、胸膜增厚、纵隔及腋窝淋巴结肿大等。（图 7-14～图 7-17）

三、诊断要点

目前临床上常用的标准是 2016 年美国风湿病学会（ACR）提出的 SS 分类标准，该标准如下（表 7-3）：

表 7-3　　　　　　　ACR/EULAR 2016 年干燥综合征分类标准

条目	计分
唇腺病理示淋巴细胞灶≥1 个/4mm²	3
抗 SSA 抗体/Ro 抗体阳性	3
角膜染色 Score 评分≥5 或 vanBijsterveld 评分≥4	1

续表

条目	计分
Schirmer 试验≤5 mm/5min	1
自然唾液流率≤0.1 ml/min	1

排除标准：下列疾病因为可能有重叠的临床表现或干扰诊断试验结果，排除标准包括先前诊断有下列任何一种情况：①头颈部放疗史；②活动性丙型肝炎病毒感染（由 PCR 确认）；③AIDS；④结节病；⑤淀粉样变性；⑥移植物抗宿主病；⑦IgG4 相关性疾病。

患者具有口干眼干症状、评分≥4 分且不存在排除标准情况的，可诊断为 pSS（原发性干燥综合征）。

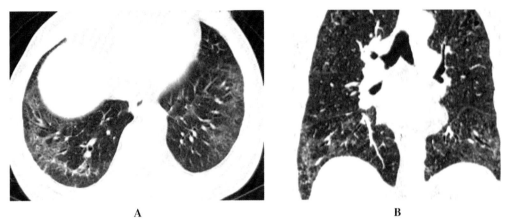

图 7-14 干燥综合征（一）

男，59 岁。口干眼干 2 个月余。影像表现：双肺多发斑片状磨玻璃影和网格影，下肺分布为主，影像考虑 NSIP。

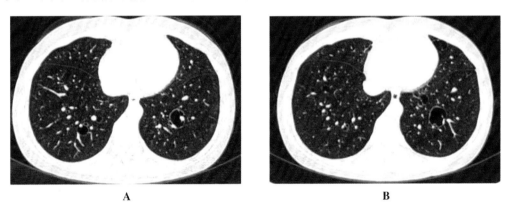

图 7-15 干燥综合征（二）

女，33 岁。干燥综合征患者。HRCT 表现：双肺散在类圆形透亮影，大小不一，壁薄。

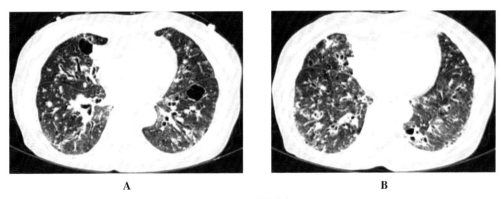

图 7-16 干燥综合征（三）

女，69 岁。干燥综合征患者。HRCT 表现：双肺多发支气管扩张、管壁增厚，可见树芽征、散在实变灶；双肺另可见散在大小不一的类圆形薄壁透亮影。

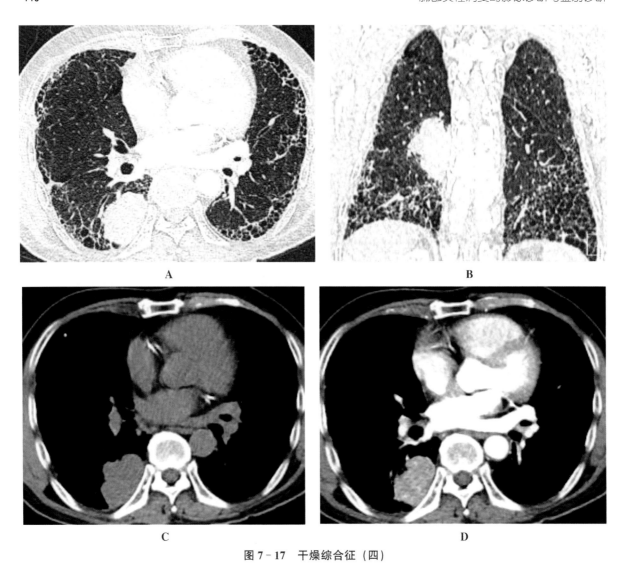

图 7-17　干燥综合征（四）

男，71岁。反复气促6年，当时已经确诊干燥综合征。最近1个月痰中带血，右下肺新出现结节，诊断肺癌，穿刺活检证实。

第六节　未分化结缔组织病

一、临床特点

未分化结缔组织病（undifferentiated connective tissue disease，UCTD）是指具有一项以上典型的风湿病症状或体征（如关节炎或雷诺现象），伴一项以上高滴度自身抗体（如抗核抗体、抗 SSA 抗体）阳性，但不符合任何其他结缔组织病的诊断标准。与类风湿关节炎和系统性红斑狼疮类似，多发于青年女性，但预后较前两者好，其发病率不详。常出现的临床症状为皮肤黏膜病变、关节痛、低热、雷诺现象及干燥症症状等。值得注意的是其症状一般比较温和，主要器官不受累（尤其是肾脏和神经系统），不会出现骨质破坏和变形性关节炎，雷诺现象的发绀程度也减轻。其肺部表现主要为咳嗽、呼吸困难、端坐呼吸或胸膜炎。

二、影像表现

肺部的病变主要表现：①肺间质病变：NSIP 最常见。②其他病变：胸膜增厚，单侧或双侧胸腔少量积液、淋巴结肿大等。（图 7-18、图 7-19）

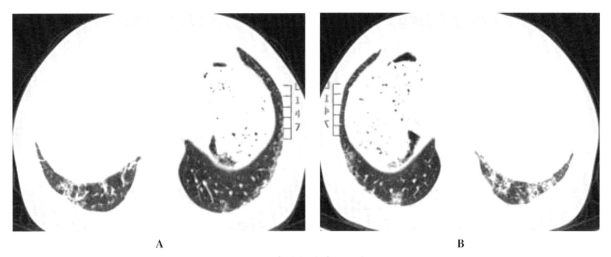

图 7‑18　未分化结缔组织病（一）

　　女，48 岁。反复咳嗽 3 个月，关节痛半个月余，诊断为未分化结缔组织疾病。HRCT 表现：NSIP，双下肺胸膜下散在磨玻璃影及网格影。

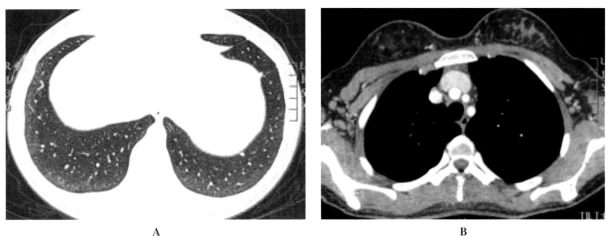

图 7‑19　未分化结缔组织病（二）

　　女，26 岁。未分化结缔组织疾病患者。HRCT 表现：NSIP，双下肺胸膜下少许磨玻璃影，病变较轻；另双侧腋窝多发轻度肿大的淋巴结。

三、诊断依据

　　目前尚无统一的诊断标准，当患者出现一种以上其他结缔组织病症状或是体征，以及一种以上自身抗体（如抗核抗体、抗 SSA 抗体）阳性，持续一年以上，但又不符合其他结缔组织病的诊断标准时，可诊断本病。

第七节　混合性结缔组织病

一、临床特点

　　混合性结缔组织病（mixed connective tissue disease，MCTD）是一种综合征，其特点为临床上具有系统性红斑狼疮、多发性肌炎及系统性硬化病等结缔组织病的临床表现，但又不符合其中任何一种疾病的诊断，且在血清中有高效价斑点型抗核抗体（ANA）和抗核糖核蛋白（RNP）抗体。最常见的临床表现是多关节炎、雷诺现象、肺部受累、手肿胀、指（趾）皮肤硬化、肌炎以及食管功能障碍，较少见的表现为脱发、皮疹、淋巴结病、肝脾大、浆膜炎、心、肾及中枢神经系统损害。

二、影像表现

心肺疾病是该病死亡的首要原因。两肺间质性病变，多见于两下肺野，为磨玻璃影或网织影，部分患者可出现不规则片状阴影，可有少量胸腔积液或心包积液，心肌炎时心脏增大。（图 7－20、图 7－21）

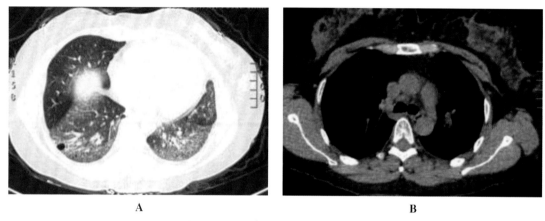

A　　　　　　　　　　　　　　　　　　　B
图 7－20　混合性结缔组织病（一）

女，40 岁。双手遇冷变白 2 年，活动后气促半年，诊断为混合性结缔组织病。HRCT 表现：双肺弥漫多发磨玻璃影，以胸膜下及双下肺为著，病变内见少许囊状影；纵隔见轻度增大的淋巴结。

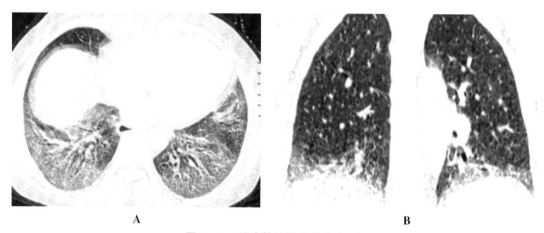

A　　　　　　　　　　　　　　　　　　　B
图 7－21　混合性结缔组织病（二）

女，51 岁。四肢发力伴双手肿胀僵硬 1 年，诊断为混合性结缔组织病。HRCT 表现：双肺弥漫多发磨玻璃影，以胸膜下及双下肺为著。

三、诊断要点

凡临床上遇到多关节炎或关节痛、雷诺现象、无固定部位肌肉疼痛、不明原因的手指肿胀、不同程度的贫血及红细胞沉降率增快，或患者同时有系统性红斑狼疮、皮肌炎、系统性硬化病的不典型临床特征，即应考虑到混合性结缔组织病（MCTD）的可能，应进行 ANA 检查，凡滴度＞1∶160，且呈斑点型，抗 RNP 抗体滴度升高。目前临床上常用的是 1987 年 Sharp 标准，具体如下：

1. 主要标准　①重度肌炎；②肺部累及（CO_2 弥散功能≤70％、肺动脉高压、肺活检示增殖性血管损伤）；③雷诺现象/食管蠕动功能降低；④手肿胀或手指硬化；⑤抗 ENA≥1∶10000，抗 U1RNP 抗体阳性及抗 Sm 抗体阴性。

2. 次要标准　①脱发；②白细胞减少；③贫血；④胸膜炎；⑤心包炎；⑥关节炎；⑦三叉神经病变；⑧颊部红斑；⑨血小板减少；⑩轻度肌炎。

确诊标准：符合 4 条主要标准，抗 U1RNP 滴度≥1∶4000 及抗 Sm 阴性。

可能诊断：符合 3 条主要标准及抗 Sm 阴性或 2 条主要标准和 2 条次要标准，抗 U1RNP 滴度＞1∶1000。

可疑诊断：符合 3 条主要标准，但抗 U1RNP 阴性；或 2 条主要标准，伴抗 U1RNP 滴度≥1∶100；或 1 条主要标准和 3 条次要标准，伴有抗 U1RNP 滴度≥1∶100。

第八节　重叠综合征

一、临床特点

重叠综合征（overlapping syndrome）指的是同时或先后出现两种或两种以上明确诊断的结缔组织病，又称重叠结缔组织病（overlap connective tissue disease，OCTD）。结缔组织病的重叠发生通常以常见的结缔组织病间最常见，如 SLE、系统性硬化病、皮肌炎和多发性肌炎、类风湿关节炎等。也有以其中的一种或两种与其他结缔组织病或自身免疫性疾病发生重叠，如干燥综合征、白塞病、韦格纳肉芽肿、桥本甲状腺炎、免疫性血小板减少性紫癜、免疫性溶血性贫血等发生重叠。常见以系统性红斑狼疮、系统性硬化病和多发性肌炎之间为主的重叠。其临床特点取决于重叠病种。

1. 系统性红斑狼疮与系统性硬化病重叠　初常为典型的系统性红斑狼疮，随后出现泛发性皮肤硬化、张口和吞咽困难、肺纤维化等典型的系统性硬化病表现。

2. 系统性硬化病与多发性肌炎或皮肌炎重叠　患者常有雷诺现象，四肢近端肌无力与肌痛，关节痛或关节炎，食管蠕动减慢，肺纤维化，同时符合系统性硬化病和多发性肌炎诊断。但其皮肤硬化改变局限于四肢，广泛受累少见。

3. 系统性红斑狼疮与多发性肌炎重叠　除系统性红斑狼疮症状外，以近端肌力低下、肌萎缩及硬结常见。

4. 系统性硬化病与类风湿关节炎重叠　这类患者可表现为关节的疼痛、肿胀甚至畸形，同时可出现雷诺现象、肢端硬化、肺间质病变、肺动脉高压等系统性硬化病的症状。

二、影像表现

可以是前述某一种 CTD-ILDs 征象为主或几种 CTD-ILDs 征象并存，影像上很难区分，要结合临床及血清学、病理学等资料。（图 7-22～图 7-24）

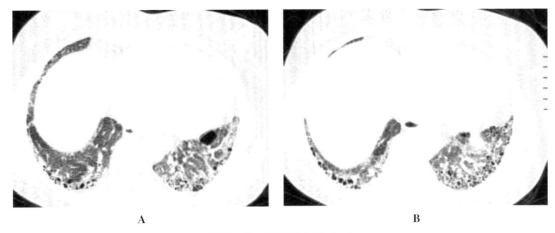

A　　　　　　　　　　　　　　　B

图 7-22　重叠综合征（一）

女，49 岁。关节肿痛 20 余年，胸闷、气促 4 年，诊断为重叠综合征（RA、SLE、PM 重叠）。HRCT 表现：双肺多发磨玻璃影及蜂窝影，以胸膜下及双下肺为著。

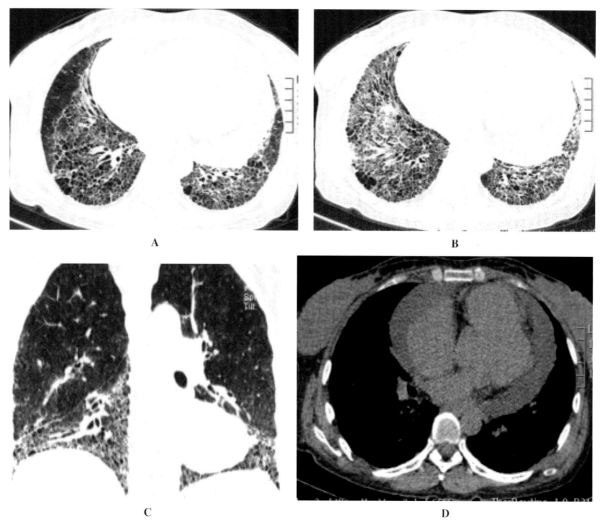

图 7 - 23　重叠综合征（二）

女，42 岁。关节疼痛、活动后气促 3 年，加重 1 个月。诊断为重叠综合征（SSc、PM 重叠）。HRCT 表现：双肺多发磨玻璃影及蜂窝影，以胸膜下及双下肺为著；伴有心包积液。

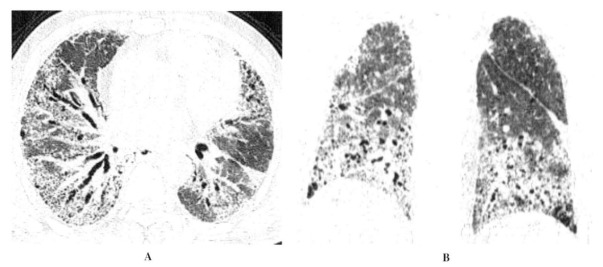

图 7 - 24　重叠综合征（三）

男，67 岁。气促 2 年，加重半个月。临床诊断重叠综合征：系统性硬化病＋原发性胆汁性胆管炎。

三、诊断要点

必须符合两种或两种以上结缔组织病的诊断标准。重叠可发生在同一时间内，亦可以在不同时期发生，即患者可先有某一种结缔组织病如 SLE，以后转变成另一种结缔组织病如系统性硬化病等，这种转变可呈连续性或间隔一段时间后进行。只要患者有两种或两种以上结缔组织病的重叠，均应诊断为重叠综合征。

第九节　结缔组织病的影像诊断思路

1. 明确肺间质病变的存在　见第六章第一节相关内容。

2. 明确是继发性 ILD　影像上伴随明显胸腔积液及胸膜钙化、食管扩张、广泛纵隔淋巴结增大等不考虑特发性间质性肺炎；详细的病史询问，如果有其他多器官受累，要考虑继发性肺间质病变。

3. 结缔组织病继发肺间质病变（CTD-ILD），除了肺以外还有最容易受累的靶器官，靶器官病变，对结缔组织相关肺间质病变有提示意义：如类风湿累及小关节，系统性红斑狼疮累及肾脏，干燥综合征累及外分泌腺，皮肌炎累及皮肤及肌肉，系统性硬化病累及食管。

4. 结缔组织病继发肺间质病变（CTD-ILD），自身抗体对病因提示意义重大。类风湿关节炎：类风湿因子（RF）阳性及抗环瓜氨酸肽抗体（抗 CCP）阳性；系统性红斑狼疮：抗双链 DNA（dsDNA）抗体、抗 Sm 抗体（抗 Smith 抗体）、抗核糖体 P 蛋白（ribosome-P）抗体（抗 rRNP）阳性；干燥综合征：抗 SSB 抗体及抗 SSA 抗体阳性；系统性硬化病（SSc）：抗 Scl-70 抗体、抗核仁（Nucleole）抗体阳性；多发性肌炎抗 Jo-1 抗体阳性；抗 U1RNP 抗体（抗 U1 核糖核蛋白抗体）高滴度主要与混合性结缔组织病（MCTD）相关。

5. 高分辨率 CT（HRCT）具有重要意义　首先，影像与病理有一定的相关性，病理上以 UIP 及 NSIP 常见，LIP、AIP、OP 少见。系统性硬化病、类风湿关节炎、皮肌炎患者多出现细网格影，病理上以 NSIP 为主；系统化硬化病和类风湿关节炎多出现粗网织影及蜂窝影病理上以 UIP 为主；多肌炎、系统性红斑狼疮可出现实变影，病理为 AIP；多发性肌炎和皮肌炎（PM 和 DM）及干燥综合征可以出现 LIP，影像上可见磨玻璃影＋囊腔影；其次，影像可以大概判断分期：CTD-ILD 的早期为炎症期，HRCT 显示为磨玻璃、细小网格状影；随着疾病的发展 CTD-ILD 的中期可能开始出现纤维化，HRCT 表现为粗大网格状、胸膜下可能有少许蜂窝表现，晚期疾病进展 CTD-ILD 可能出现广泛的纤维化，HRCT 显示双肺显著蜂窝表现，并出现肺动脉高压；另外影像可以评估疗效及发现并发症。

表 7-4　　　　　　　　　　　　　　　风湿性疾病常用检查及其临床意义

风湿性疾病常用检查	临床意义
类风湿因子（RF）	除见于 RA 外（90% RA 患者 RF 呈阳性），还可见于其他结缔组织病，尤其是干燥综合征。此外，慢性感染患者、老年人血清中也可出现低滴度的 RF。 RF-IgG：与 RA 患者血管炎和关节外症状相关。RF-IgA：与骨质破坏有关，早期 RF-IgA 升高常提示病情严重，预后不良。RF-IgM：最常见，无特异性。
抗环瓜氨酸肽抗体（抗 CCP）	对早期类风湿关节炎的诊断敏感性为 48%，特异性为 90% 以上。
抗核抗体（ANA）	以细胞的核成分（核酸、核蛋白）为靶抗原的自身抗体的总称。间接免疫荧光法检查分以下几种荧光图谱： 均质型：此型与抗 dsDNA 和抗组蛋白抗体有关。周边型：此型对应的抗体为抗 dsDNA 抗体。斑点型或颗粒型：此型抗体与多种自身抗体有关，如抗 U1RNP、抗 Sm、抗 Scl-70、抗 SSB/La、抗 SSA/Ro 等。核仁型：此型与针对核糖体、U3RNP、RNA 聚合酶等抗原的抗体有关。
盐水可提取性核抗原（ENA）	以小分子核糖核蛋白（非组蛋白中的盐水可提取性成分）为靶抗原的自身抗体的总称。

续表 1

风湿性疾病常用检查	临床意义
抗 U_1 RNP 抗体（抗 U_1 核糖核蛋白抗体）	高滴度主要与混合性结缔组织病（MCTD）相关，也可见于 SLE。
抗 Sm 抗体（抗 Smith 抗体）	为 SLE 所特有，特异性达 99%，敏感性 25%，与 SLE 疾病活动性无关。常与抗 nRNP 共存。
抗 SSA/Ro 抗体	见于干燥综合征（敏感性 88%～96%），类风湿关节炎（3%～10%），SLE（24%～60%）。与 SLE 光过敏、亚急性皮肤性红斑狼疮、抗核抗体阴性狼疮、新生儿狼疮等相关（SSA 抗体可通过胎盘引起新生儿狼疮综合征）。
抗 SSB/La 抗体（抗 Ha 抗体）	抗 SSB 阳性几乎总伴有抗 SSA 抗体阳性，抗 SSB 抗体较抗 SSA 抗体诊断干燥综合征更特异，是干燥综合征血清特异性抗体。原发性干燥综合征阳性率达 40% 左右。
抗 Scl-70 抗体	为系统性硬化病（SSc）的标记性抗体，检出率为 20% 左右，提示预后不良，易出现早期严重器官损害。
抗 PM-Scl 抗体（抗 PM-1 抗体）	主要见于多发性肌炎和系统性硬化病重叠综合征（24%）。
抗 Jo-1 抗体	抗 Jo-1 抗体对多发性肌炎（PM）及其继发性间质性肺纤维化有高度特异性，但阳性检出率低。
抗着丝点（Centromere）抗体（ACA）	主要见于 CREST 综合征，即钙化症、雷诺现象、食管运动障碍、硬指症及毛细血管扩张，检出率为 38%～80%。也见于弥漫型硬皮病（检出率约为 20%）以及原发性胆汁性肝硬化（PBC）。PBC 患者中 ACA 阳性常伴 PBC 其他相关自身抗体，PBC 患者中约 20% AMA 阳性同时伴 ACA 阳性。ACA 伴抗核点抗体（Sp100，PML 等）、抗核包膜蛋白抗体（gp210，p62）也可见到。多种 PBC 相关自身抗体同时出现，可增加对 PBC 诊断的特异性。
抗增殖蛋白 1 抗体（PCNA）	为 SLE 的特异性抗体，阳性率 3%～5%，与狼疮患者发生弥散性增殖性肾小球肾炎相关，其他结缔组织病患者中常为阴性。
抗双链 DNA（dsDNA）抗体	SLE 特异性 95%，敏感性 70%，与 SLE 疾病活动性相关。
抗核小体（nucleosome）抗体	SLE 的早期标记性抗体，特异性较高。阳性率为 50%，特异性＞95%。比抗 ds-DNA 抗体更早出现。
抗组蛋白（histone）抗体	95% 以上的药物诱导性狼疮患者可出现抗组蛋白抗体。
抗核糖体 P 蛋白（ribosome-P）抗体（抗 rRNP）	是诊断 SLE 的特异性抗体，常在 SLE 活动期中存在，阳性率在 10%～20%。抗 rRNP 抗体阳性患者中枢神经系统病变发生率高。抗 rRNP 抗体与抗 dsDNA 抗体的消长平行，但与抗 dsDNA 抗体不同的是不会随病情好转立即消失，可持续 1～2 年后才转阴。
抗核仁（Nucleole）抗体	见于系统性硬化病。
抗中性粒细胞胞质抗体（ANCA）	分为胞浆型（cANCA）、核周型（pANCA）和不典型（xANCA）。 cANCA 主要见于韦格纳肉芽肿，出现呼吸系统、肾脏损害时灵敏度达 90% 以上。非活动性 WG 仍有 40% cANCA 阳性。 pANCA 阳性主要见于显微镜下多血管炎、Churg-Strauss 综合征。 xANCA 阳性主要见于溃疡性结肠炎、克罗恩病和原发性硬化性胆管炎等患者。
抗心磷脂抗体（ACA）	见于系统性红斑狼疮、类风湿关节炎、干燥综合征，反复自然流产、抗磷脂综合征（包括血栓形成、自发性流产、血小板减少和 CNS 病变）患者。IgM 型 ACA 可作为自发性流产的前瞻性指标。
抗 β_2 糖蛋白抗体（抗 β_2GP-1）	诊断 APS 敏感性同 ACA，但特异性高于 ACA。
人白细胞抗原 B27（HLA-B27）	为 MHC-I 基因编码。与强直性脊柱炎等血清阴性脊柱关节炎疾病高度相关。

续表 2

风湿性疾病常用检查		临床意义
抗 PR3 抗体		为 WG 的标志性抗体。以抗 PR3 抗体诊断 WG 的特异性可超过 95%。抗 PR3 抗体在其他的原发性血管炎中也可以检测出来，但阳性率较低。抗 PR3 抗体敏感度与疾病的活动性及病程有关。
抗 MPO 抗体		主要与 MPA、NCGN、CSS 相关，抗 MPO 抗体阳性高度提示坏死性血管炎或特发性 NCGN，对诊断原发性小血管炎的特异性达到 99%。还可见于其他疾病，如节结性多动脉炎、抗肾小球基底膜肾病、WG、SLE、RA、药物诱导的红斑狼疮、Felty 综合征等。抗体滴度与疾病活动性相关。
抗肾小球基底膜（GBM）抗体		是抗基底膜抗体型肾小球肾炎特异性抗体，包括 Good-Pasture 综合征、急进型肾小球肾炎及免疫复合物型肾小球肾炎。
自身免疫性肝病抗体谱	抗线粒体抗体（AMA-M2）	抗 M2 抗体是原发性肝汁性肝硬化（PBC）的血清学指标，当 M2 效价＞1：80 时对 PBC 的特异性达 97%，敏感性达 98%，可作为原发性胆汁性肝硬化和肝外胆道阻塞性肝硬化症的鉴别诊断。另外，在其他慢性肝脏疾病（30%）和系统性硬化病（7%～25%）中也可检出抗 M2 抗体，但滴度较低。药物引起的自身免疫病患者 AMA 通常为 M3 和 M6。
	抗 3E（BPO）抗体	AMA-M2 的 3 个靶抗原的抗原表位片段基因的串联表达蛋白（BPO），用于 PBC 的早期发现和临床诊断。临床意义同 AMA-M2。
	抗 Sp100（一种核蛋白抗原）抗体	靶抗原是相对分子质量为 100 kD 的可溶性酸性磷酸化核蛋白（Sp100）。抗 Sp100 抗体对 PBC 患者具有较高的敏感性和特异性，在临床上常出现于肝损伤之前，在 PBC 患者中的阳性率为 10%～30%，其他肝病患者均为阴性。抗 Sp100 抗体在 AMA 阴性 PBC 患者中的阳性率（60%）显著高于 AMA 阳性者（20%），对 AMA 阴性的 PBC 患者的诊断具有重要意义。抗 Sp100 抗体亦可见于其他风湿免疫病患者，如 SSc、pSS、SLE、MCTD 等，但阳性率低。
	抗 PML（一种核蛋白抗原）抗体	靶抗原为异常表达于前髓（早幼粒）白血病细胞（promyelocyticleukemia cell，PML）的蛋白。抗 PML 抗体亦多见于 PBC 患者中，可同时检测到抗 PML 抗体和抗 Sp100 抗体，两者具有相同的敏感性和特异性。
	抗 gp210（一种跨核膜蛋白抗原）抗体	靶抗原为位于核孔复合物上的 210kD 跨膜糖蛋白 gp210，为 PBC 的高度特异性抗体（99%），该抗体极少出现于 AIH、类风湿关节炎、多发性肌炎、干燥综合征及非自身免疫性肝病患者中；诊断 PBC 的敏感性为 10%～41%。约 1/4（10%～40%）的 PBC 患者中，抗 gp210 抗体可与抗线粒体抗体（AMA）同时出现，抗 gp210 抗体也存在于 20%～47% AMA 阴性的 PBC 患者中。对于临床、生化和组织学表现疑诊 PBC 而 AMA 阴性的患者，或 AMA 阳性而临床症状不典型、存在重叠综合征（如与干燥综合征重叠）的患者，抗 gp210 抗体检测有重要价值。抗 gp210 抗体与 PBC 患者的肝外临床表现具有一定的相关性，抗体阳性较阴性患者发生关节炎的概率增高。抗 gp210 抗体的存在及抗体滴度一般不随患者诊断的时间及临床过程而变化，但抗体阳性与阴性患者的预后有显著性差异，抗体阳性提示患者预后不良，抗 gp210 抗体阳性患者死于肝衰竭者明显多于阴性者，抗 gp210 抗体可作为 PBC 患者的预后指标。
	LKM-1（抗肝肾微粒体 1 型抗体）	用于自身免疫性肝炎（AIH）诊断和鉴别诊断，AIH 10% 阳性。抗 LKM-1 抗体为 AIH- II 型血清特异性抗体，敏感性为 90%。慢性丙型肝炎患者中 2%～10% 也可检测到抗 LKM-1 抗体。AIH 中抗 LKM-1 抗体阳性患者，较多具有典型的自身免疫现象，大多为青年女性，自身抗体滴度较高，血清免疫球蛋白显著增高，病情比较严重，对激素治疗反应好，欧美地区多见；HCV 感染伴有抗 LKM-1 抗体阳性患者，大多年龄较大，女性并不多见，自身抗体滴度较低，血清免疫球蛋白不高，病情为慢性肝炎表现，对干扰素治疗有反应，地中海地区

续表 3

风湿性疾病常用检查		临床意义
自身免疫性肝病抗体谱	LKM-1（抗肝肾微粒体 1 型抗体）	多见。抗 LKM-2 抗体仅见于应用药物替尼酸治疗后诱发的肝炎患者。由于该药物已停用，故抗 LKM-2 抗体已不存在。抗 LKM-3 抗体见于 10%～15%慢性丁型病毒性肝炎患者，大约有 10%的 AIH-Ⅱ型患者既有抗 LKM-1 抗体，也有抗 LKM-3 抗体。抗 LKM-3 抗体在 AIH-Ⅱ型患者中滴度较高，而在丁型病毒性肝炎患者中滴度较低。
	LC-1（抗肝细胞胞质 1 型抗体）	用于自身免疫性肝炎（AIH）诊断和鉴别诊断，AIH 10%阳性。抗 LC1 抗体为 AIH-Ⅱ型的血清特异性抗体，阳性率为 56%～72%。在临床上，抗 LC1 抗体多见于年龄小于 20 岁的年轻 AIH 患者，而少见于年龄大于 40 岁的 AIH 患者。抗 LC1 抗体常与抗 LKM-1 抗体同时存在。HCV 感染与 LC1 不相关，抗 HCV 与抗 LC1 抗体没有交叉反应，因此，抗 LC1 抗体对 AIH 的特异性要优于抗 LKM-1 抗体。抗 LC1 抗体与 AIH-Ⅱ型的疾病活动性具有相关性，为 AIH 的疾病活动标志及预后指标。
	SLA/LP（抗可溶性肝抗原抗体/抗肝胰抗体）	用于自身免疫性肝炎（AIH）诊断和鉴别诊断，抗 SLA/LP 抗体为少数公认的 AIH 高度特异性自身抗体，在 AIH 所有相关自身抗体中最具有诊断价值。抗 SLA/LP 抗体在 AIH 中的阳性率为 10%～30%，该抗体多出现在 ANA，SMA 和抗 LKM-1 抗体阴性的 AIH 患者血清中。抗 SLA/LP 抗体为 AIH-Ⅲ型的血清学标志抗体，阳性患者多为年轻女性，多伴有高免疫球蛋白血症。
	SMA（抗平滑肌抗体）	SMA 无疾病诊断特异性，可见于多种肝脏疾病及非肝脏疾病；SMA 对 AIH-Ⅰ型的诊断有重要意义，高滴度的 SMA（＞1∶160）对 AIH 诊断敏感性相当高（至少 90%），高滴度的 SMA 还可见于 AIH 与 PBC 重叠综合征患者。低滴度 SMA 可非特异性出现于某些感染性疾病、系统性自身免疫性疾病及炎症性肠病等多种疾病中。

第八章　血管炎

血管炎（vasculitis）又称脉管炎，是血管壁或血管周围炎症细胞浸润，伴有的血管损伤，包括纤维素沉积、胶原纤维变性、内皮细胞及肌细胞坏死性炎症，是所有结缔组织疾病的病理基础。临床上按病因将其分为原发性和继发性，致病因素直接作用于血管壁引起者为原发性血管炎，由邻近组织病变波及血管壁引起者为继发性血管炎。其中继发性血管炎占血管炎总数的30%。

2012年Chapel Hill系统性血管炎分类：

（1）大血管炎（LVV）：主要累及大动脉（主动脉及其主要分支），可累及所有血管。如大动脉炎（TA）和巨细胞动脉炎（GCA）。

（2）中血管炎（MVV）：主要累及中等动脉（器官动脉主干及其分支），常并发炎性动脉瘤及动脉狭窄。如结节性多动脉炎（PAN）和川崎病（KD）。

（3）小血管炎（SVV）：主要累及小血管（包括微/小动脉、毛细血管、小静脉），中等动静脉也可累及。又分为以下几种。①抗中性粒细胞胞质抗体（antineutrophil oytoplasmic antibody，ANCA）相关血管炎（ANCA-associated vasculitis，AAV）：显微镜下多血管炎（microscopic polyangiitis，MPA）、肉芽肿性多血管炎（granulomatosis with polyangiitis，GPA）和嗜酸性肉芽肿性多血管炎（eosinophilic granulomatosis with polyangiitis，EGPA）。②免疫复合物性小血管炎：抗肾小球基底膜病，冷球蛋白性血管炎，IgA性血管炎（过敏性紫癜，IgAV）和低补体血症性荨麻疹性血管炎（抗C1q性血管炎，HUV）。

（4）变异性血管炎（VVV）：白塞病（Behcet disease，BD）和科根综合征（CS）。

（5）单器官性血管炎（SOV）：皮肤白细胞破碎性血管炎，皮肤动脉炎，原发性中枢神经系统性血管炎和孤立性主动脉炎。

（6）与系统性疾病相关的血管炎：狼疮性血管炎，类风湿性血管炎和结节病性血管炎。

（7）与可能病因相关的血管炎：丙肝病毒相关性冷球蛋白血症性血管炎，乙肝病毒相关性血管炎，梅毒相关性主动脉炎，血清病相关性免疫复合物性血管炎，药物相关性免疫复合物性血管炎，药物相关性ANCA相关血管炎和肿瘤相关性血管。肺脏血管床丰富，可以作为系统性血管炎全身疾病的受累器官，也可以独立发病，导致肺血管炎的疾病主要包括小血管炎及其他原因导致的血管炎。在肺小血管炎中主要分为ANCA相关小血管炎和免疫复合物性小血管炎，前者主要包括显微镜下多血管炎（MPA）、肉芽肿性多血管炎（GPA）和嗜酸性肉芽肿性多血管炎（EGPA）。

第一节　ANCA相关血管炎

抗中性粒细胞胞质抗体相关血管炎（AAV）是一组以中小血管炎受累为主、抗中性粒细胞胞浆抗体阳性为特征的系统性疾病，到目前ANCA相关血管炎的发病机制、病因尚不明确。临床表现复杂多样，以肺部和肾脏损伤表现较多见，但无特异性、误诊率高。ANCA检测对于此病具有重要的诊断意义，ANCA不仅是疾病发生的标志，也是主要的致病因素。有研究表明，多种促炎因素如细胞因子可以刺激ANCA表达，进而导致炎性反应的发生。AAV可见于各年龄组，但尤以老年人多见，50～60岁高发，好发于冬季，患者症状多不典型，常为不规则发热、乏力、关节肌肉痛和体重下降等。AAV常累及全身多器官，常见受累的脏器和系统包括皮肤（Skin）、肾脏（Kidney）、肺（Lung）、耳鼻喉（ENT）和神经系统（Nerve）等，有学者将其总结为"SKLEN"：

（1）皮肤损害（S）：紫癜、丘疹、溃疡、皮下结节。

（2）肾脏受累（K）：肾小球肾炎：血尿、蛋白尿、RPGN 可隐匿起病。

（3）肺受累（L）：肺出血咳嗽、咯血、呼吸困难。

（4）耳鼻喉受累（E）：眼：急性细菌性结膜炎、畏光流泪、视力下降；耳：中耳炎、耳鸣、听力下降；鼻：鼻窦炎、鼻息肉、变应性鼻炎；喉：咽鼓管炎、声门下狭窄。

（5）神经系统受累（N）：单神经炎，运动-感觉神经病。

符合 3 项即应考虑系统性血管炎可能；结合 ANCA 阳性可进行临床初步诊断，但确诊需病理支持。其中，肺和肾脏病变常较突出，其典型肾病理表现为寡或无免疫沉积型局灶节段坏死性肾小球肾炎或新月体性肾炎，肺部以坏死性血管炎和出血为特征性病理改变。

肺部改变可表现为肺部结节/肿块（多发/单发，可伴空洞）、局限性/弥漫性浸润影、弥漫性实质性肺疾病（diffuse parenchymal lung disease，DPLD）、弥漫性肺泡出血（diffuse alveolar hemorrhage，DAH）、肺动脉高压（pulmonary hypertension，PH）、肺动脉瘤、肺静脉血栓、胸腔积液、继发肺部感染，等等。

【肺部受累基本影像表现】

（1）结节/肿块：双肺多发结节、肿块，主要位于胸膜下；病变边缘光滑，可以增大、融合，可伴空洞，空洞壁厚且内缘不规则。由中性粒细胞、淋巴细胞、浆细胞、组织细胞和嗜酸性粒细胞等组成的炎症渗出导致肉芽肿形成。

（2）DAH：随着病程、肺泡内出血量的不同呈现不同的影像特征。急性 DAH 表现为两肺弥漫渗出，以两肺门为主，两侧对称/不对称的局部浸润；在急性出血的几天内，随着含铁血黄素沉积，可见伴磨玻璃影的小叶间隔增厚。慢性或复发性 ADH 可形成细小的间质纤维化，为网状影改变；若合并新鲜出血，可为铺路石改变。

（3）肺动脉瘤：肺部影像学为单侧/双侧大小不一的弥漫渗出或圆形结节影。肺动脉造影见单发/多发肺内动脉瘤样扩张，单发者多靠近肺门、体积较大、常伴瘤内附壁血栓。多发者常靠近外周、体积偏小，呈囊状或梭形。肺微动脉瘤多见于白塞病。

一、显微镜下多血管炎

（一）临床特点

显微镜下多血管炎是一种主要累及小血管的系统性坏死性血管炎，占抗中性粒细胞胞质抗体相关血管炎的 80%，血清中能够检测到 ANCA 为最突出特点，主要侵犯小血管，包括毛细血管、小静脉或微动脉，免疫病理检查特征是血管壁无或只有少量免疫复合物沉积。可侵犯全身多个器官，如肾、肺、眼、皮肤、关节、肌肉、消化道和中枢神经系统等，在临床上以坏死性肾小球肾炎为突出表现，但肺毛细血管炎也很常见。辅助检查：白细胞增多、血小板增高等及与出血不相称的贫血，红细胞沉降率升高、C 反应蛋白增高、类风湿因子阳性、γ球蛋白升高、蛋白尿、血尿、血尿素氮、肌酐升高等。抗中性粒细胞胞质抗体（ANCA）是本病诊断、监测病情活动和预测复发的重要血清学指标，主要是 MPO-ANCA（p-ANCA）阳性。肾活检病理特征为肾小球毛细血管丛节段性纤维素样坏死、血栓形成和新月体形成，坏死节段内和周围偶见大量嗜中性粒细胞浸润。免疫学检查无或仅有稀疏的免疫球蛋白沉积，极少有免疫复合物沉积，这具有重要的诊断意义。MPA 患者中 12%～55% 出现 DAP，为 MPA 的严重表现，提示预后不佳。

（二）影像表现

MPA 的病理基础是小血管的免疫相关坏死性炎症，影像表现多种多样，磨玻璃影或实变最常见，代表炎性渗出，多为散在片状，弥漫性分布提示肺泡出血或炎症暴发；小叶间隔增厚也常见，代表间质增生，晚期可见条索影、牵拉性支气管扩张、蜂窝影，代表纤维化。结节、空洞、纵隔淋巴结增大、胸腔积液少见。影像特征性不强，诊断要结合临床，注意多器官损害、抗中性粒细胞胞质抗体阳性、肾活检。（图 8-1～图 8-3）

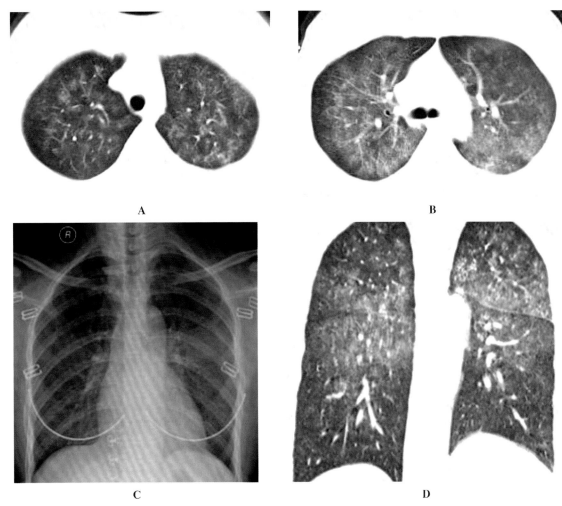

A   B

C   D

图 8-1 显微镜下多血管炎（一）

女，22 岁。多关节肿痛半年，气促 2 个月，痰中带血 3 天入院。ESR 23 mm/h，CRP 6.17 mg/L，HB 60 g/L，BUN 11.28 mmol/L，24 小时尿蛋白定量 5413 mg/d，尿隐血（+++），髓过氧化物酶抗原（MPO）（+++），p-ANCA（+）。诊断 MPA，继发肺泡出血、肾脏受累，予以甲泼尼龙、羟氯喹、环磷酰胺治疗，好转出院。

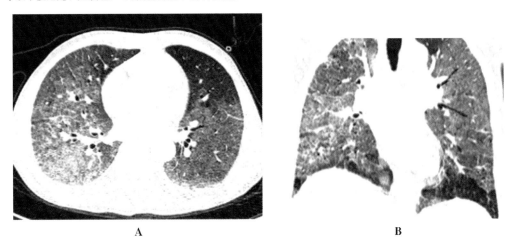

A   B

图 8-2 显微镜下多血管炎（二）

男，77 岁。咳嗽咯血 20 余天，发热 1 周；影像表现：双肺弥漫磨玻璃影，双侧大致对称，伴小叶间隔增厚；双侧胸腔少量积液。实验室检查 MPO 升高，p-ANCA 阳性。

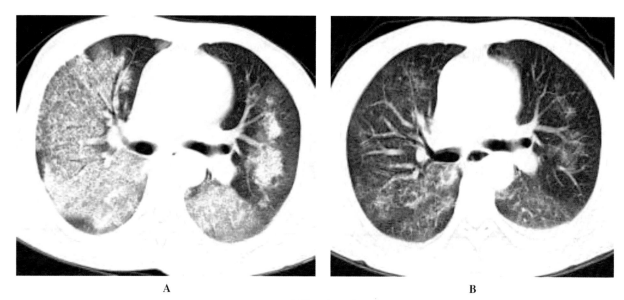

图 8 - 3　显微镜下多血管炎（三）

　　女，48 岁。纳差 2 个月，检查发现血肌酐升高。HB 74g/L，MPO（＋＋），PR3（－），抗肾小球基底膜抗体（－），尿隐血及蛋白（＋＋＋），Cr 328μmol/L，诊断 MPA，予以环磷酰胺及甲泼尼龙冲击后泼尼松维持，10 天复查，双肺磨玻璃影明显减少。

（三）诊断要点

　　以下情况有助于 MPA 的诊断：①中老年，以男性多见，病程长，病情反复；②肾脏损害表现：蛋白尿、血尿和/或急进性肾功能不全等；③肺部多形态病变，难以用其他原因解释；④伴有全身各器官受累表现；⑤p-ANCA 阳性；⑥肾活检有助于诊断。MPA 不存在呼吸道炎性肉芽肿是其与 GPA 的重要区别；坏死性肾小球肾炎、肺血管炎和 ANCA 阳性是 MPA 区别于结节性多动脉炎的重要特征。根据 ACR/ EULAR 标准，总分≥5 分，可诊断为 MPA。组织病理学中明确的无免疫复合物或寡免疫复合物沉积的坏死性小血管炎是诊断的必要条件，也是诊断的金标准。（表 8 - 1）

表 8 - 1	GPA（EULAR/ACR）≥5 分	
临床标准	鼻腔血性分泌物、溃疡、鼻痂或鼻窦-鼻腔充血/不通畅、鼻中隔缺陷或穿孔。	－3 分
	p-ANCA 或 MPO-ANCA 抗体阳性	6 分
	肺部影像学检查提示肺间质纤维化或肺间质病变	5 分
实验室检查	极少或没有免疫复合物沉积的肾小球肾炎	1 分
	c-ANCA 或 PR3-ANCA 抗体阳性	－1 分
	嗜酸细胞计数≥1×10⁹/L	－4 分

二、肉芽肿性多血管炎

（一）临床特点

　　肉芽肿性多血管炎（GPA）占抗中性粒细胞胞质抗体（ANCA）相关血管炎第二位，原名韦格纳肉芽肿，最初由德国病理医生 Friedrich Wegener 首次详细描述，并以其姓氏进行命名。美国风湿病学会、美国肾脏病学会及欧洲风湿病学会联合提议将该病命名为"肉芽肿性多血管炎"。常侵犯上呼吸道、肺及肾脏，还可有耳、眼、关节肌肉、皮肤、心脏、神经系统等多脏器多系统受累。主要病理特征为肉芽肿、血管炎和局灶性坏死三联征。病理显示肺及皮肤小血管和类纤维蛋白变性，血管壁有中性粒细胞浸润，局灶性坏死性血管炎，上、下呼吸道有坏死性肉芽肿形成和肾病理为局灶性、节段性、新月体性坏死性肾小球肾炎，免疫荧光检测无或很少免疫球蛋白以及补体沉积。本病起病缓慢，GPA 典型的临床表现为三联征：上呼吸道、肺和肾脏病变。全身症状有周身不适，疲乏无力，厌食，消瘦和发热，

70%以上患者的上呼吸道最先受累，表现为慢性鼻炎、鼻窦炎，有鼻塞、鼻窦部疼痛、脓性或血性分泌物。肺病变见于70%～80%患者，可致咳嗽、咯血、胸痛和呼吸困难。70%～80%患者在病程中出现不同程度的肾小球肾炎，常见的表现为血尿、蛋白尿、细胞管型，重者可因进行性肾病变导致肾衰竭。约2/3以上的患者以鼻、咽、口腔症状和发热为首发症状，也可以关节痛，眶内肿物，皮肤，肺，耳，肾脏受累症状就医，个别患者以原因不明高热为首发症状。

（二）影像表现

肺部病变具有多发性、多形性、多变性和空洞4个征象，简称为"三多一洞"。①病变表现为"三多"，即多发性、多形性和多变性。多发性指从肺尖到肺底同时或先后出现病灶，弥散或局限分布，中下肺野较多见，易误诊为转移瘤。多形性指病灶可为絮状、粟粒状、结节状、圆形、片状、楔形、空洞等，同时或先后出现，以结节、空洞最多见。多变性指病灶游走，此起彼伏，具有出现快、消失快的特点。②空洞形成：球形或结节状病灶内发现空洞是WG肺浸润的特点之一。约2/3患者出现空洞，可单腔或多腔、壁厚、不规则，可有液平面，有的可转变为环形薄壁空洞。③"供养血管"征是本病重要特征之一。CT平扫表现为病灶边缘粗大毛刺，CT增强扫描见强化血管影进入结节。④其他：肺部血管炎引起肺出血表现为磨砂玻璃影，肺梗死表现为楔状、斑片状阴影，支气管内肉芽肿引起堵塞和狭窄，可表现为肺不张，胸膜浸润引起胸腔积液等，但少有纵隔、肺门淋巴结肿大。鼻窦可见黏膜增厚和骨质破坏。（图8-4～图8-6）

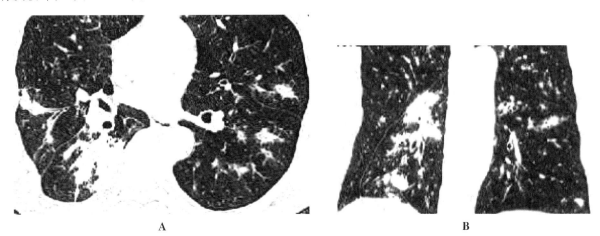

A　　　　　　　　　　　　　　　　　　　　　　B

图8-4　肉芽肿性多血管炎（一）

男，59岁。反复高热2个月余，抗炎、抗结核疗效欠佳入院，ESR及CRP明显升高，出现肾脏功能受损，追问病史曾有脓涕带血。肺部CT为双肺多发及多形态病变，主要沿支气管血管束分布。进一步排查：血管炎三项阳性、鼻窦CT示鼻窦炎。诊断GPA，激素治疗好转出院。

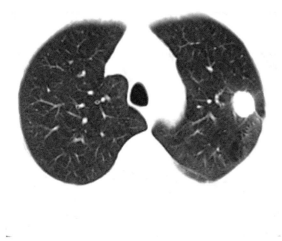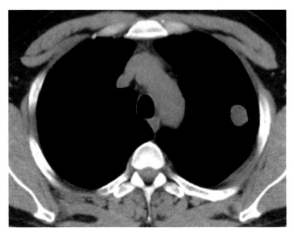

A　　　　　　　　　　　　　　　　　　　　　　B

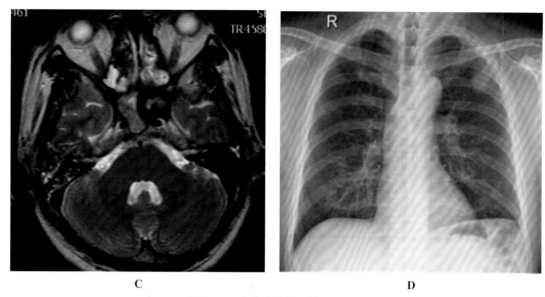

C   D

图 8 - 5   肉芽肿性多血管炎（二）

男，41 岁。鼻塞、流涕 9 年，皮疹 2 年，头痛伴咳嗽 1 个月。ESR 79 mm/h，CRP 23.5 mg/L，HB 98 g/L，PR3（＋＋＋），MPO（－），抗肾小球基底膜抗体（－），尿隐血及蛋白（＋），CT 示左肺结节，MR 示鼻窦炎。诊断 GPA。

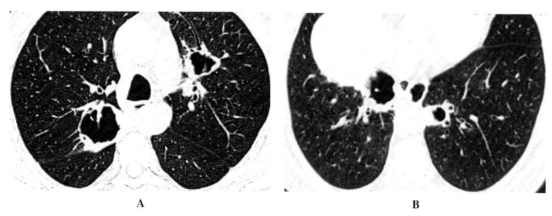

A   B

图 8 - 6   肉芽肿性多血管炎（三）

男，50 岁。反复咳嗽咳痰咯血、双下肢乏力 2 个月余。双肺多发厚壁空洞结节、肿块，多位于纵隔胸膜及叶间胸膜下。PR3-ANCA 阳性。

（三）诊断要点

临床表现有上、下呼吸道病变与肾小球肾炎三联征，实验室检查 c-ANCA 阳性，组织病理检查呈坏死性肉芽肿性炎症可确诊。1990 年美国风湿病学会的分类标准：①鼻或口腔炎症：痛或无痛性口腔溃疡脓性或血性鼻分泌物。②胸部 X 线异常：胸片示结节、固定浸润灶或空洞。③尿沉渣异常：镜下血尿（＞5 个细胞/HP）或红细胞管型。④病理：动脉壁、动脉周围或血管外部区域有肉芽肿炎症。有 2 项阳性即可诊断 GPA。尽管如此，GPA 在临床上常被误诊，为了能早期诊断，对不明原因的发热伴有呼吸道症状；慢性鼻炎及鼻窦炎，肺内有可变性结节状阴影或空洞；血尿及蛋白尿，皮肤有紫癜、结节、坏死和溃疡等进行 ANCA 筛查至关重要。（表 8 - 2）

表 8 - 2	GPA（ACR/EULAR）≥6 分	
临床标准临床标准	鼻腔血性分泌物、溃疡、鼻痂或鼻窦-鼻腔充血/不通畅、鼻中隔缺陷或穿孔	3 分
	软骨受累。	2 分
	传导性或感音神经性听力下降或丧失。	1 分

实验室检查	c-ANCA 或 PR3-ANCA 抗体阳性。	5 分
	肺部影像学检查提示结节、包块或空洞形成。	2 分
	病理见肉芽肿性炎性病变。	2 分
	眼部疼痛、红肿。	1 分
	p-ANCA 或 MPO-ANCA 抗体阳性。	−1 分
	嗜酸细胞计数≥1×10⁹/L。	−3 分

三、嗜酸性肉芽肿性多血管炎

（一）临床特点

嗜酸性肉芽肿性多血管炎（EGPA），又称许尔许斯综合征（Churg-Strauss Syndrome，CSS），是以哮喘、嗜酸性粒细胞增多、血管外肉芽肿、系统血管炎、多发神经病变为特征的少见的自身免疫性疾病。免疫发病机制复杂，免疫复合物介导的Ⅲ型变态反应，IgE 介导的Ⅰ型变态反应和致敏 T 细胞介导的Ⅳ型变态反应，均可能参与本病的病理过程，进入体内的有机抗原能够直接激活补体旁路途径。主要累及小动脉、小静脉，中等大小的血管（如冠状动脉等）也可受累。较之其他系统性血管炎，肺部、心脏、外周神经、胃肠、皮肤的受累较为突出，肾脏病变相对少见或程度轻。典型的病理改变有 3 种：嗜酸粒细胞浸润、血管外肉芽肿、坏死性血管炎。早期多表现为嗜酸粒细胞的组织浸润，中、晚期可出现血管外肉芽肿，坏死性血管炎在整个病程中均可见。EGPA 可累及全身多系统器官，呼吸系统是最常见的靶器官，几乎所有的患者都有哮喘病史。最常见的实验室检查表现为血嗜酸性粒细胞增多，比例通常＞10%，或绝对计数＞1.5×10⁹/L。ANCA 阳性是 EGPA 又一特征性指标，核周型（p-ANCA）与胞浆型（c-ANCA）均可出现，但以 p-ANCA 阳性多见。本病可发生于任何年龄，发病高峰年龄为30～40 岁。男女均可患病。

（二）影像表现

CT 主要表现为磨玻璃影、斑片影、结节影、肺门增大，肺部病变具有游走性，偶有少量胸腔积液。（图 8-7～图 8-9）

（三）诊断要点

目前多参照 1990 年美国风湿病学会（ACR）制定的 CSS 诊断标准：①反复发作的哮喘病史；②外周血嗜酸性粒细胞增多（分类计数大于 10%）；③单发性或多发性神经病变；④肺部游走性浸润性病变；⑤有变应性急性或慢性鼻窦炎病史；⑥病理检查示血管外嗜酸性粒细胞浸润。具备以上 6 项标准中 4 项或 4 项以上即可诊断本病。此外，部分患者血清 IgE 显著升高，支气管肺泡灌洗液中嗜酸粒细胞比例升高，激素或免疫抑制剂治疗有效，也是诊断依据，因临床特点突出，诊断并不依赖病理。

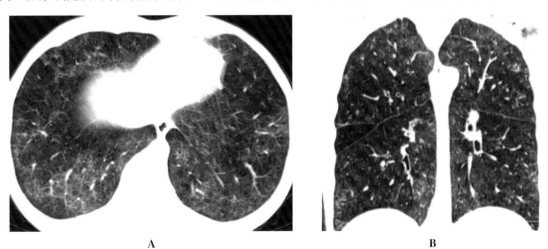

A　　　　　　　　　　　　　　　　　　　　　　　B

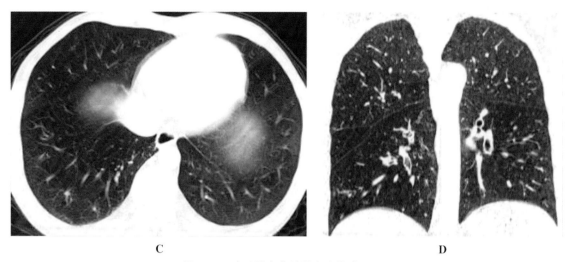

C　　　　　　　　　　　　　　D

图 8-7　嗜酸性肉芽肿性多血管炎（一）

　　男，41 岁。咳嗽咳痰 3 年余，加重伴发热 4 天，3 年前行鼻窦炎手术。ESR 99 mm/h，CRP 167 mg/L，血嗜酸性粒细胞 11.7%（增多），病原学、结缔组织病、血管炎排查阴性。影像表现：双肺弥漫性磨玻璃影和散在条索状密度影增高影，边缘模糊（图 A、图 B）；肺活检病理提示肺组织间质纤维增生，有淋巴细胞、浆细胞浸润、嗜酸性粒细胞浸润。全院大会诊考虑嗜酸性肉芽肿性多血管炎，甲泼尼龙治疗后 60 天复查，双肺病变明显减少（图 C、图 D）。

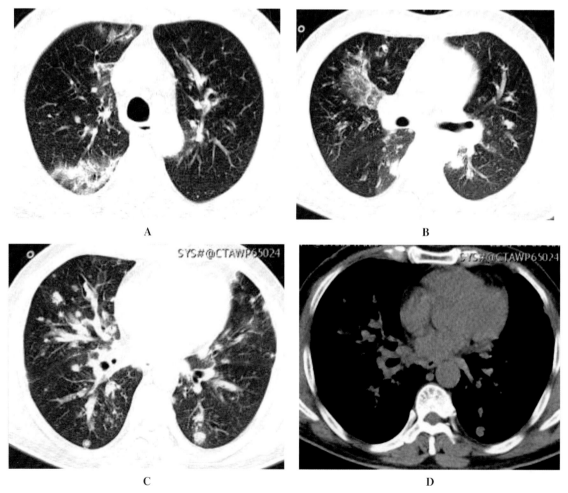

A　　　　　　　　　　　　　　B

C　　　　　　　　　　　　　　D

图 8-8　嗜酸性肉芽肿性多血管炎（二）

　　男，49 岁。咳嗽、咳痰、气促，间断发热 3 个月，加重 1 个月。ESR 49 mm/h，CRP 16.1 mg/L，血嗜酸性粒细胞 67.3%（明显增多），病原学、结缔组织性多血管炎病、血管炎排查阴性。影像表现：双肺可见斑片状磨玻璃影和散在结节影，大会诊考虑嗜酸性肉芽肿性多血管炎。

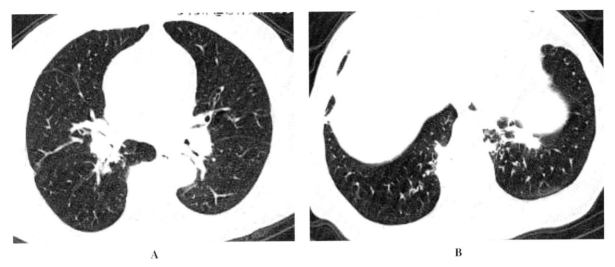

图 8 - 9　嗜酸性肉芽肿性多血管炎（三）

　　女，68 岁。咳嗽咳痰 10 个月，气促 2 个月余；影像表现：双肺多发叶、段支气管管壁增厚并管腔狭窄，双下肺多发斑片状密度增高影，未见胸腔积液。血常规嗜酸性粒细胞增高；鼻窦 CT 双侧鼻窦炎症；支气管镜见气管内上下段、隆突白色粟粒样新生物，病理见间质大量嗜酸性粒细胞及多量中性粒细胞，局灶坏死；肌电图示双侧腓神经早期损害。

四、药物性血管炎

（一）临床特点

　　很多药物可以继发血管炎，如别嘌醇、青霉胺、肼屈嗪、普鲁卡因胺、卡比马唑、甲巯咪唑等，治疗甲状腺功能亢进症的药物丙硫氧嘧啶（propylthiouracil，PTU）是其中典型代表，可诱导产生抗中性粒细胞胞质抗体（ANCA），并可导致自身免疫性血管炎。PTU 相关血管炎发病机制较复杂，PTU 转变为硫基 PTU 而致敏 T 细胞，进而使 B 细胞活化，产生相应的自身抗体，成为引起血管损伤的媒介。在某种外因（如感染）的刺激下激活中性粒细胞，发生脱颗粒反应，释放髓过氧化物酶，将药物转为反应性氧族而直接造成小血管内皮细胞损伤。MPO 与 PTU 发生相互作用，将 PTU 转化为毒性的代谢产物或半抗原，当其与中性粒细胞内多种胞质抗原和核抗原相结合时，具有免疫原性，作为抗原被 T 细胞识别，进一步活化 B 细胞产生相应的自身抗体，引起血管炎，造成肾、肺及其他器官小血管的免疫损伤。本病发病率及程度与 PTU 治疗时间及累积剂量没有必然联系，临床表现轻重不一，轻症可表现为非特异性症状，如流感样的低热、咳嗽、咳痰、关节酸痛、体重减轻等，而重症患者可出现多系统并发症，包括咯血、呼吸衰竭、肾衰竭等。本病以肾脏受累最多，其次是肺、皮肤。与原发性小血管炎不同，PTU 诱发的 ANCA 阳性小血管炎患者绝大多数为中青年女性，大部分患者预后较原发性小血管炎好。辅助检查方面，本病突出特点是 ANCA 检测阳性，同时伴有多种免疫指标异常，如患者可同时出现 IgG 增高、补体下降、dsDNA 阳性等。

（二）影像表现

　　肺部毛细血管炎病理上多为弥漫性肺泡出血（DAH），影像上表现为双肺弥漫性磨玻璃影或实变，病变变化快，结合临床上咯血及呼吸衰竭，支气管镜证实为肺泡出血。（图 8 - 10、图 8 - 11）

（三）诊断要点

　　药物所致 ANCA 相关小血管炎的诊断标准：①有长期服用可疑药物史，本身无肾、肺疾病或其他自身免疫性疾病。②有小血管受损的临床表现，如血尿、贫血、发热、咳嗽、咯血、肺部阴影、皮疹、肌肉关节疼痛等。③血清学自身抗体检测：ANCA 阳性或滴度升高。④组织活检显示小血管有炎症与坏死。肾活检多表现为局灶节段纤维素样坏死性和/或新月体性肾小球肾炎。⑤及时停药及使用糖皮质激素和免疫抑制剂治疗有效。

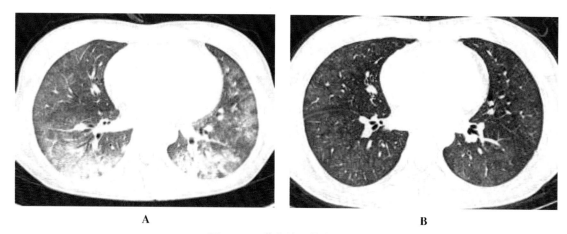

图 8 - 10　药物性血管炎（一）

　　女，21 岁。反复气促伴呼吸困难 1 周，少痰，体温 36.8 ℃；ESR 100 mm/h，CRP 6.17 mg/L，HB 60 g/L，BUN 11.28 mmol/L，尿蛋白（+++），尿隐血（++），髓过氧化物酶抗原（MPO）（++），p-ANCA（+），c-ANCA，补体 C3 0.66 g/L，游离碘塞罗宁 1.69 pg/ml（降低），抗甲状腺球蛋白抗体 9.49 IU/ml（升高）。确诊甲亢 5 年，服用丙硫氧嘧啶 2 片 BID。肺部 CT 表现：双肺弥漫性毛玻璃影和实变影，边界模糊。考虑为 ANCA，与丙硫氧嘧啶相关，停用丙硫氧嘧啶相关，予以治疗 14 天复查，肺部病变明显好转出院。

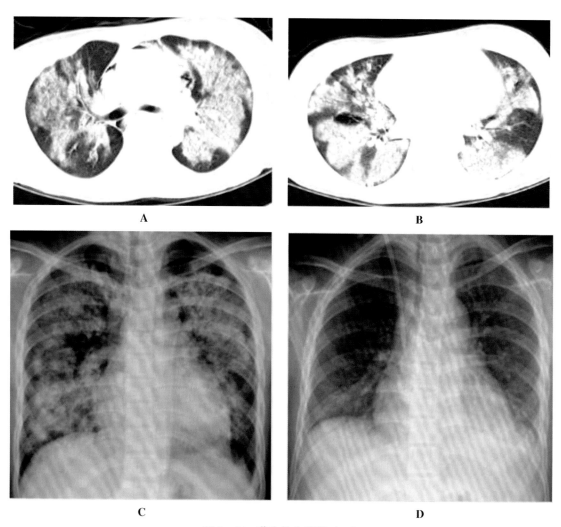

图 8 - 11　药物性血管炎（二）

　　女，13 岁。高热 6 天，最高体温达 39.0 ℃，伴干咳、乏力，当地医院抗炎无效，体格检查：HB 52g/L，Cr 430 mmol/L，因 "肾功能不全" 转院。追问病史甲亢 5 年，服用丙硫氧嘧啶 4 年。肺部 CT：双肺弥漫性病变，PR3 阳性，MPO 阳性，提示 ANCA 相关小血管炎，考虑 "PTU" 诱发。停用 PTU，甲泼尼龙冲击 5 天后，症状好转，出院前复查胸片，双肺弥漫性病变基本吸收。

MPA 诊断要点：

（1）多系统（尤其是肾、皮肤和肺等）损伤的临床表现。

（2）胸部影像学提示弥漫性肺泡出血，肺间质病变。

（3）实验室检查：p-ANCA 阳性合并 MPO 阳性可临床诊断 MPA，其敏感性和特异性达到 99%。

GPA 诊断要点：

（1）鼻腔或口腔炎症（ENT）；典型胸部影像学表现为"三多一洞"多发结节状、肿块状、斑片状灶或空洞。

（2）实验室检查：镜下血尿或红细胞管型；c-ANCA 和 PR3 阳性。

（3）病理上小动脉动脉壁或周围可见肉芽肿性炎症。

EGPA 诊断要点：

（1）哮喘、外周血嗜酸性粒细胞计数升高、伴有多器官受累。

（2）实验室检查 ANCA 阳性。

第二节　非 ANCA 相关血管

一、肺出血肾炎综合征

（一）临床特点

肺出血肾炎综合征（goodpastures syndrome）又称抗基膜性肾小球肾炎，确切病因不清，可能为多种病因共同作用的结果。最新研究发现的胶原IV的 α3（IV）链中有 Goodpasture 自身抗原，体内抗原是如何暴露并产生免疫应答损伤 GBM 尚未完全明了，可能是由于某些易感人群在病毒感染或化学物质的刺激下导致机体基底膜抗原暴露或抗原性发生改变，导致机体产生抗肾小球基底膜抗体，因肾小球与肺泡毛细血管基底膜有交叉抗原性，故该抗体可通过 II 型变态反应导致肺泡毛细血管基底膜和肾小球基底膜损伤。抗基膜抗体导致的肾小球和肺泡壁基膜的严重损伤，病理上肺部病变表现为肺丰满胀大，表面有较多出血斑。光镜下可见肺泡腔内有大量红细胞及很多含有含铁血黄素的巨噬细胞。肺泡壁呈局灶性增厚、纤维化，肺泡细胞肥大。电镜下可见肺泡基底膜增厚及断裂，内皮下有电子致密物呈斑点样沉积，而内皮细胞正常。免疫荧光检查可见毛细血管壁有 IgG、C3 呈连续或不连续线样沉积。临床表现为肺出血、急进性肾小球肾炎和血清抗肾小球基膜（GBM）抗体阳性三联征。

（二）影像表现

影像表现多种多样，主要与不同时期及出血量相关。肺泡出血期表现为两肺弥漫性磨玻璃影，中央型分布，肺野外带、肺尖和肺底较少累及，肺门及纵隔一般无增大淋巴结；进一步发展，双肺病变出现实变；晚期可见含铁血黄素沉着少许纤维灶。需要与肺水肿、弥漫型肺泡细胞癌及其他疾病引起的肺出血等双肺弥漫性病变鉴别。（图 8－12）

（三）诊断要点

根据反复咯血、血尿、肺部影像表现及痰中含铁血黄素细胞阳性即可做出初步诊断，进一步查找血清抗 GBM 抗体阳性，必要时肾活检，及时的肾上腺皮质激素和免疫抑制剂治疗有效可增强诊断信心。1976 年 Teichman 提出的诊断条件为：①反复咯血；②血尿、管型尿等肾小球肾炎样改变；③小细胞、低色素性贫血；④肺内有吸收迅速的游走性斑点状浸润影；⑤痰中有含铁血黄素的巨噬细胞；⑥血清抗肾小球基底膜抗体阳性；⑦肾脏或肺活检肾小球或肺泡囊基底膜有免疫球蛋白沉着。

二、IgA 血管炎

IgA 血管炎为免疫复合物沉积于血管壁引起的系统性血管类，主要累及小血管，其病理特征为白细胞脆裂性小血管炎，该病可引起全身多系统损害，主要累及皮肤、关节、胃肠道及肾脏。临床上分为单

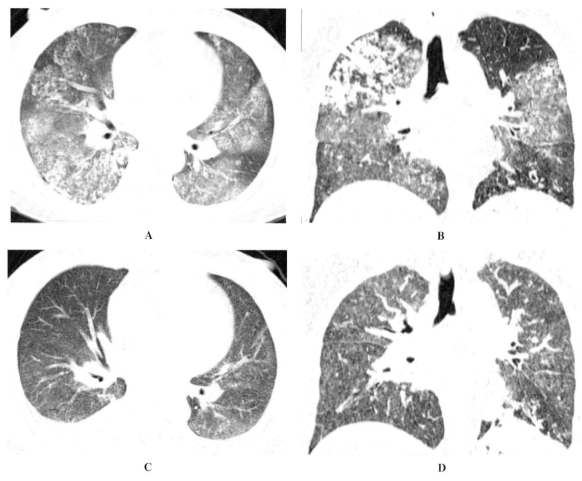

图 8-12　肺出血肾炎综合征

　　女，44 岁。咳嗽、咯血 1 个月，气促、乏力半个月入院，HB 69 g/L，尿隐血（＋＋＋），尿蛋白（＋＋），肌酐 842 mmol/L，HB 69 g/L，ESR 65 mm/h，抗肾小球基底膜抗体（＋＋＋），ANCA（－）。肺部 CT：双肺弥漫性磨玻璃影为主，伴少许实变（图 A、图 B）。诊断肺出血肾炎综合征，甲泼尼龙及 CTX 冲击治疗，然后尤金维持，21 天后复查，双肺磨玻璃影明显减少（图 C、图 D）。

纯型、关节型、腹型、肾型及混合型。引起 IgA 血管炎的可能的诱因目前多认为与上呼吸道感染、食物及药物过敏、大量活动、肿瘤性病变、注射疫苗等相关。IgA 血管炎发病有明显的季节性，多在秋冬寒冷季节发病，可能与天气因素所致上呼吸道感染有关。

　　（一）临床特征

　　可发生于任何年龄，多见于青少年，男性略多于女性，一般多发于秋冬季节。单纯型 IgA 血管炎表现为密集或散在分布的皮肤紫癜性病变，表现为瘀点、瘀斑，甚至出现水疱、血疱，病变可遍及全身，主要分布于双下肢、双上肢，躯干及臀部，少见于颜面部、会阴部及耳朵。关节型 IgA 血管炎患者主要表现为自限性的关节炎，最常见临床表现为关节疼痛、肿胀等，多表现为大关节受累如膝关节、踝关节、腕关节及肘关节等。腹型 1gA 血管炎患者主要表现为腹痛、消化道出血、呕吐、腹泻等，最常见的临床表现为腹痛及消化道由血。肾型 IgA 血管炎患者多表现为血尿和或蛋白尿。

　　（二）影像表现

　　肺受累少见。组织病理可以观察到肺毛细血管壁坏死，也可以显示 IgA 在肺泡基底部沉积。

三、冷球蛋白血症性血管炎

　　血清中冷球蛋白及补体在血管壁中沉积，导致以全身性中、小血管受累为主的血管炎。本病可为原发性，也可为继发性，多数病例与丙型肝炎病毒（HBV）感染相关，或继发于 SLE、RA 等。

（一）临床特征

肺部表现轻，表现为咳嗽、呼吸困难或胸膜炎性疼痛；偶有肺泡出血。最常见的表现是皮肤损害；其次是关节、周围神经以及肾脏、肝脏等脏器受累。实验室检查：血清中可检测到冷球蛋白，IgM 增高，血清补体降低。支气管肺泡灌洗液中 T 淋巴细胞增多。

（二）影像表现

影像学检查可为阴性结果，也可有间质纤维化、胸膜渗出或肺实变等。

第三节　系统性血管炎的影像诊断思路

1. 系统性血管炎累及全身多个系统，因此多系统受累时要注意排查，按照 SKLEN 方法：S 表示皮肤（skin），K 表示肾脏（kidneys），L 表示肺脏（Lungs），E 表示眼耳鼻喉（eye，ears，nose and throat），N 表示神经（nerve）；如有以上 3 个系统受累并除外感染及肿瘤应怀疑血管炎可能。

2. 病程漫长、病情反复的疑难杂症，要注意排查结缔组织病以外，还要排查系统性血管炎，及时检查自身抗体及免疫指标。

3. 关注重要化验结果　血常规注意贫血、小便化验注意隐血、尿蛋白定量、ESR、CRP、ANCA、GBM 抗体。c-ANCA 主要见于 GPA，p-ANCA 阳性主要见于显微镜下多血管炎，抗肾小球基底膜（GBM）抗体见于肺出血肾炎综合征。

4. 影像上 GPA 要注意三多一少：多发性、多形性、多变性、少有空洞；MPA 和肺出血肾炎综合征，以及 SLE、PM 和 DM，容易继发弥漫性肺泡出血，当临床表现为突发的咯血、呼吸困难、低氧血症、咳嗽等呼吸道症状，新出现或短期加重肺部浸润影，血红蛋白进行性下降，血性支气管肺泡灌洗液或可见含铁血黄素的巨噬细胞，排除凝血系统疾病、急性肺水肿、肺栓塞、严重感染，就要考虑合并弥漫性肺泡出血。弥漫性肺泡出血的影像表现与出血量及时期相关：出血期表现为两肺弥漫性磨玻璃影，变化快；进展期实变；慢性期可见纤维化及含铁血黄素沉积。几种常见的血管炎的鉴别如表 8-3。

表 8-3　　　　　　　　　　　　　　肺血管炎鉴别

	MPA	GPA	EGPA	抗肾小球基底膜病
肾脏	（+++）肉眼血尿	（+）镜下血尿	不常见	常见
肺	（+）	（+++）	（+++）哮喘	+
其他损害	皮肤损伤 神经损伤	鼻腔或口腔炎症（ENT） 鞍鼻/声门下	心肌损害 周围神经损害	肾、肺为主
c-ANCA/PR3	（+）	（+++）	（+）	—
p-ANCA/MPO	（+++）	（+）	（+++）	—
肺部影像	DAH	三多一洞	游走性肺叶/段分布的肺部阴影	DAH
病理	坏死性毛细血管炎	坏死性肉芽肿性血管炎	坏死性肉芽肿性血管炎 嗜酸性粒细胞浸润	抗 GBM 抗体沉积的血管炎

第九章   其他炎性病变

第一节   急性嗜酸性粒细胞性肺炎

一、临床特点

急性嗜酸性粒细胞性肺炎（acute eosinophilic pneumonia，AEP）不同于单纯性肺嗜酸性粒细胞浸润症，因此近年来将其作为一个独立的临床病症，其病因尚未明确，多认为与吸入环境中的过敏物质有关，主要病理改变为急性弥漫性肺泡损害，肺泡腔、间质和支气管壁可见明显的嗜酸性粒细胞浸润，大部分病例可有透明膜形成，Ⅱ型肺泡上皮细胞增生，后期可见间质水肿、炎症细胞大量浸润和纤维组织增生。没有血管炎和肺外脏器受损表现。部分可有过敏病史。呈急性起病，表现为发热、肌痛、咳嗽、气急、胸痛，部分患者出现严重的呼吸衰竭。

二、影像表现

双肺多发斑片状磨玻璃影或实变，激素治疗 1~2 周肺部浸润病变迅速吸收。（图 9-1）

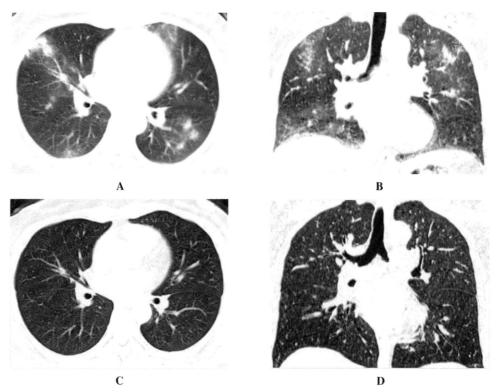

A   B

C   D

图 9-1   急性嗜酸性粒细胞性肺炎

女，51 岁。气促 20 天，与活动无关，伴四肢乏力、头痛、咽痛，ESR 40 mm/h，血嗜酸性粒细胞 34.8％，IgE＞6000 ng/ml，BALF 嗜酸性粒细胞 8.3％，支气管黏膜活检：嗜酸性粒细胞浸润，曲霉抗原阴性，病毒全套阴性。肺部 CT：双肺散在片状磨玻璃影及实变影（图 A、图 B），边界不清。诊断急性嗜酸性粒细胞性肺炎，激素治疗 14 天复查，肺部病变完全消失（图 C、图 D）。

三、诊断要点

AEP 的常用临床诊断标准：①急起发热、肌痛、咳嗽、气急；②血常规或 BALF 中嗜酸性粒细胞明显增高；③血清总 IgE 水平中度升高；④支气管肺组织活检肺实质间质及支气管周围组织中嗜酸粒细胞广泛浸润；⑤双肺实质浸润病变；⑥激素治疗迅速好转；⑦排除了其他原因引起的肺嗜酸性粒细胞浸润。

第二节　慢性嗜酸性粒细胞性肺炎

一、临床特点

慢性嗜酸性粒细胞性肺炎（chronic eosinophilic pneumonia，CEP）是一种特发性疾病，常好发于非吸烟者，女性更常见，隐匿起病，病程长，通常为 2～6 个月，甚至超过 1 年；症状也较严重，表现为咳嗽、发热、乏力、体重下降和呼吸困难，很多患者有过敏或哮喘病史，少数患者表现为急性严重的呼吸衰竭或急性呼吸窘迫综合征（ARDS）。确切的免疫发病机制还不清楚，但许多证据表明，嗜酸粒细胞在对肺组织损伤中发挥着初始的重要的作用。典型病理特点是：支气管肺泡灌洗液（BALF）细胞学检查和肺组织活检中存在嗜酸性炎症。嗜酸性粒细胞可大量积聚在肺泡和间质中导致嗜酸性脓肿的形成，可同时存在一些机化性肺炎的非特异性改变，Ⅱ型肺细胞增生，也可以看到轻度非坏死的微血管炎，纵隔内的淋巴活检标本见淋巴增生和嗜酸粒细胞浸润。

二、影像表现

与肺外周胸膜相对处密度增高影，而肺门处较透明，故称为"肺水肿反转分布"，泼尼松治疗后阴影很快吸收，也可复发。与单纯性肺嗜酸性粒细胞增多症相反，CEP 的肺浸润为非迁移性，很少有胸腔积液。不典型的影像表现包括多发结节、大叶性肺炎、弥漫性磨玻璃影的肺泡填充征。不能单纯依赖影像表现来诊断 CEP。（图 9－2）

三、诊断要点

CEP 的常用临床诊断标准包括（并不要求同时满足）：隐匿起病、症状持续数月，外周血嗜酸性粒细胞增多，胸部影像学提示存在外周浸润，支气管肺泡灌洗液或肺活检显示嗜酸性粒细胞增多，激素治疗后症状迅速缓解。CEP 也是一个排除性诊断，应对所有可能导致肺嗜酸性粒细胞增多症的疾病进行鉴别诊断，包括嗜酸性肉芽肿性多血管炎、高嗜酸性粒细胞综合征、急性嗜酸性粒细胞性肺炎、寄生虫感染、恶性肿瘤、变应性支气管肺曲霉病和药物引起的嗜酸性粒细胞增多症。

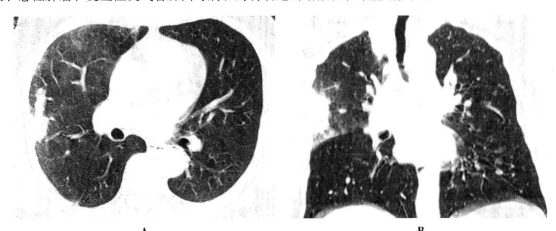

A　　　　　　　　　　　　　　　　　　　　　　　　B

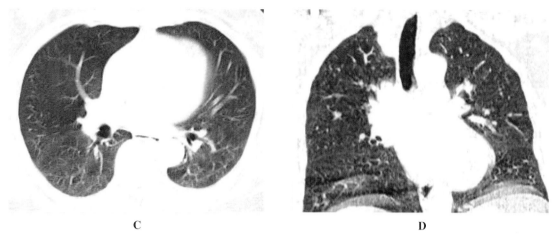

C   D

图 9-2　慢性嗜酸性粒细胞性肺炎

女，58 岁。咳嗽 1 个月余，体温 36.5 ℃；ESR 7 mm/h，血嗜酸性粒细胞 14.5%，BALF 嗜酸性粒细胞 3.3%，支气管黏膜活检：嗜酸性粒细胞浸润，结核排查阴性，病毒全套阴性。活检提示肺组织呈慢性炎症改变。肺部 CT：右上肺可见片状磨玻璃影和斑片状实变影，边缘模糊，倾向于外周分布，呈"肺水肿反转分布"（图 A、图 B）。诊断慢性嗜酸性粒细胞性肺炎，激素治疗 21 天复查，肺部病变消失（图 C、图 D）。

第三节　单纯性肺嗜酸性粒细胞增多症

一、临床特点

病理改变为嗜酸性粒细胞和组织细胞聚集在肺泡壁和肺泡。临床表现多数仅有轻咳，病程呈自限性，常于 3～4 周内自行痊愈。Löffler 综合征一般不需治疗。疑为药物引起者应立即停药。寄生虫所致者可予驱虫，如症状显著或反复发作，可使用激素。

二、影像改变

双肺磨玻璃影及片状实变影，病变可融合和迁徙，融合病变多位于外周，淋巴结肿大和胸腔积液少见。

三、诊断要点

呼吸道症状不明显，肺部病变病变几天内出现或消失，外周血嗜酸性粒细胞增多，支气管肺泡灌洗液可见嗜酸性粒细胞，肺活检证实嗜酸性粒细胞浸润，一般无需临床干预，诊断难度不大，影像上要与其他感染或过敏性炎症鉴别。

第四节　过敏性肺炎

一、临床特点

过敏性肺炎（hypersensitivity pneumonitis，HP）代表一组疾病，原因各异，发病机制、病理、临床表现、治疗和预后相似；易感人群反复接触具有抗原性物质后致病，部分患者可以追溯环境暴露、职业因素、地域及季节因素，确切的发病机制尚不清楚，可能与免疫复合物（Ⅲ型）和细胞介导（Ⅳ型）的免疫反应有关，导致呼吸道、肺间质、肺泡炎症，病变分布不均匀，部分区域可表现为斑片状纤维化，部分区域可呈融合性实性炎性浸润，而其他部分可为相对正常的肺组织。过敏性肺炎的病理学特点是细胞性细支气管炎、肺间质淋巴细胞浸润和巨细胞性肉芽肿，但这三种病变很少同时出现。发病及临床表现与接触抗原的多少、频繁的程度和接触时间的长短以及宿主的反应性决定；既往分为急性、亚急性和慢性，2020 年 ATS/JRS/ALAT（以下简称 ATS 指南）将其分为非纤维性过敏性肺炎（NFHP）及纤维性过敏性肺炎（FHP），NFHP 为单纯的炎症性表型，FHP 包括单纯纤维化表型和炎症＋纤维化混合型，两者预后不同。急性常在接触抗原数小时后发病，亚急性接触抗原数周或数月后发病，慢性常隐匿起病，暴露史不明确，常常误诊。常见的临床表现为呼吸困难、咳嗽、咳痰、发热、双肺底爆裂音。

二、影像改变

CT 表现复杂，强调多发、多形、多变，从病因及病理角度很好理解。①多发：气道吸入变应原后致病，双肺多叶受累。②多形：疾病的不同阶段病理基础不同，影像改变也不一样。急性期强调磨玻璃影，有两种形态，一种为磨玻璃结节，3～5 mm，弥漫而均匀分布，称之为小叶中心结节；另一种为斑片状磨玻璃影，由于有小气道受累导致肺气肿，两者可共同构成马赛克征。亚急性期磨玻璃成分较少，纤维化增多，出现网织影及索条影；肉芽肿形成可见结节影。慢性期以明显的纤维化为主，可伴有蜂窝影。③多变：脱离暴露或积极治疗，影像变化迅速。④胸腔积液及纵隔淋巴结增大少见。⑤特别提示：出现以下征象，要怀疑过敏性肺炎：弥漫性磨玻璃密度小叶中心结节，弥漫性磨玻璃影与肺气肿夹杂，双上肺为主的纤维条索影。（图 9-3～图 9-5）

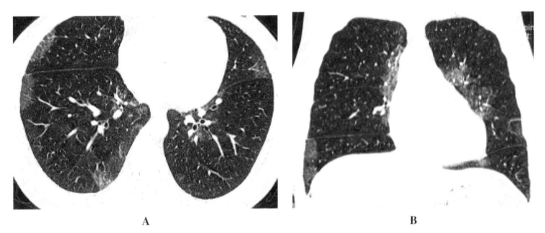

图 9-3　急性过敏性肺炎（非纤维性过敏性肺炎）（一）

男，46 岁。活动耐力下降 2 个月，不发热；影像表现：双肺散在斑片状磨玻璃影，胸膜下分布为主；肺泡灌洗液淋巴细胞百分比增高，CD4+/CD8+ 比值下降。

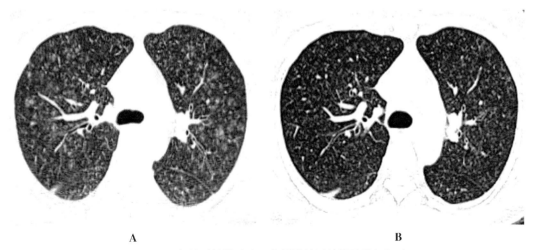

图 9-4　急性过敏性肺炎（非纤维性过敏性肺炎）（二）

女，26 岁。咳嗽、全身皮疹 1 个月；影像表现：双肺弥漫性小叶中心结节，磨玻璃密度，大小约数毫米；血嗜酸性粒细胞 3.04（17.9%），ESR 38 mm/h，IgE 3814 ng/ml；激素治疗 1 个月复查病变明显减少。

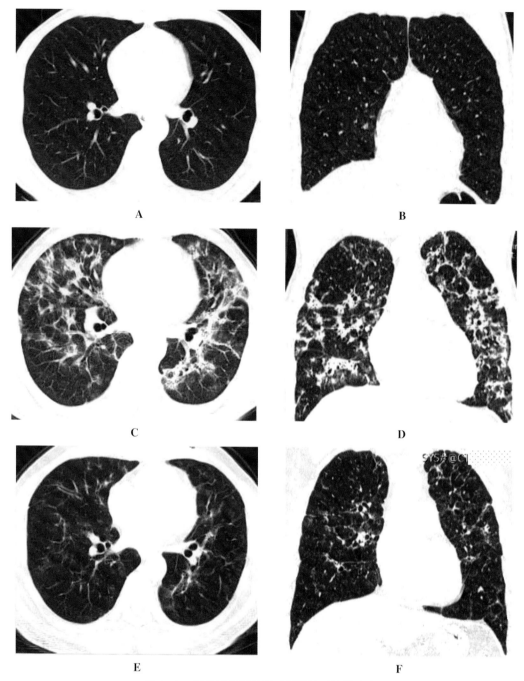

图 9-5 慢性过敏性肺炎（纤维性过敏性肺炎）

男，46 岁。气促 2 个月，炎性指标高，血常规：嗜酸性粒细胞 0.89（13.4%），病理：间质纤维增生、淋巴细胞浸润；影像表现：半年前双肺闻及异常（图 A、图 B），双肺弥漫性索条影（住院时为图 C、图 D）；MDT 诊断为慢性过敏性肺炎，激素治疗后 7 个月复查，双肺病变大部分吸收（图 E、图 F）。

三、诊断要点

过敏性肺炎的首诊误诊率相当高，往往容易误诊为感染及其他炎症。诊断主要根据抗原接触史、临床表现、胸部 HRCT（图 9-6）、肺功能、血清沉淀抗体、支气管肺泡灌洗液（BALF）淋巴细胞计数、组织病理学等综合确定。支气管灌洗液及组织中淋巴细胞增多，支气管肺泡灌洗 $CD4^+/CD8^+$ 值降低，吸入实验阳性，典型的影像学改变，脱离暴露或糖皮质激素治疗有效（纤维化后糖皮质激素治疗效果较差）。暴露情况有赖于详细的病史询问，包括职业、嗜好、环境、地域、季节等与发病的相关性。

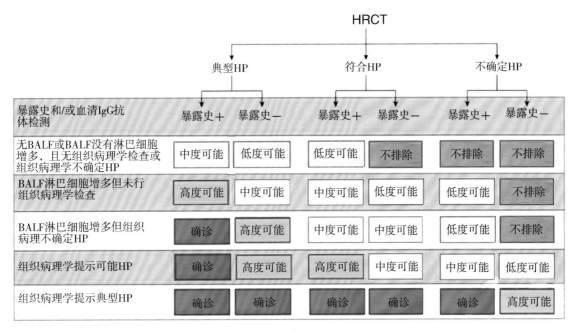

图 9 - 6　胸部 HRCT

第五节　IgG4 相关肺病

一、临床特点

IgG4 相关肺病（IgG4 related disease），病因不明，以血清中 IGg4 浓度升高和组织中 IgG4 阳性浆细胞浸润为主的慢性、多系统受累疾病，常见受累器官包括胰腺、胆管、泪腺、颌下腺、淋巴结、肺、甲状腺、垂体等组织。其肺部症状缺乏特异性，主要表现为干咳、气短，肺内阴影，部分患者出现乏力、低热、体重下降的全身非特异性表现。

二、影像特点

肺部影像改变多种多样。①单发结节或肿块型：类似肺癌；②弥漫性淋巴道结节型：需注意与结节病鉴别；③磨玻璃密度型：双肺多发类圆形磨玻璃密度影，类似支气管肺泡癌；④肺间质型：双下肺网格状影、蜂窝影，类似间质性肺炎。其中多发类圆形磨玻璃密度型及肺间质型需与炎性病变相鉴别。（图 9 - 7）

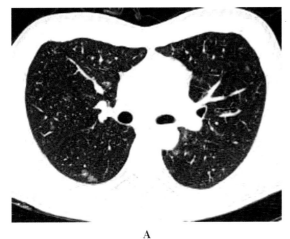
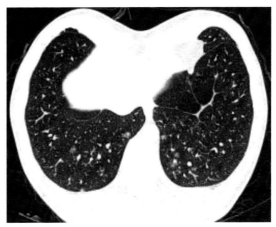

A　　　　　　　　　　　　　　　B

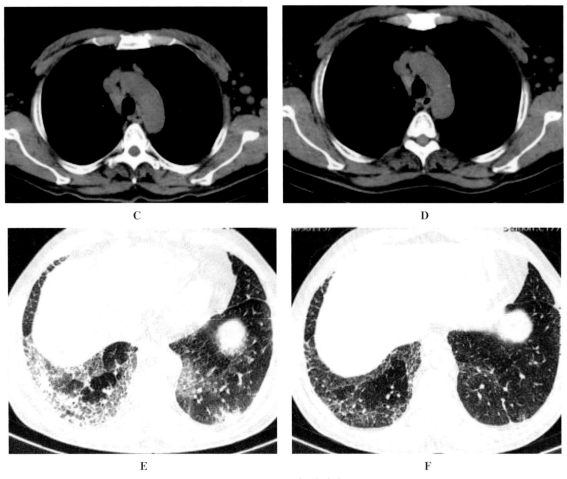

图 9 - 7 **IgG4 相关肺病**

男，26 岁。咳嗽 4 个月，不发热，无痰。反复多次多家医院就医，活检多次，确诊 IgG4 相关肺病。影像表现双肺多发（几十个）纯磨玻璃结节，影像复查无变化，患者选择随访，拒绝激素治疗。（图 A、图 B）反复淋巴结增大 8 年，确诊 IgG4 相关病半个月入院。激素治疗 40 天后双肺弥漫性网织影明显吸收，左侧腋窝淋巴结缩小。（图 C～图 F）

三、诊断要点

1. 临床检查　显示 1 个或多个器官特征性的弥漫性或局限性肿大或肿块形成。

2. 实验室检查　血清 IgG4 升高（≥1350 mg/L）

3. 组织学检查　大量淋巴细胞和浆细胞浸润，伴纤维化；组织中浸润的 IgG4 阳性浆细胞与浆细胞比例＞40%，且高倍镜视野下 IgG4 阳性浆细胞≥10 个。

4. 排除了淋巴瘤、多中心 Castleman 病等淋巴增殖疾病。

5. 激素治疗有效。

第六节 结节病

一、临床特点

结节病病因及发病机制尚未明确，可能与遗传、环境、免疫相关，免疫病理机制在结节病发生、发展和肉芽肿形成过程中起着非常重要的作用，包括抗原递呈细胞、CD4+ T 辅助细胞及白细胞介素-2（interleukin 2，IL-2）、肿瘤坏死因子-α（tumor necrosis factor α，TNF-α）及干扰素-γ（interferon γ，IFN-γ）等多种细胞因子。病理特征为非干酪样坏死性上皮样肉芽肿，坏死少见，肉芽肿周围炎症反应轻，这是与结核、真菌等感染性疾病鉴别点。多系统受累是结节病的特点，可以累及肺、眼、皮肤、心脏、肝脏、肾脏、神经系统等多个脏器，以中青年发病为主，女性发病率略高于男性。多数结节病表现为亚急性或慢性过程，乏力、低热、体重下降、盗汗、关节痛等非特异性表现，干咳、胸闷、气短、胸痛、喘息是其常见的呼吸系统症状，双侧肺门淋巴结肿大为突出表现，肺部可见多形态病变。

二、影像改变

几乎 90％及以上的结节病患者都有不同程度的纵隔及肺门淋巴结肿大，大致对称，一般没有坏死或环状强化；肺内主要表现为中轴血管束的增粗，多发沿淋巴道分布的微小结节，双肺斑片或磨玻璃影代表活动性肺泡炎，部分患者可表现"星云征""反晕征"空洞；晚期可表现为双肺纤维化，上中叶多见，基底部少累及；少部分累及胸膜的患者可出现胸腔积液、心包积液及胸膜局灶性增厚。目前的结节病分期还是 20 世纪 60 年代根据胸部平片提出的：0 期双肺正常；Ⅰ期双肺门淋巴结肿大；Ⅱ期双肺门淋巴结肿大伴肺内浸润影；Ⅲ期仅有肺内浸润影；Ⅳ期肺纤维化。（图 9-8）

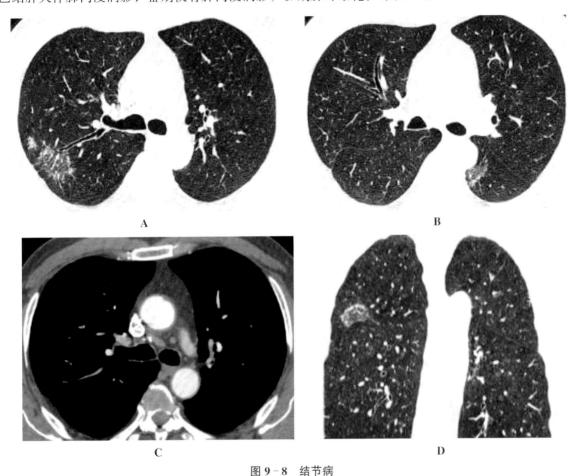

图 9-8 结节病

男，50 岁。体检发现肺部肿块。影像表现：右上肺后段左下肺背段可见磨玻璃结节，纵隔可见多发小淋巴结，内可见钙化。

三、诊断要点

结节病的诊断主要依据：①典型的胸部影像特征。②组织学显示非干酪样坏死性上皮样细胞肉芽肿。③血清血管紧张素转换酶（SACE）活性升高（接受激素治疗或无活动性的结节病患者可在正常范围）。④支气管肺泡灌洗液中 T 淋巴细胞数＞10％，且 CD4⁺/CD8⁺比值≥3。⑤结核菌素试验为阴性或弱阳性反应。⑥临床表现与胸部影像不匹配。⑦若无病理学依据，可以结合胸部影像、支气管镜的相关检查结果，除外其他肉芽肿性疾病后，临床拟诊肺结节病，但需要密切临床随诊、动态观察病情变化。

⑧鉴别诊断方面，应根据其不同分期分别进行相应的鉴别诊断：Ⅰ、Ⅱ期结节病：需要与结核感染、淋巴增殖性疾病、IgG4 相关性疾病、恶性肿瘤等鉴别；Ⅲ期结节病则需要与多种职业性肺病、肺结核等鉴别；Ⅳ期结节病需要与多种病因所致的肺纤维化鉴别，如慢性过敏性肺炎、朗格汉斯组织细胞增生症等。⑨预后不良的因素包括肺纤维化、肺动脉高压、心脏结节病、神经系统结节病以及多脏器受累。⑩需要激素治疗适应证为有明显的呼吸系统或全身症状，肺功能进行性恶化，肺内阴影进行性加重，有肺外重要脏器的受累。

第七节　分化综合征

一、临床特点

分化综合征（differentiation Syndrome DS）又称维甲酸综合征，是维甲酸诱导治疗急性早幼粒细胞白血病（APL，又称 AML-M3 型）时发生严重并发症，发生率在 30％左右，一旦发生死亡率在 30％左右。急性早幼粒细胞白血病是急性髓细胞白血病的一个亚类，又称急性髓细胞白血病 M3，WHO 将 APL 定义为伴有 PML-RARa 重现性遗传学异常的 AML。PML-RARa 融合基因也是维甲酸治疗的靶点，维甲酸和/或砷剂配合蒽环类药物的应用，极大地提高了该病的疗效，由以前死亡率极高的白血病类型变成了治疗成功率极高的类型。多见于 APL 单用 ATRA 诱导过程中，初诊时白细胞较高和治疗后迅速上升者易发生分化综合征。分化综合征的发病机制尚未充分阐明。其发生机制可能与细胞因子（IL-1、IL-6、TNFα）大量释放和黏附因子（CD116、CDw65、VLA-4、CD11a/CD54）表达增加有关。绝大部分分化综合征发生在用药早期，中位时间是用药的 12 天。临床表现为在使用维甲酸后出现常见表现有发热、体重增加、肌肉骨骼疼痛、呼吸窘迫、肺间质浸润、胸腔积液、心包积液、皮肤水肿、低血压、急性肾衰竭甚至死亡，容易误诊为感染。曾雁玲等分析 22 例 DS 临床资料发现：白细胞计数高于 10×10^9/L、男性、年龄≥40 岁、S 型融合基因 PML-RaRa 可作为 DS 发生的其高危因素。2018 年版 APL 指南把 WBC＞10×10^9/L 作为一线治疗模式下的预后高危分层。

二、影像表现

胸部 CT 示两肺弥漫分布的斑片状及磨玻璃样高密度影，可伴有两侧胸腔积液及心包积液。（图 9-9）

三、诊断要点

根据 Frankel 等描述的症状和体征诊断 DS：在维甲酸或亚砷酸治疗过程中出现呼吸困难、不能解

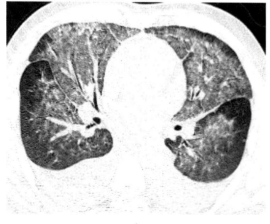
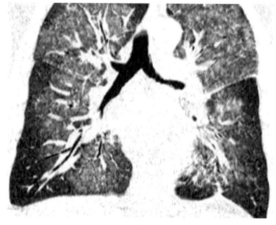

A   B

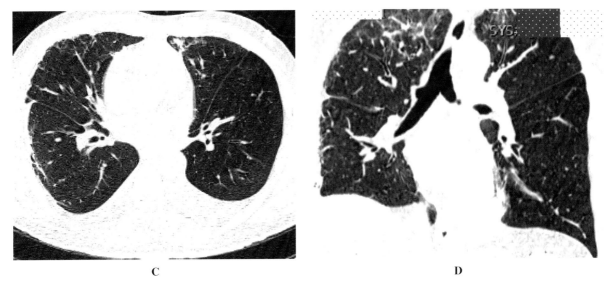

C   D

图 9-9 分化综合征

男，48 岁。乏力、皮肤瘀斑 20 天，诊断急性髓性白血病 M3 型，予以维甲酸＋去氧柔红霉素化疗，化疗中出现气促、血氧饱和度下降。双肺出现弥漫性磨玻璃影，伴胸腔积液，结合特殊病史，考虑分化综合征，停用维甲酸，予以激素治疗，10 天后复查，病变明显吸收。

释的发热、肺部浸润或胸腔积液、肾功能不全、心包积液、不能解释的低血压、体重增加 5 kg 等。如果患者有 4 种或多于 4 种上述症状或体征将归类为重度 DS，有 2～3 种上述症状或体征的为轻度 DS。我国 2018 年版最新诊疗指南沿用了上述诊断标准。

第十章　临床特殊类型肺炎

第一节　吸入性肺炎

一、临床特点

吸入性肺炎（aspiration pneumonia）通常是指口咽部分泌物、胃内容物或其他物质吸入下呼吸道，吸入同时可将咽部细菌带入肺内，先是引起化学性肺炎或损伤，后产生继发性细菌性肺炎。吞咽反射障碍（包括传入神经、延髓的吞咽中枢、传出神经）、排痰障碍、食管梗阻及反流、食管气管瘘是常见原因，老年人及昏迷患者的吸入性肺炎尤应重视。发病机制包括化学性直接损伤（胃酸及有毒气体）、感染因素（呼吸道定植细菌）、机械因素（中性液体或颗粒-溺水），导致化学性、感染性及阻塞性炎症。临床表现与吸入物质的性质、数量及患者清醒状态有关，一般症状包括发热、咳嗽、咳痰，在神志不清情况下，吸入时常症状不会表达，严重时出现气促、心跳加快、低血压、呼吸窘迫综合征。

二、影像表现

早期根据吸入物质的性质及数量不同而异，吸入有毒气体表现为弥漫性磨玻璃影，吸入液体一般先在低洼处出现斑片影，后期继发感染、肺水肿、呼吸窘迫，出现相应征象。（图 10 - 1～图 10 - 5）

三、诊断要点

1. 存在吸入的高危因素，如昏迷、醉酒、婴幼儿呛奶、老年人咽反射减退、长期卧床、排痰障碍。

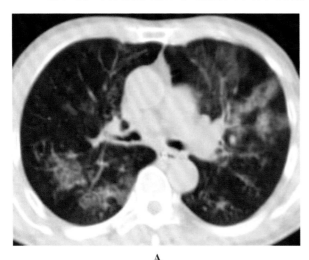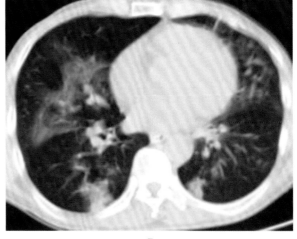

A　　　　　　　　　　　　　　　B

图 10 - 1　吸入性肺炎（一）（湘潭中心医院李雄主任提供）

男，50岁。因工作场所氨气泄露，接触后出现眼痛、流泪、咽喉疼痛3小时，无明显咳嗽、咳痰，气促。体格检查：体温38.3℃，呼吸22次/min，脉搏80次/min，血压130/80 mmHg。双眼结膜充血、水肿，眼睑分泌物粘连，双瞳孔等大等圆，双肺叩诊清音，双肺呼吸音清晰，闻及粗湿啰音。肺部CT：双肺可见弥漫性磨玻璃影。诊断吸入性肺炎。

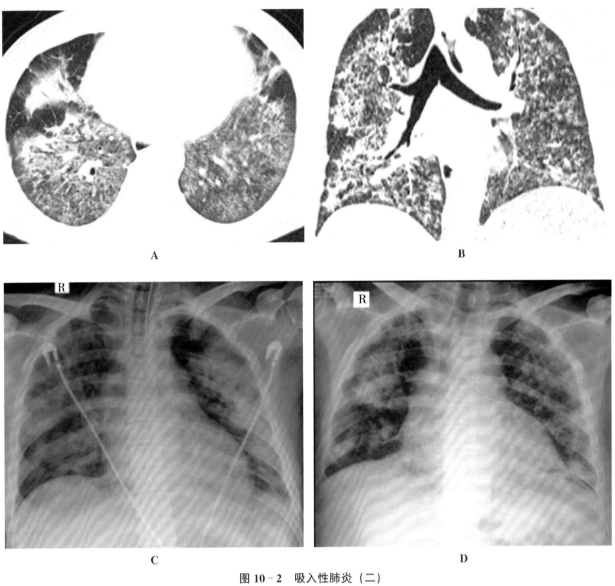

A   B

C   D

图 10-2 吸入性肺炎（二）

男，35 岁。醉酒后呕吐、神志不清立即送医，诊断为吸入性肺炎，治疗后好转出院。

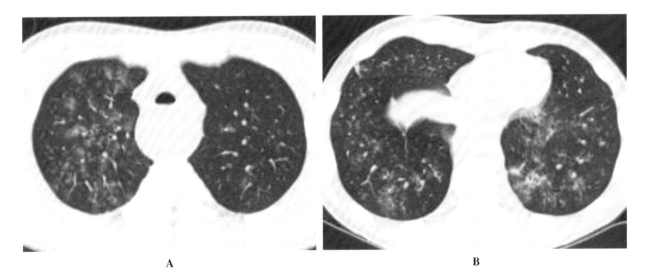

A   B

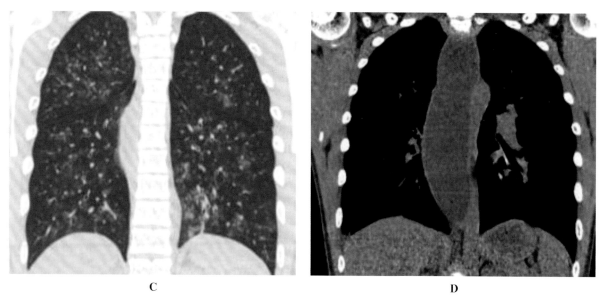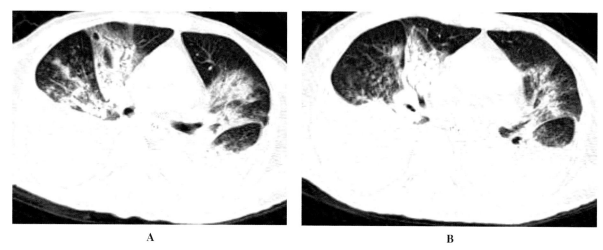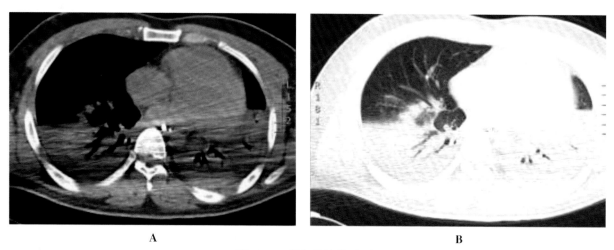

C　　　　　　　　　　　　　　　　D

图 10 - 3　吸入性肺炎（三）（湖南中医学院附属第一医院杨宇教授提供）

男，15岁。反复咳嗽5个月余，加重伴发热6天，诊断贲门失弛缓继发吸入性肺炎。

A　　　　　　　　　　　　　　　　B

图 10 - 4　吸入性肺炎（四）

男，85岁。反复发热半个月余。既往2019年2月脑梗死遗留左侧肢体偏瘫，间断有呛咳。影像表现双肺背侧小气道结节、腺泡结节、边缘模糊不清的实变灶，伴双侧胸腔积液。

A　　　　　　　　　　　　　　　　B

图 10 - 5　吸入性肺炎（五）

男，25岁。溺水、心肺复苏后3天于2019年8月30日入院。无发热。影像表现：双肺背侧大片肺叶实变，伴右侧少量胸腔积液。

2. 明确的吸入病史，如吸入有毒气体或液体、溺水、新生儿胎粪吸入、气管食管瘘。

3. 临床上可有呛咳，症状与吸入时间吻合，体格检查可以发现咽反射减退或消失，纤支镜检查有时可以发现吸入的物体。

4. 影像表现强调双肺分布，背侧或低洼处分布较多，形态上以斑片影为主，可伴有胸膜反应，继发感染可有空洞，吸收期可见条索影。

第二节　药物性肺炎

药物性肺炎（drug-induced pneumonitis）为药物所致的医源性疾病，是药物及其代谢产物通过直接细胞毒性和过敏反应引起的肺部的炎症反应。药物对肺的不良反应多种多样，可以是暂时的、可逆的，停药后即恢复，也可以是永久性损害；有的急性起病，有的慢性起病，严重者甚至可以危及生命。药物性肺损害的发生机制尚不清楚，可能的发病机制主要有4种：①氧化剂损伤，如慢性呋喃妥因吸收导致；②细胞毒性药物对肺泡毛细血管内皮细胞的直接细胞毒损害（氧化剂可能会加重这种损害）；③药物引起的细胞内磷脂沉积，如胺碘酮等；④药物性免疫介导损伤，如药源性系统性红斑狼疮。从损伤靶位来分可分为直接损害肺组织的细胞损害和免疫反应引起损害两大类。细胞损害系直接损害肺泡上皮细胞、气管上皮细胞和毛细血管而发生炎症，肺泡因间质炎症、慢性化而进展为肺纤维化，这种损害与药物浓度有关，且不可逆，常见于抗肿瘤药、免疫抑制剂和干扰素等。而免疫性损害则是免疫细胞激活所致，药物作为半抗原或抗原样物质而发挥作用，表现为Ⅰ、Ⅲ和Ⅳ型超敏反应。包括细胞毒性药物（白消安、环磷酰胺、博来霉素、丝裂霉素、甲氨蝶呤）、抗菌药物（呋喃妥因、柳氮磺胺吡啶）、心血管药物（血管紧张素转化酶抑制剂、胺碘酮）、抗炎药物（金制剂、青霉胺）、中药、农药。病理变化主要包括肺间质纤维化、机化性肺炎、脱屑性间质肺炎、淋巴细胞性间质性肺炎、过敏性肺炎、肺嗜酸性粒细胞增多症、肺血管炎、支气管痉挛、胸腔积液。以下我们将临床较常见的抗肿瘤药物及心血管药物的肺毒性影像学特点进行介绍。

一、抗肿瘤药物肺毒性

（一）临床特点

肺是抗肿瘤药引起的药物不良反应的常见靶器官。肺毒性通常在开始治疗后数周至数月内发生，肺毒性的高患病率可能是由于肺接受了全血供应相关，与其他器官相比，更多地暴露于潜在有害的抗肿瘤药中。大多数毒性作用可能是直接的细胞毒性作用引起的，已提出的有以下病理生理机制：①对肺细胞或肺泡毛细血管内皮的直接伤害，随后释放细胞因子和募集炎性细胞。②细胞因子的全身释放（如吉西他滨）可能导致内皮功能障碍，毛细血管渗漏综合征和非心源性肺水肿。③游离氧自由基可造成氧化损伤（如博来霉素相关的肺损伤）。在癌症患者中高流量吸氧的情况增加，在博莱霉素治疗的患者中，术中或术后吸入氧的分数浓度较高会增加术后急性呼吸窘迫综合征的风险。④放射唤起性肺炎（radiation recall pneumonitis，RRP）是发生在先前存在辐射诱发的亚临床肺实质损伤的基础上，该损伤在之后的另一次肺部损伤（如细胞毒性化疗）时加重。抗肿瘤药诱发的肺部疾病的临床表现是可变的，大多数的临床表现是非特异性的，包括咳嗽、呼吸困难、低热和低氧血症。

（二）影像改变

抗肿瘤药物肺毒性影像最常见的表现是磨玻璃影、实变、小叶间隔增厚和小叶中心结节。可为斑片状、单侧或者双侧。博来霉素诱导的肺损伤的影像表现是多变的，包括机化性肺炎、嗜酸性粒细胞超敏反应，最常见的是间质性肺炎，可能发展为纤维化。经典模式包括双基底胸膜下网状和磨玻璃影，没有胸腔积液或淋巴结肿大（图10-6）。甲氨蝶呤的肺毒性通常在治疗的一年内出现，有双肺间质、肺泡浸润和胸腔积液，通常伴有发热和周围嗜酸性粒细胞增多，如果停止用药，则不会发展为纤维化。吉西他滨可能引起弥漫性磨玻璃影，并伴有间隔线增厚、间质浸润或弥漫性肺泡浸润，有时可能与急性呼吸窘迫综合征相关，甚至死亡。紫杉醇诱导的肺毒性是非特异性的，可表现为双侧网状或磨玻璃浸润或灶性实变（图 10 - 7）。奥沙利铂诱导的间质性肺炎在治疗 3～6 个月后发生，表现为外周胸膜下磨玻璃影及斑片影，可能迅速发展为纤维化（图 10 - 8）。依维莫司（西罗莫司抑制剂的哺乳动物靶标）诱发的肺炎表现为双肺磨玻璃影和实变影（图 10 - 9）。吉非替尼对肺部毒性的总患病率为 1%，在亚洲高于美国，CT 表现包括气腔实变或磨玻璃影。CT 扫描描述了 4 种放射学模式：①非特定区域的磨玻璃影；②多灶性气腔实变；③斑片状分布的磨玻璃影，伴有小叶间隔增厚；④弥漫的双侧磨玻璃影或伴有支气管扩张的气腔实变。最常见的模式是非特定区域的磨玻璃影，与高死亡率相关的模式是广泛的双侧磨玻璃影或气腔实变，被认为代表弥漫性肺泡损伤（图 10 - 10、图 10 - 11）。放射唤起性肺炎已在卡莫司汀、阿霉素、依托泊苷、吉非替尼、吉西他滨、紫杉醇和曲妥珠单抗有报道。胸部影像及分布与之前的放射性肺炎一致。多西紫杉醇的累积暴露与毛细血管渗漏综合征相关，导致影像表现为非心源性肺水肿，伴有或不伴有胸腔积液。化疗药物引起的肺静脉闭塞性肺毒性罕见，CT 特征包括中央动脉增大，小叶中心磨玻璃影，间隔增厚和胸腔积液。

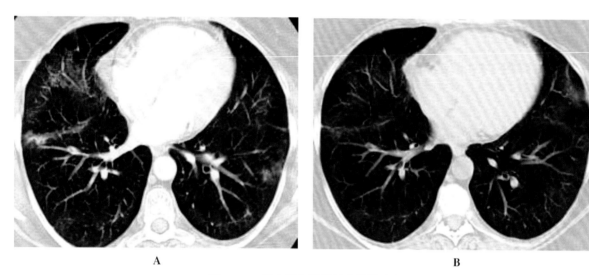

图 10 - 6　博来霉素诱导的药物性肺炎

接受淋巴瘤治疗的患者出现新发呼吸困难，开始治疗后 5 个月扩散能力下降。下肺部轴向 CT 的肺窗影像显示周围浸润（图 A），随后通过类固醇疗法得到改善（图 B）。

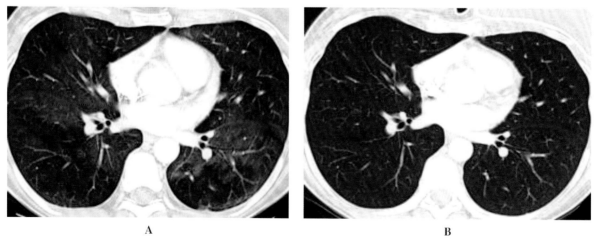

图 10 - 7　紫杉醇诱导的药物性肺炎

接受两次紫杉醇治疗的乳腺癌患者，每次输注后立即发热，与超敏反应一致。来自轴向 CT 的肺部窗口图像显示双边微玻璃毛浸润微弱，中断治疗后改善（图 B）。

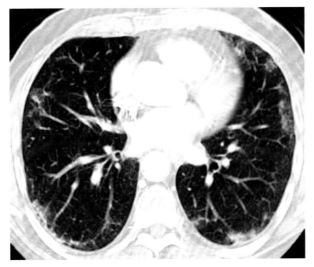

图 10-8　奥沙利铂诱导的药物性肺炎

　　在完成贝伐单抗和 FOLFOX（氟尿嘧啶，亚叶酸和奥沙利铂）方案后，无症状Ⅳ期结肠癌患者被发现有新的双侧胸膜间质浸润。肺部浸润是首次监视 CT 扫描以评估复发性疾病的偶然发现。后续 CT（4 个月后，未显示图像）显示浸润病变完全消失。

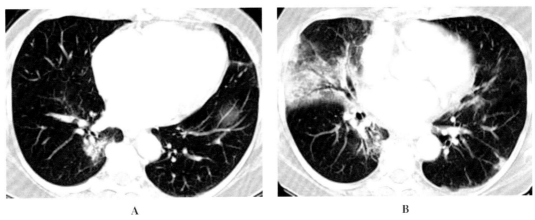

A　　　　　　　　　　　　　　　　　　　　　　　　　　B

图 10-9　依维莫司（西罗莫司抑制剂的哺乳动物靶标）诱导的药物性肺炎

　　在治疗的前 3 个月中，患有转移性肾细胞癌和轻度呼吸急促并伴有间歇性发热的患者。依维莫司治疗开始后 1 个月从轴向 CT 获得的肺窗图像显示右下叶有灶性实变（图 A）。患者接受了抗生素治疗。2 个月后进行的轴向 CT 扫描显示右中叶有新的实变区域（图 B）。经支气管活检显示间质性炎症和组织性肺炎，无感染迹象。停止治疗和泼尼松开始后可清除浸润（未显示图像）。

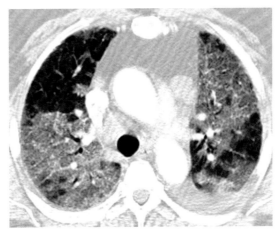

图 10-10　厄洛替尼诱导的药物性肺炎（一）

　　患者是一位曾经患有左肺肺癌的吸烟者。轴向 CT 的肺窗图像显示，厄洛替尼治疗第 4 周发现广泛的磨玻璃混浊。尽管停用了厄洛替尼并开始使用类固醇，该患者仍死亡。

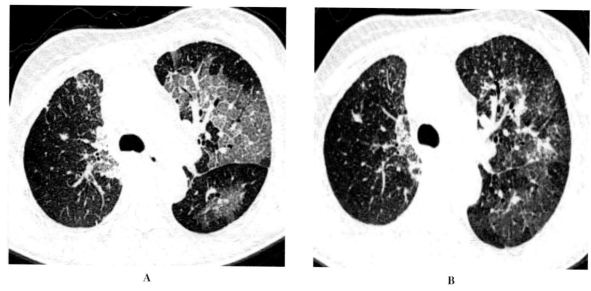

A　　　　　　　　　　　　　　　　　　B

图 10 - 11　厄洛替尼诱导的药物性肺炎（二）

　　女，54 岁。肺腺癌行奥西替尼＋贝化珠单抗治疗中出现气促，排除感染因素，考虑药物性肺炎，激素治疗 2 周复查，双肺磨玻璃影明显吸收。

（三）诊断要点

　　抗肿瘤药物诱导的肺毒性的诊断具有挑战性，除了在停药一段时间后用相关药物肺毒性反复外，没有具体测试可确定抗肿瘤药诱导的肺毒性的诊断。影像以磨玻璃影、实变影及小叶间隔增厚较常见，可伴胸腔积液。在很大程度上是排除性诊断。需要鉴别的有肺部感染、肺栓塞、心源性肺水肿和恶性肿瘤浸润等。遇到不能解释的肺部病变时一定不要忘记考虑药物性肺疾病，及时发现、及时停药，必要时给予对症治疗，将并发症的损害降到最低。

二、心血管药物相关肺毒性

（一）临床特点

　　许多心血管药物都有可能引起弥漫性实质性肺部疾病，临床非常罕见。血管紧张素转化酶（ACE）抑制剂与咳嗽、血管性水肿和罕见的肺炎有关。抗凝和抗血小板药物和溶栓剂与弥漫性肺泡出血（DAH）有关。ACE 抑制剂、β 受体阻滞药和他汀类药物的患者极少数的发现嗜酸性肺炎。与胺碘酮，β 受体阻滞药和托卡尼特有关的机化性肺炎也有报道。β 受体阻滞药，肼屈嗪，普鲁卡因胺和奎尼丁可引起药物性狼疮（如胸膜腹膜炎）。米诺地尔相关的胸膜和心包积液也有发生。目前胺碘酮的肺毒性被广泛地认识，通常在治疗两个月或更长时间后出现，尤其是胺碘酮的剂量超过每天 400 mg 的患者。通常在治疗两个月或更长时间后出现，尤其是胺碘酮的剂量超过每天 400 mg 的患者。胺碘酮引起的间质性肺炎的组织学类型主要是非特异性间质性肺炎，发生机制尚不完全清楚，已经提出了两个主要假说，即对肺细胞的直接毒性损伤和间接的免疫反应。临床表现是隐匿性发作，干咳和/或呼吸困难，偶有发热，其他症状如胸膜炎疼痛、体重减轻和全身不适也有报道。

（二）影像改变

　　间质性肺炎是胺碘酮引起的肺部疾病的最常见表现。胺碘酮引起的间质性肺炎患者的 HRCT 可能显示肺、肝和脾的密度增高。这一发现对于胺碘酮肺炎的诊断不是必需的，并且可以在没有肺毒性的情况下看到。与胺碘酮引起的间质性肺炎有关的 HRCT 结果包括弥漫性（通常为双侧）磨玻璃影和间隔增厚。还可以看到蜂窝状和牵引性支气管扩张。（图 10 - 12）

（三）诊断要点

　　心血管药物诱发的肺部疾病（间质性肺炎和其他类型）的诊断实质上是排他性诊断。当临床特征和评估结果一致时，通常可以进行临床诊断，其他可能性排除后，无论是否接受糖皮质激素治疗，患者的症状都会改善。

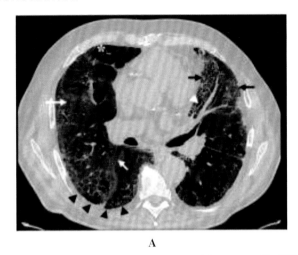 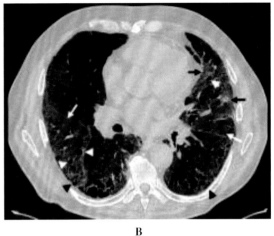

图 10 - 12　胺碘酮诱导的药物性肺炎

男，74 岁。出现呼吸急促和干咳。他有使用胺碘酮（200 mg/d，治疗 6 年）。胸部的高分辨率计算机断层扫描图像。双侧磨玻璃影（白箭）、高密度浸润影（黑箭）、牵引支气管扩张（白箭头）和蜂窝状（黑箭头）提示除了肺气肿（白色星号）以外，胺碘酮还可以引起肺毒性。

第三节　免疫检查点抑制剂相关肺炎

一、临床特点

免疫检查点抑制剂在肿瘤中的使用给晚期肿瘤患者带来了新的希望，但是免疫检查点抑制剂激活了免疫系统，其中主要是 T 细胞免疫，可能攻击人体正常组织器官，导致相应的免疫毒性损伤，肺炎是其中罕见但严重的不良事件，如处理不当，有潜在的致命风险。目前常用的为抗 CTLA-4、LD-1/PD-L1 抑制剂，其发生率不超过 5%，发生于用药的任何时间，第一剂使用后数小时至 24 个月均有发生，中位发病时间为 2～3 个月，特别是延迟发病更应注意识别，强调需要全面认识，全程监测。属于药物性肺间质性炎症，与感染的发病机制及治疗迥异，需要鉴别。主要症状为用药后出现咳嗽、气促，重者血氧饱和度下降。免疫检查点抑制剂相关肺炎（checkpoint inhibitor pneumonitis，CIP）的高位因素包括亚洲人群、高龄、肺部基础疾病、吸烟、胸部放疗、联合治疗或多线治疗。纤支镜灌洗液淋巴细胞增多，CD4/CD8 倒置。

二、影像表现

美国学者 Nishino M 教授研究了抑制剂相关肺炎的影像学模式，其研究结果于 2016 年 8 月 17 日发表于 Clin Cancer Res 杂志，在报道的 20 例中，13 例患者为隐源性机化性肺炎（COP）、3 例患者为非特异间质性肺炎（NSIP）、2 例患者为过敏性肺炎（HP）、2 例患者为急性间质性肺炎（AIP）伴急性呼吸窘迫综合征（ARDS）。其中，急性间质性肺炎／急性呼吸窘迫综合征的毒性等级最高，隐源性机化性肺炎次之，非特异性间质性肺炎及过敏性肺炎的毒性等级相对较低。（图 10 - 13、图 10 - 14）

三、诊断要点

CIP 的诊断主要依据：①免疫检查点抑制剂用药史；②用药过程中出现咳嗽、气促，甚至缺氧；③影像新出现磨玻璃影、实变、小叶间隔增厚；④纤支镜灌洗液淋巴细胞增多；CD4/CD8 倒置；⑤除外感染、血管炎、肿瘤进展、肺水肿等因素；⑥病理提示淋巴细胞浸润；⑦停药及激素治疗多可缓解；⑧再次使用该药可复发。

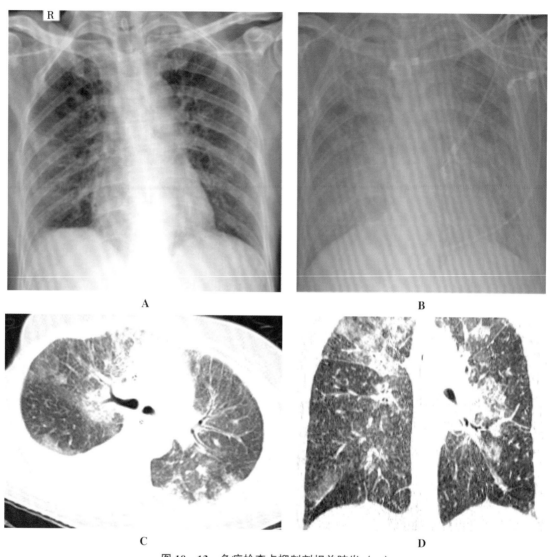

图 10-13 免疫检查点抑制剂相关肺炎（一）
女，49 岁。乳腺癌免疫治疗后气促。

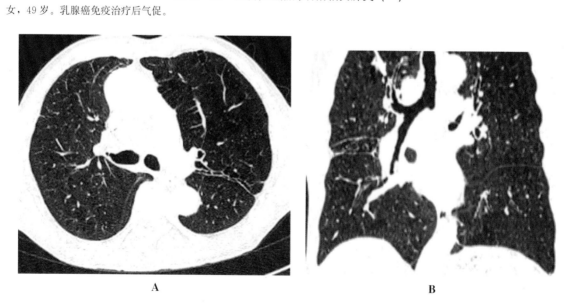

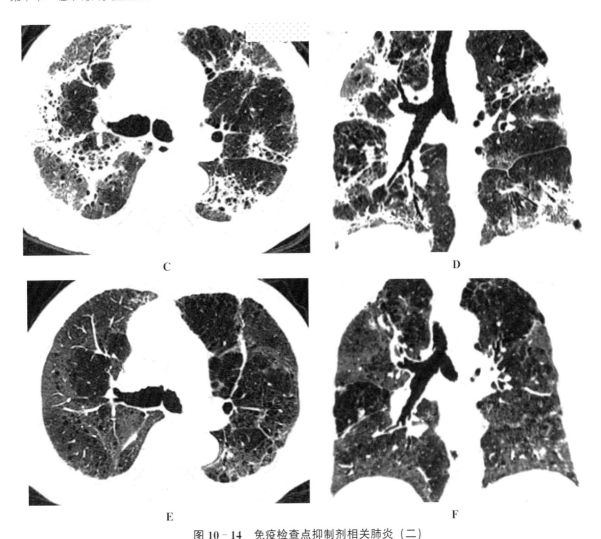

图 10 - 14 免疫检查点抑制剂相关肺炎（二）

男，69 岁。右肺鳞状细胞癌免疫治疗后出现免疫检查点抑制剂相关肺炎，3 次图像分布是免疫治疗前、免疫治疗中、停用免疫治疗药物并使用激素治疗对比。

第四节 放射性肺炎

一、临床特点

在接受胸腔照射以治疗肺部、乳房、食管、心脏或血液系统等恶性肿瘤的患者中可能观察到放射性肺炎，是由于放射线对正常肺组织的直接细胞毒性以及可能的辐射诱导细胞信号转导触发的纤维化综合发展而成。辐射野和辐射剂量是影响放射性肺炎的发生发展最重要的危险因素。急性放射性肺炎通常在照射后 4~12 周发生，而晚期纤维化则在 6~12 个月后发展。主要的临床症状有干咳、呼吸困难、发热、胸痛和体重减轻等。急性渗出期的病理表现为弥漫性肺泡损伤、肺泡腔内渗出和透明膜形成。后逐渐发展为内皮和上皮细胞脱落，肺毛细血管狭窄和微血管血栓形成组成。半年后，间质和肺泡间隙中成纤维细胞的数量增加，胶原蛋白也增加，发展为纤维化。

二、影像改变

评估放射性肺炎的关键步骤是将包含辐射剂量学信息的预处理 CT 图像与症状出现时获得的 CT 图像进行比较，肺部新发病变通常与受辐射区域紧密对齐。乳腺癌多在乳房后方前肋间肺叶；肺癌放疗后位于原发灶所在肺叶。食管癌、心脏肿瘤及恶性淋巴瘤放疗后位于两肺内带。CT 表现与肺损伤的阶段有关。初始阶段通常表现为磨玻璃影。急性渗出阶段通常为不均匀磨玻璃密度影及斑片状实变影，可伴支气管充气征，边缘锐利，所述边缘与放射野而非解剖结构相符。由于渗出物阻塞支气管或肺泡表面张力下降时可出现肺不张。在晚期病变纤维化阶段，在 CT 上表现为线样影（瘢痕形成）或致密实变影，伴体积减少，可伴聚拢、扭曲和扩张的支气管影。病变邻近区域胸膜增厚粘连。（图 10‑15、图 10‑16）

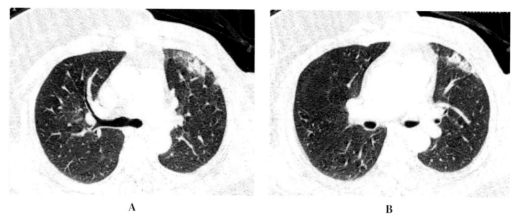

图 10‑15　放射性肺炎（一）

　　女，48 岁。左乳浸润性导管癌根治术后患者。2020 年 9 月 1 日行局部放疗，2021 年 1 月 12 日 CT 片示左乳缺如呈术后改变，左乳后方照射区域左上肺前段胸膜下见磨玻璃密度及实变影。

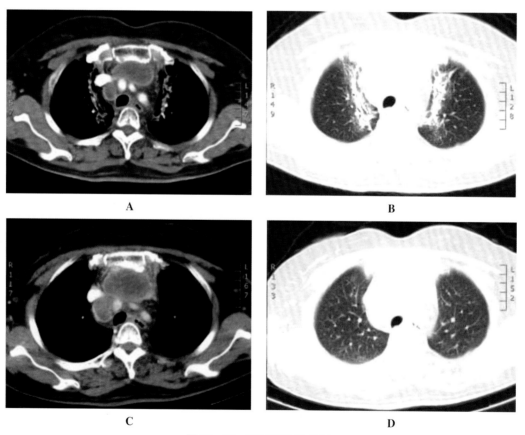

图 10‑16　放射性肺炎（二）

　　男，57 岁。确诊肺小细胞癌（纵隔型）7 个月余。患者于 2020 年 9 月 08 日开始行纵隔肿块局部放疗，图 C、图 D 为放疗后初期 CT（2020 年 11 月 12 日），显示前纵隔肿块及 4R 区肿大淋巴结。图 A、图 B 为相同层面放疗后 4 个月 CT（2020 年 1 月 14 日），前纵隔肿块及 4R 区肿大淋巴结较前明显缩小，两肺内带放射野区新发磨玻璃影及实变影。

三、诊断要点

在接受胸腔放疗的恶性肿瘤患者，在辐射后 4～12 周肺部新发与受辐射区域紧密对齐的磨玻璃影、斑片影，需考虑放射性肺炎可能。在半年后可发展为纤维化。

第五节　阻塞性肺炎

一、临床特点

支气管狭窄或引流不畅导致其远侧肺组织炎症或感染，具有引流不畅及感染双重影响，梗阻不解除炎症吸收缓慢，且在同一部位反复发生。导致支气管狭窄的常见原因是肿瘤、结核、异物、痰栓。是中央型肺癌及透 X 线异物的重要间接征象。

二、影像表现

CT 表现为支气管狭窄远侧肺部斑片影，支气管狭窄区域肿块或结节，要警惕肿瘤。（图 10 - 17）

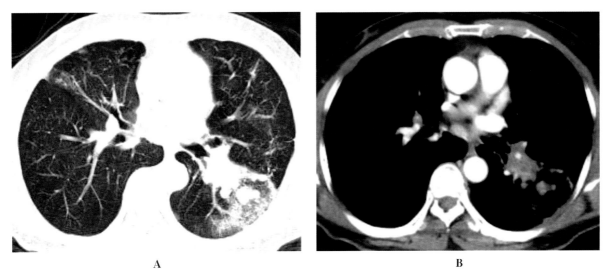

A　　　　　　　　　　　　　　　　　　　　　**B**

图 10 - 17　阻塞性肺炎

男，65 岁。干咳 2 个月，加重 1 个月，纤支镜发现左下肺新生物，活检病理为鳞状细胞癌，左侧肺门区可见软组织肿块，肿块远侧肺部可见斑片影，为阻塞性肺炎。

三、诊断要点

同一部位反复发生的炎症，吸收缓慢，就应该想到阻塞性肺炎，要积极运用纤支镜等检查明确病因。

第六节　急性呼吸窘迫综合征

一、临床特点

急性呼吸窘迫综合征（acute respiratory distress syndrome，ARDS）在严重感染、休克、创伤及烧伤等非心源性疾病过程中，肺毛细血管内皮细胞和肺泡上皮细胞损伤造成弥漫性肺间质及肺泡水肿，导致的急性低氧性呼吸功能不全或衰竭。以肺容积减少、肺顺应性降低、严重的通气/血流比例失调为病理生理特征，临床上表现为进行性低氧血症和呼吸窘迫，肺部影像上表现为双肺广泛非均一性的渗出性病变。

二、影像表现

早期的渗出及水肿阶段，表现为双肺广泛非均一性的磨玻璃影或实变，出现网格影或肺结构变形，提示纤维化。（图 10 - 18）

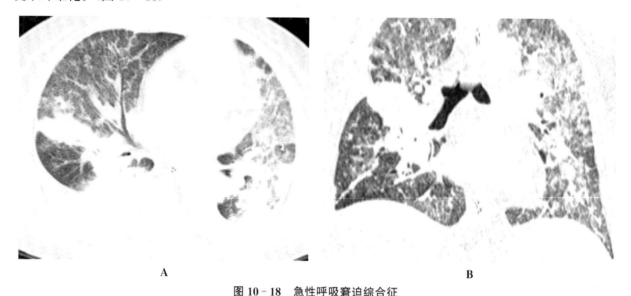

A   B

图 10 - 18　急性呼吸窘迫综合征

女，73 岁。严重胆道感染，感染性休克，既往无肺部基础疾病，肺部 CT 示双肺弥漫性磨玻璃影及实变影，因顽固性低氧血症、多器官功能障碍不能纠正，诊断为 ARDS。

三、诊断要点

急性呼吸窘迫综合征：①具有发病的高危因素，如严重感染、创伤、休克和误吸等；②急性起病，呼吸频数和/或呼吸窘迫；③顽固性低氧血症，常规给氧方法不能缓解；④肺部影像上表现为双肺广泛非均一性的渗出性病变；⑤肺毛细血管楔压≤18 mmHg 或临床上能除外心源性肺水肿。急性呼吸窘迫综合征的病因繁多，发病机制复杂，故其鉴别诊断也比较困难。通常需要与之鉴别的疾病包括重症肺炎、心功能不全、肺动脉栓塞、补液过量、特发性肺纤维化急性加重等。由于这些疾病都存在呼吸窘迫与低氧血症等症状，故其鉴别诊断尚需依靠病史、体格检查、实验室检查以及影像学检查。

第七节　医院内感染

2016 年美国传染病学会（Infectious Diseases Society of America，IDSA）/美国胸科学会（American Thoracic Society，ATS）关于成年人医院获得性肺炎（hospital acquire pneumonia，HAP）和呼吸机相关性肺炎（ventilator-associated pneumonia，VAP）管理的指南使用了以下定义：HAP 是指入院后 48 小时或更长时间发生的肺炎，入院时未出现症状。VAP 是气管内插管后≥48 小时发展的肺炎。HAP 大部分发生于未机械通气的患者，而机械通气可以增加 HAP 的发生率，即为 VAP。慢性阻塞性肺疾病、免疫缺陷、机械通气、抗生素应用等是发病的危险因素。HAP 和 VAP 可能是由多种病原体引起的，并且可能是多种微生物共同发病。常见的病原体包括需氧革兰氏阴性杆菌（如大肠埃希菌，肺炎克雷伯菌，肠杆菌属，铜绿假单胞菌，不动杆菌属）和革兰氏阳性球菌［如金黄色葡萄球菌，包括耐甲氧西林金黄色葡萄球菌（MRSA），链球菌属］。另外，人们逐渐认识到，普通住院患者和外科手术患者的病毒感染以及免疫受损患者中的病毒和/或真菌感染也在 HAP 中占据相当比重。相应的影像表现已经在上文感染性病变相关章节描述，此处不赘述。

第八节　免疫系统紊乱相关炎性病变

一、肺移植术后患者常见炎性病变

导致肺移植的常见疾病有间质性肺疾病（包括特发性肺纤维化）、慢性阻塞性肺疾病、囊性纤维化、α-1 抗胰蛋白酶缺乏症和特发性肺动脉高压等。移植术后发生的急性及慢性炎性反应对于患者生存率及生活质量的影响举足轻重。原发性移植物功能障碍（primary graft dysfunction，PGD）和感染是移植后第一年的主要死亡原因，其次为急性肺移植排斥反应。闭塞性细支气管炎综合征（BOS）导致的慢性移植物功能障碍是第一年后死亡的主要原因。

（一）原发性移植物功能障碍

1. 临床特点　PGD 的定义是在同种异体肺移植后的最初 72 小时内，临床发生低氧血症伴胸部影像出现弥漫性肺实变，而没有其他可确定的原因，3 天内发生率总体为 30%。PGD 的典型组织病理学模式是弥漫性肺泡损伤。这种损伤是在供体收获之前开始的（如供体脑死亡、神经性肺水肿及供体损伤引起的炎症），还包括在器官取回过程中造成的创伤（运输过程中体温过低和局部缺血），移植物复温、植入和再灌注引发的肺部炎症，以及后续输血相关的急性肺损伤以及呼吸机诱发的肺损伤等。PGD 是移植后最初 30 天内死亡的最常见原因。

2. 影像改变　表现为新发双肺内磨玻璃影及实变，早期以双肺基底部较多见，可进展为全肺受累。

3. 诊断要点　PGD 是在同种异体肺移植后的 3 天内发生，临床表现为低氧血症，影像出现弥漫性肺实变，而没有其他可确定的原因（如感染、肺水肿）时，需要考虑该诊断。

（二）急性肺移植排斥反应

1. 临床特点　急性肺移植排斥的主要类型是细胞排斥，是通过 T 淋巴细胞识别异体主要组织相容性复合体（MHC），也称人白细胞抗原（HLA），或由其他抗原介导。组织病理学表现是以血管和/或呼吸道为中心的淋巴细胞为主的炎症反应。急性细胞排斥最有可能发生在肺移植后的前 6 个月。临床无特异性，包括低热、呼吸急促和咳嗽，可有或无痰。

2. 影像改变　HRCT 表现为肺门周围磨玻璃密度增高影，小叶间隔增厚，伴或不伴胸腔积液。然而，HRCT 表现不具有特异性，不能区分感染。

3. 鉴别诊断　肺移植受者的急性细胞排斥反应的诊断是基于经支气管肺活检标本的特征性组织病理学改变和排除感染。影像鉴别困难，主要基于临床感染相关指标的检测。

（三）慢性肺移植排斥反应

1. 临床特点　闭塞性细支气管炎综合征（BOS）是慢性肺移植排斥反应的主要表现形式，在肺移植后的 5 年内，BOS 的发生率接近 50%，是第一年后死亡的主要原因。在临床上表现阻塞性肺通气功能障碍导致的气促，在病理学上则显示为致密的纤维瘢痕组织包裹小气道（闭塞性细支气管炎）。

2. 影像改变　在 BOS 的早期阶段，胸片通常没有变化。在疾病的中晚期，胸部平片和 HRCT 显示出空气潴留引起的过度充气区域，可有马赛克征，还可伴支气管扩张。

3. 诊断要点　肺移植术后 1 年后逐渐出现气促症状，肺功能表现为阻塞性通气功能障碍，影像表现马赛克征，伴支气管扩张。病理学表现为致密的纤维瘢痕组织包裹小气道。

（四）肺移植后感染

在肺移植后的所有时间点，感染性并发症均是常见的死亡原因之一，在第一年占死亡的 35%，此后占死亡的 20%。其中病原体以细菌最常见，且革兰氏阳性和革兰氏阴性细菌普遍易感。另外，病毒及真菌感染也逐步增多。巨细胞病毒（CMV），它是继细菌性肺炎之后紧接在肺移植接受者中最常见的感染之一。曲霉和念珠菌属引起大多数移植后真菌感染，其次为隐球菌及毛霉等。相应的影像请结合前文感染性病变中相关章节，此处不赘述。

二、AIDS、HIV 患者相关炎性病变

AIDS 相关肺部疾病：获得性免疫缺陷综合征（AIDS）的流行仍然是 21 世纪全球最重要的健康问题之一。在美国和欧洲引入有效的抗逆转录病毒疗法（ART）后，与艾滋病有关的机会性感染的发生率急剧下降。尽管取得了这些进展，肺部疾病仍然是发病率和死亡率的重要原因。AIDS 相关肺部疾病大致可分为机会性感染和非感染性疾病两类。

机会性感染是 AIDS 患者的常见并发症，在美国，肺孢子菌肺炎（PCP）是最常见的 AIDS 相关机会性感染的病因。在非洲，结核病是人类免疫缺陷病毒（HIV）最常见的肺部并发症，所有病例中至少有三分之一发生在人类免疫缺陷病毒（HIV）患者中。在发达国家，细菌性病原体占 HIV 个体呼吸道感染的大部分，其中肺炎链球菌，流感嗜血杆菌和金黄色葡萄球菌是最常见的细菌。除上述相对常见的感染之外，病毒（巨细胞病毒相对多见）、真菌、寄生虫（弓形虫相对多见）感染也需要引起临床的警惕，相应影像见前文感染性病变所述，此处不赘述。

非感染性疾病主要包括卡波西肉瘤（KS）、肺癌、淋巴瘤、缩窄性细支气管炎和支气管扩张，有效的抗逆转录病毒疗法（ART）的使用目前降低了 KS 的发生，但其他非感染相关并发症发病率仍在上升。在此节主要讲述 AIDS 相关 KS 的肺部表现。

卡波西肉瘤（KS）

1. 临床特点　艾滋病相关的卡波西氏肉瘤（KS）是与人类疱疹病毒 8（HHV-8）相关的低级别血管肿瘤，KS 的肺部受累与更广泛的黏膜皮肤疾病有关。肺 KS 容易累及支气管血管周围肺间质、呼吸道、胸膜和/或胸腔内淋巴结。临床上肺实质受累通常在几周内表现为呼吸困难、低氧血症和干咳。还会出现咯血，发热，疲劳以及偶尔的呼吸衰竭。

2. 影像改变　早期 CT 表现为支气管周围血管间质增厚，特别是在肺底部。进展期典型 CT 特征：不规则、界限不清或有毛刺（火焰状）结节，多见于支气管血管周围区域；支气管血管周围间质增厚；小叶间间隔增厚；胸膜积液和淋巴结肿大。

3. 诊断要点　AIDS 患者出现呼吸困难、干咳、咯血等症状时，影像发现支气管周围血管间质增厚，不规则、界限不清或有毛刺（火焰状）结节伴胸膜积液和淋巴结肿大，需要考虑该诊断，确诊依赖病理。

三、免疫抑制宿主炎性病变

重点注意真菌及病毒感染，细节见感染章节。

四、需要外科处理的炎性病变

（一）内科治疗效果不好的炎性病变

1. 肺脓肿（lung abscess）

（1）临床特点：由于多种病因所引起的肺组织化脓性病变，该病多发于青壮年男性，肺脓肿早期为化脓性炎症，继而坏死、液化、脓肿形成。多发生于壮年，男多于女。临床上以高热、咳嗽、咳大量脓臭痰为其特征。肺脓肿分为急性吸入性肺脓肿、慢性肺脓肿和血源性肺脓肿 3 种类型。

（2）影像改变：①脓肿期。实变中可见坏死、液化低密度区，坏死物排出后见空洞，由于脓肿周围炎性浸润存在，使空洞壁厚且边缘模糊，空洞常为中心性，壁虽厚，但内壁较光整，底部常见宽液平面，并可见环形强化脓肿壁。②恢复期/慢性期。空洞周围炎性浸润逐渐吸收减少，空洞壁逐渐变薄，腔也慢慢缩小，周围有较多紊乱的条索纤维病灶。（图 10-19）

（3）诊断要点：患者起病急，出现高热、咳嗽、咳大量脓臭痰，体温随痰液的咳出而下降。实验室检查示血白细胞总数增多，中性粒细胞核左移，可有中毒颗粒。CT 示肺实质内厚壁空洞或伴液平。

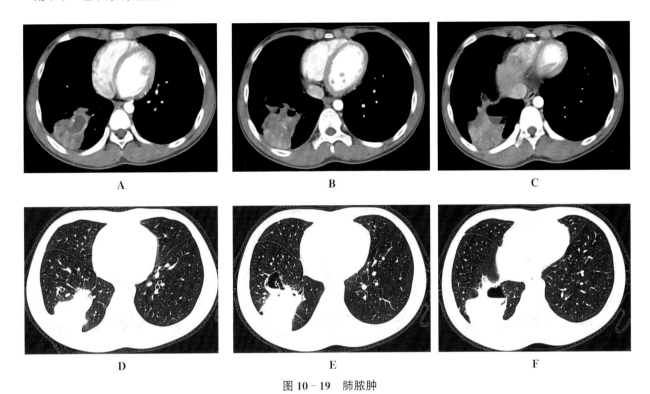

图 10 - 19　肺脓肿

　　男，15 岁。反复发热咳嗽 20 余天，反复抗感染治疗无效，肺部 CT 示右下肺团块状软组织密度影，以宽基底与右后侧胸膜相连，内可见气液平面及多发大小不等的低密度坏死区。手术切除右下肺，术后病理肺脓肿。

　　2. 肺曲霉病（pulmonary aspergillosis，PA）

　　（1）临床特点、影像改变、影像改变：详见第一篇第三章第一节肺曲霉病相关内容。（图 10 - 20、图 10 - 21）

　　（2）对于寄生型肺曲霉病，经过治疗，症状不缓解，复查影像无改善，可考虑手术干预。

　　（二）诊断不明，需要外科干预的炎性病变

　　机化性肺炎、肺炎性假瘤、结核、真菌及其他肉芽肿病变，常误诊为肺癌，经过内科治疗效果不好，或者患者心理压力很大，经过多学科会诊仍不能明确诊断者，可考虑手术干预。（图 10 - 22～图 10 - 29）

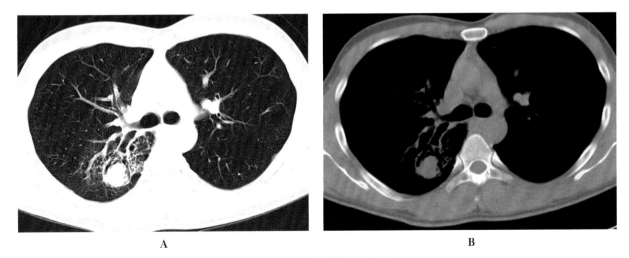

图 10 - 20　肺曲霉病（一）

　　男，25 岁。咳嗽咳痰 4 个月，肺部 CT 示右上肺后段可见一结节影，内部可见空气新月征，结节周围可见斑片影，诊断肺曲霉病，予以伏立康唑治疗效果不佳，后手术切除，术后病理证实为肺曲霉病。

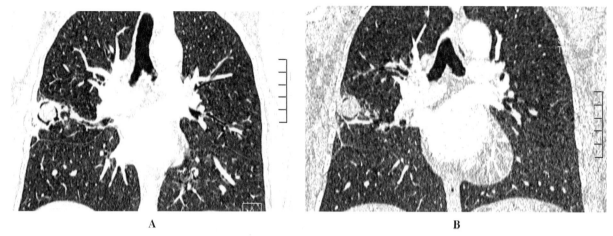

图 10 - 21　肺曲霉病（二）

女，49 岁。咳嗽咳痰半年，伴血丝痰，肺部 CT 示右上肺后段可见一结节影，内部可见空气新月征，诊断肺曲霉病，予以伏立康唑治疗 5 个月复查肺部 CT 无变化，后手术切除，术后病理证实为肺曲霉病。

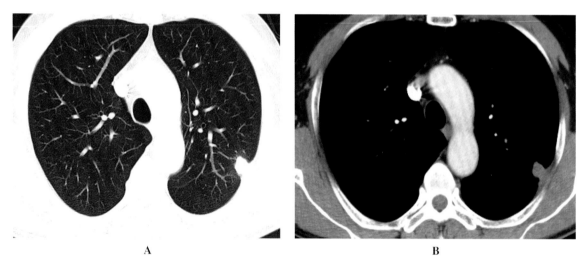

图 10 - 22　机化性肺炎

男，58 岁。咳嗽 1 个月，少痰，无发热。肺部 CT 示左上肺实性结节，可疑直线边，邻近明显增厚。手术后病理证实为机化性肺炎。

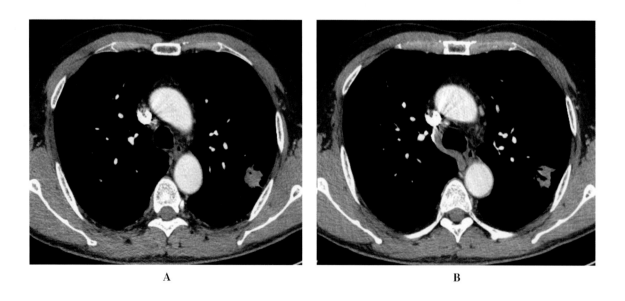

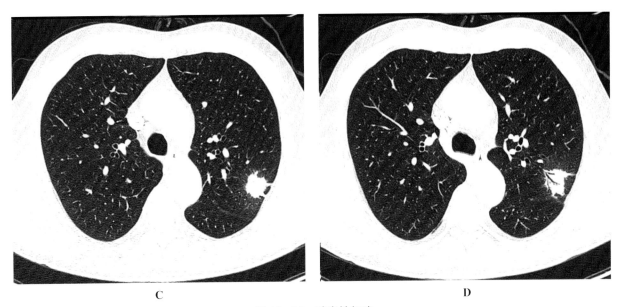

C　　　　　　　　　　　　　　　　　　　　D

图 10 - 23　肺炎性假瘤

　　男，58 岁。"发现血糖升高 13 年"入院，常规行肺部 CT 发现肺部病变，CT 示左肺上叶尖后段见结节状软组织密度影，较大者位于左肺，密度欠均匀，内可见支气管空气征，周围可见短毛刺，可见胸膜凹陷征。手术病理为肺炎性假瘤。

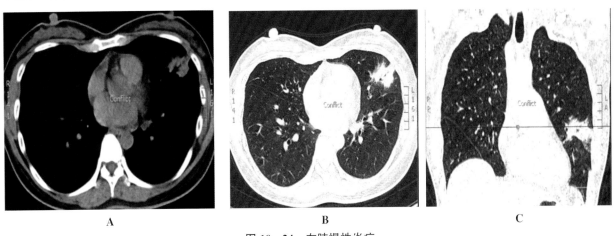

A　　　　　　　　　　　　　B　　　　　　　　　　　　　C

图 10 - 24　左肺慢性炎症

　　女，49 岁。左侧肩胛区疼痛 5 天，意外发现左肺舌段结节，炎性指标不高，父亲肝癌去世。拟诊左肺炎症，因心理压力巨大，坚决要求手术，术后病理为慢性肺特异性炎症，未见结核及真菌。

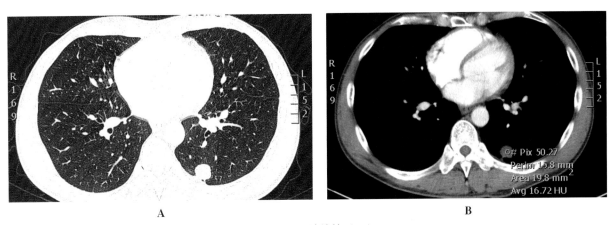

A　　　　　　　　　　　　　　　　　　　B

图 10 - 25　肺结核（一）

　　男，49 岁。反复咳嗽 1 年，无痰，无发热及胸痛。外院抗炎后来院复查肺部 CT，左下肺结节无吸收。收入胸外科手术治疗，手术病理为肺结核。

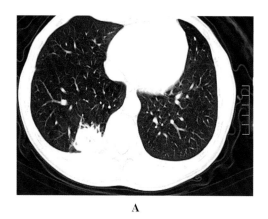 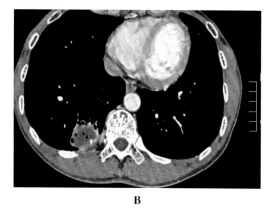

图 10 - 26　曲霉感染

男，39 岁。发现右卜肺结节 7 年，稍增大。手术病理为曲霉感染。

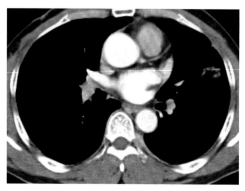

图 10 - 27　肺隐球菌病（一）

男，49 岁。左侧胸痛 15 天，无痰、无发热。以左上肺结节收入胸外科，手术病理为肺隐球菌病。

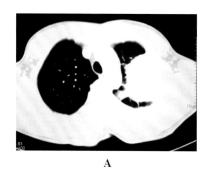 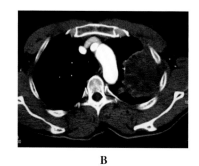 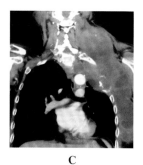

图 10 - 28　肺隐球菌病（二）

　　男，50 岁。左侧胸痛 20 天，主要为牵扯样疼痛，夜间较白天重，无放射痛，未感其他不适。以左上肺肿块收入胸外科，手术病理为肺隐球菌病。该患者术后抗真菌欠规范，6 个月后复发并广泛累及胸壁。

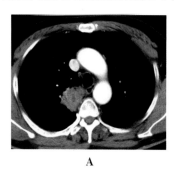 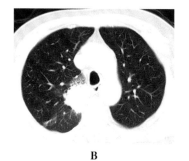 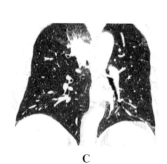

图 10 - 29　IGg4 相关肺病

男，61 岁。咳嗽伴血丝痰 1 个月，加重 1 周。肺部 CT 示右上肺肿块，拟诊肺癌收入胸外科，手术病理为 IGg4 相关肺病。

（三）诊断不明，需要微创活检确诊的炎性病变

　　球形肺炎、结核、真菌感染等炎性病变，有时无明显临床症状，炎性指标不高，就要与肺内其他良性、恶性肿块病变鉴别，肺活检等微创手段很有必要。（图 10 - 30～图 10 - 37）

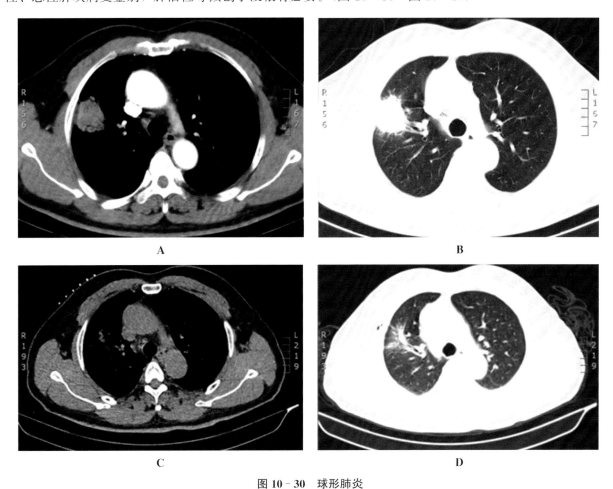

图 10 - 30　球形肺炎

男，59 岁。双下肢乏力半年，拟诊后循环缺血，意外发现右上肺结节，经皮穿刺活检为炎症，治疗 1 个月后复查，病变基本吸收。

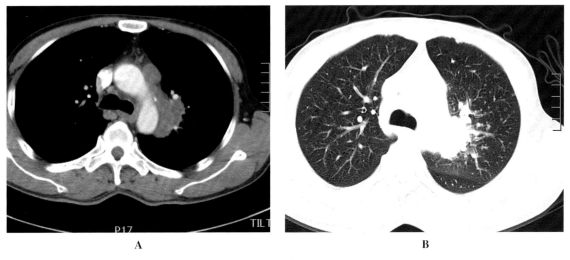

图 10 - 31　肺结核（二）

　　男，52 岁。发热伴气促 3 个月，多家医院诊断左上肺中央型肺癌。但左上肺肿块周围可见卫星病灶，CRP 80 mg/L，ESR 98 mm/h，结核应为首先考虑。肺活检病理证实为结核。

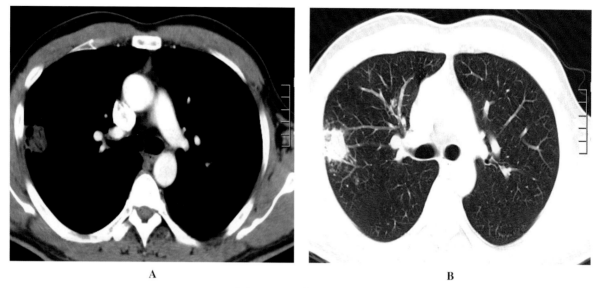

图 10-32 肺结核 （三）

男，40 岁。因多饮、多尿入院，肺部 CT 发现肺部结节、空洞及卫星病灶，提示结核，经皮穿刺活检证实。

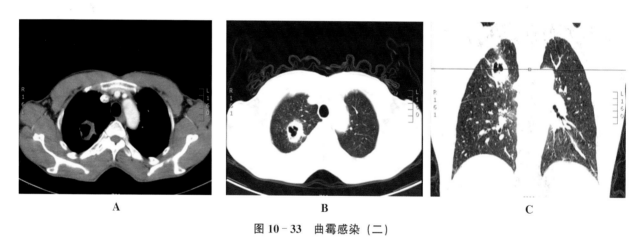

图 10-33 曲霉感染 （二）

男，56 岁。咳嗽伴气促 1 个月，肺部 CT 示右上肺厚壁空洞，可疑肺癌，肺经皮穿刺活检病理证实为曲霉感染。

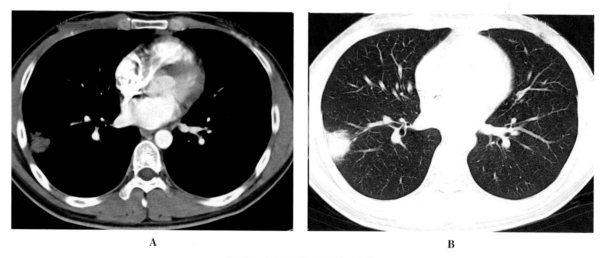

图 10-34 肺隐球菌病 （三）

男，26 岁。右侧的胸痛 2 个月，肺部 CT 示右下肺胸膜下实性结节，可疑平直边，多为感染病变，肺经皮穿刺活检病理证实为肺隐球菌感染。

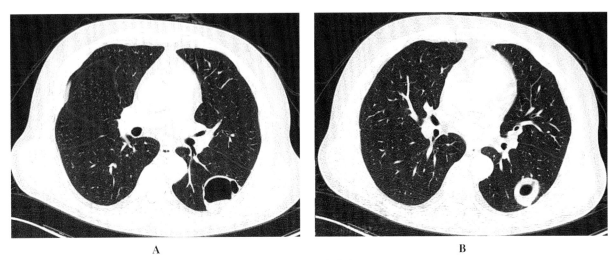

图 10－35　肺隐球菌病（四）

　　男，38岁。肾移植术后发热，肺部 CT 示左肺下叶背段可见一空洞形成，壁不均匀增厚，肺经皮穿刺活检病理证实为肺隐球菌感染。

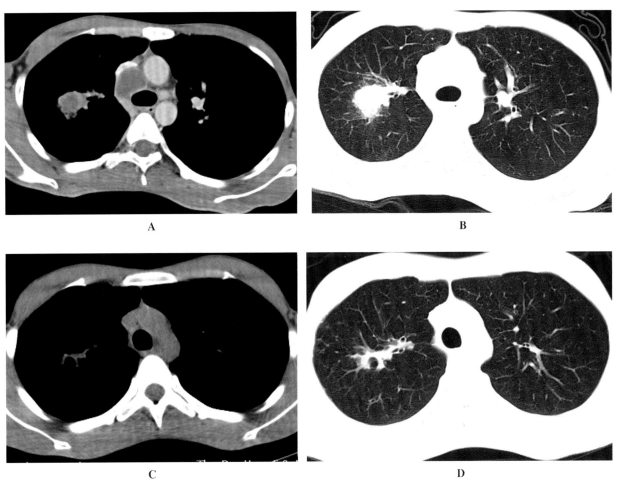

图 10－36　肺念珠菌病

　　男，22岁。发热1个月余，诊断性抗结核治疗无效。肺部 CT 示右上肺结节并坏死、淋巴结增大，穿刺活检病理为肺念珠菌病，氟康唑治疗后复查，病变明显吸收。

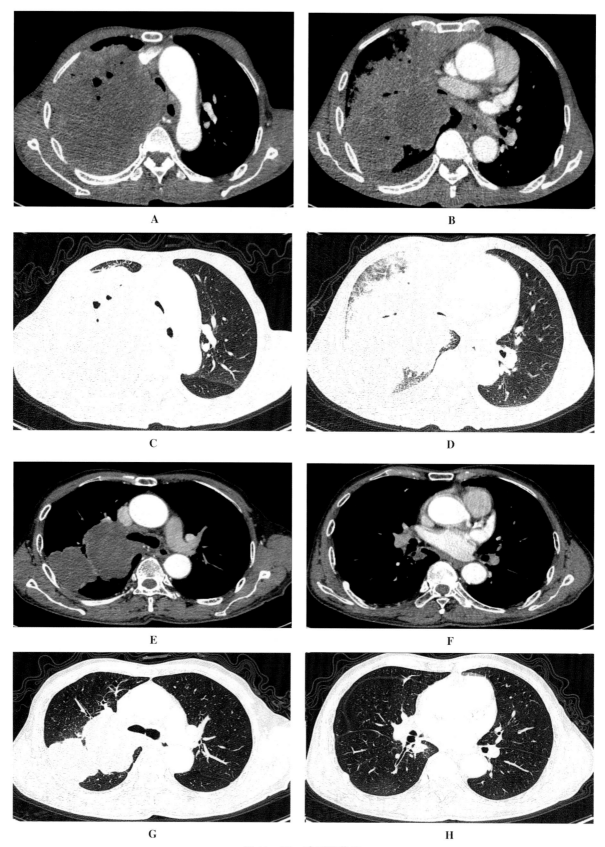

图 10-37 肺毛霉菌病

　　男，63 岁。咳嗽 7 个月，气促 2 个月。肺部 CT 示右肺门见巨大的不规则团块影，右肺支气管、右上肺支气管分支管腔狭窄、阻塞，右上肺膨胀不全，部分右上肺支气管呈囊状扩张，病变周围见散发的斑片状高密度影，CT 诊断肺癌，经皮穿刺活检证实为肺毛霉菌感染，泊沙康唑抗真菌治疗后 4 个月后复查，肺部 CT 示病变明显吸收。

（四）需要外科处理的并发症

1. 并发咯血（hemoptysis）　临床上一些炎性疾病继发咯血。通常规定 24 小时内咯血＞500 ml（或 1 次咯血量在 100 ml 以上）为大量咯血，但还应注意疾病的严重程度与咯血量有时并不完全一致，对于咯血量的估计除了出血量以外还应当考虑咯血的持续时间。在反复内科止血无效，或咯血后发生窒息、来势凶猛等情况下，需要及时对患者进行外科干预。结核、曲霉、毛霉等均可导致咯血，其临床特点、影像改变、诊断要点详见相关章节。下列几例为病例介绍。（图 10－38～图 10－40）

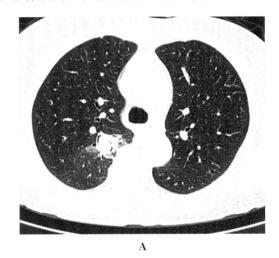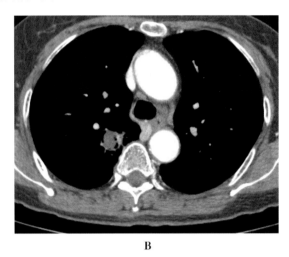

A   B

图 10－38　肺曲霉病并出血（一）

女，65 岁。反复咳嗽、咳痰伴咯血 6 个月余。肺部 CT 考虑右上肺肺曲霉病并出血，内科治疗无好转，手术病理证实为肺曲霉病。

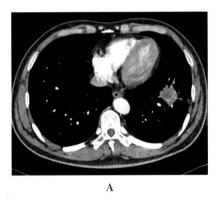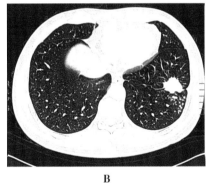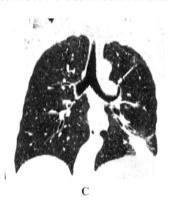

A   B   C

图 10－39　肺曲霉病并出血（二）

男，54 岁。咳嗽伴咯血 45 天。肺部 CT 示左下肺肿块病变，长轴沿支气管生长，周围可见卫星病灶，可疑肺结核；因 PETCT 考虑肿瘤，行手术干预，病理证实为肺曲霉病。

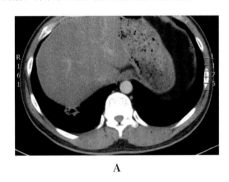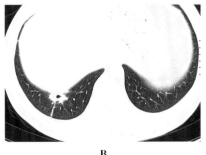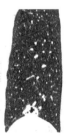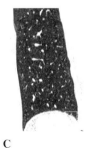

A   B   C

图 10－40　肺组织胞浆菌病

男，42 岁。反复咯血 1 个月，量不多。肺部 CT 示右下肺结节并空洞，病变靠近膈肌，有外科干预指征。手术病理为肺组织胞浆菌病。

2. 支气管胸膜瘘（bronchopleural fistula）

（1）临床特点：指肺泡、各级支气管与胸膜之间相互交通而形成的瘘道，可发生于主支气管、肺叶支气管及肺段支气管。常见病因有脓胸、反复感染、肺部手术或操作等。主要临床表现为胸膜腔脓液经支气管瘘口进入呼吸道，引起咳嗽、咳脓痰等，可扪及皮下气肿，严重时大量脓液被吸入支气管，可造成患者窒息，需立即行外科处理。

（2）影像表现：肺部 CT 见胸膜包裹性积气积液影，相邻的肺组织常见反应性炎症，胸膜可见增厚。肺部 HRCT 可显示支气管与胸膜腔相通，支气管壁增厚；部分支气管腔稍有扩大。部分病例可见局部胸廓塌陷。（图 10-41）

（3）诊断特点：肺部 HRCT 及重建显示支气管与胸腔相通即可确诊。

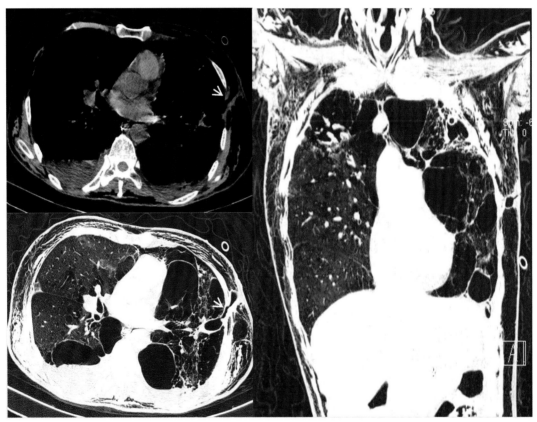

图 10-41 支气管胸膜瘘

男，55 岁。COPD 病史数十年，加重 4 年，反复自发气胸，肺部反复感染。肺部 CT 示双肺可见多发大小不等透亮影，双侧胸膜增厚，双侧胸腔见积液征象，双侧胸壁、腋窝、颈部及背部皮下可见多发积气，左侧少量气胸，左侧胸膜见瘘道开放（白箭头所指处）。

第三篇
以斑片影为主的非炎性病变

第十一章　并发肺出血的肺病

第一节　肺梗死

一、临床特点

肺梗死是肺栓塞（pulmonary embolism，PE）后因肺动脉血流阻断而引起的肺组织坏死，常见栓子是深静脉血栓，还可以是瘤栓、菌栓、羊水、脂肪栓子、空气；创伤、长期卧床、静脉曲张、导管留置、盆腔和髋部手术、肥胖、糖尿病、脱水、避孕药或其他原因的凝血功能亢进等，容易诱发静脉血栓形成。临床上有时出现所谓"三联征"，即呼吸困难、胸痛及咯血。常发病突然，来势凶猛，病情危重，死亡率高，常易误诊为肺炎。进一步检查包括肺动脉CTA、下肢血管超声、D-二聚体等。

二、影像特点

通常位于肺外周（末梢血管代偿差），表现为斑片影，多为锥形或楔形，密度不均匀，周围血管可增粗或缩小，追踪供血动脉，发现充盈缺损可提示诊断；中心肺动脉扩张及远端血管分布减少或消失等；但是肺段以下的小动脉栓塞诊断敏感性下降，但仔细对比双侧肺血管的粗细及分布的不对称性，仍可发现有用的线索；患侧胸腔可出现少量胸腔积液；放射性核素肺通气灌注扫描；典型征象是与通气显像不匹配的肺段分布灌注缺损。肺动脉造影是诊断PE的"金标准"；PE的直接征象有肺动脉内造影剂充盈缺损，伴或不伴"轨道征"的血流阻断；间接征象有肺动脉造影剂流动缓慢，局部低灌注，静脉回流延迟，在其他检查难以肯定诊断时，如无禁忌证，可进行造影检查；经过积极治疗，短期可明显吸收，但如果病因未去除，仍可复发。（图11-1、图11-2）

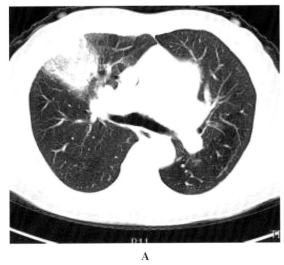
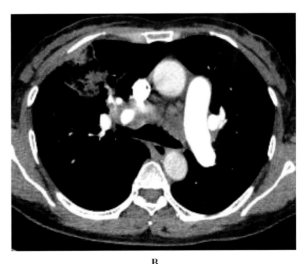

A　　　　　　　　　　　　　　　　　　　　B

图 11-1　肺梗死（一）

女，46岁。突发右胸痛1天。图A：CT肺窗示右上肺斑片影，大致呈楔形，密度不均匀；图B：增强CT纵隔窗示右上肺动脉可见充盈缺损。

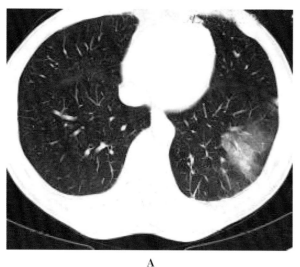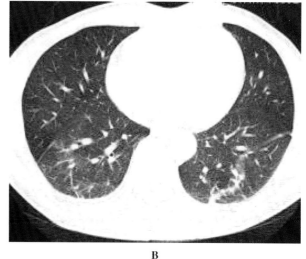

A   B

图 11-2 肺梗死 (二)

男，45 岁。突发胸痛 5 天，伴每天咯血 5~6 口，D-二聚体升高。CTA 示左下肺动脉充盈缺损，确诊为左下肺动脉栓塞并左下肺梗死。图 A：肺窗示左下肺扇形斑片状模糊影；图 B：治疗 20 天后复查，左下肺斑片影明显吸收，遗留少许纤维化病变。

对放射科医师而言，不能看到肺动脉充盈缺损就诊断肺栓塞，肺动脉肉瘤也表现为肺动脉充盈缺损，但病理基础、治疗方法及预后与血栓迥异，鉴别要点要注意起病缓急、治疗效果、动态变化、肺动脉的侵蚀及血管外浸润。当发现有类似肺动脉充盈缺损，但缓慢起病、D-二聚体正常，溶栓治疗无效时、动态复查进展，应警惕本病，特别是肺动脉 CTA 发现病灶边缘隆起、分叶，增强扫描明显不均匀强化、血管外可见增大淋巴结时，高度提示本病；磁共振及 PETCT 能够提供更有价值的诊断信息。

三、诊断要点

对存在高危因素的患者，突然发病，出现呼吸困难、胸痛及咯血，就应该想到肺动脉栓塞或肺梗死可能，肺部 CT 显示肺外周斑片影＋双侧肺血管的分布及大小明显不对称＋肺动脉充盈缺损，超声显示下肢静脉或与病程同步的右心负荷增加，校正的 D-二聚体临界值及 D-二聚体动态变化，可明确诊断。仍未能明确诊断者，可酌情选择放射性核素肺通气灌注扫描或肺动脉造影，后者还可同时行经皮导管介入治疗。罕见情况下需与肺动脉肉瘤鉴别，磁共振及 PETCT 能够提供更有价值的诊断信息。

附：脂肪栓塞综合征

1. 临床特点 脂肪栓塞综合征（fat embolism syndrome）是指骨盆或长骨骨折后 24~72 小时出现呼吸困难、意识障碍、皮下或眼底出血，由于脂肪栓子进入血流阻塞小血管，尤其是阻塞肺内毛细血管，使其发生一系列的病理改变和临床表现。多认为是由于骨折处髓腔内血肿张力过大，骨髓被破坏，脂肪滴进入破裂的静脉窦内，可引起肺、脑脂肪栓塞。肺栓塞的主要症状为呼吸困难、咳嗽、咳痰（经常有血性痰）。

2. 影像表现 双肺弥漫性磨玻璃影或实变（图 11-3、图 11-4）。

3. 诊断要点 主要标准：骨折后 24~72 小时皮下或眼底出血、呼吸困难或肺部弥漫性病变、头部外伤以外的神经症状；次要标准：动脉血氧分压降低、血红蛋白下降；参考标准 心动过速、发热、红细胞沉降率升高、血小板减少、尿中脂肪滴、血中游离脂肪。总之，骨折后出现呼吸困难，不能用其他原因解释者，就要警惕脂肪栓塞综合征。

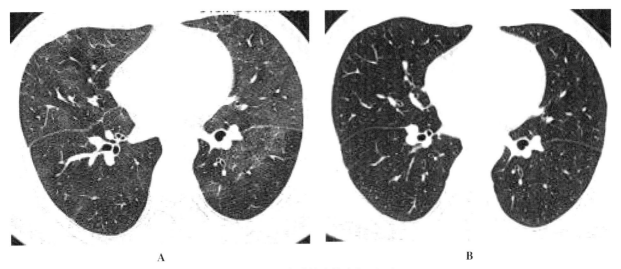

图 11 - 3 脂肪栓塞综合征（一）

男，29 岁。全身多处长骨骨折后气促，图 A：CT 肺窗示双肺弥漫性磨玻璃影，拟诊肺脂肪栓塞。图 B：治疗后 11 天复查，CT 肺窗示双肺弥漫性磨玻璃影基本消散吸收。

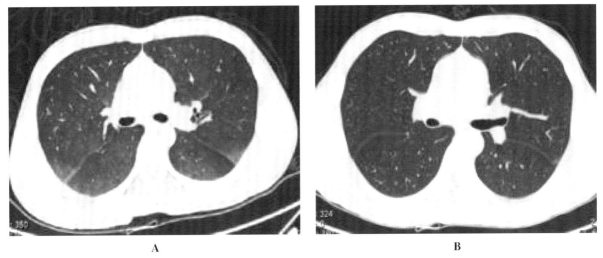

图 11 - 4 脂肪栓塞综合征（二）（湖南中医学院附属第一医院杨宇教授提供）

男，25 岁。行腰椎骨折后金属固定钉取出手术，术中顺利，术后发现患者血氧浓度低至 60%；图 A：CT 肺窗示双肺弥漫性磨玻璃影，诊断为脂肪栓塞。图 B：治疗 8 天复查，CT 肺窗示双肺磨玻璃影消失。

第二节 肺动静脉畸形并出血

一、临床特点

肺动静脉畸形（pulmonary arteriovenous malformations，PAVM）是肺动脉和静脉之间形成的异常交通，有先天性和后天性之分。典型的先天性动静脉畸形是多发性小的病变，出生时就存在，常常在 1～20 岁后出现症状。后天性动静脉瘘主要为外伤性动静脉畸形，是由于枪弹伤、刺伤同时伤及动脉及其伴行的静脉所引起。多为单侧病变。在病理上可分两型，即囊型和弥漫型，绝大部分由肺动脉供血，血流动力学上属于心外右向左分流，分流量大可导致氧饱和度下降，肺动静脉的异常结构生后早期常处于潜伏状态，而后在肺动脉压力作用下病变逐渐发展扩大，瘤壁亦有相应的继发退行性改变。如遇胸部外伤，菲薄变性的囊瘘易破裂，导致大出血，血胸或大咯血；低氧血症发绀、杵状指、易疲劳、工作负荷能力降低；异位栓塞如脑梗死、脑脓肿；动静脉畸形贴近胸壁时，能听到杂音。

二、影像表现

CT 表现为分叶状圆形或椭圆形病灶，增强后病灶与肺动脉同步强化，边缘可见有异常血管，CT 血管成像可见供血动脉、异常血管、引流静脉。合并出血时，可见片状渗出或实变（图 11-5）。MR 对显示供血动脉、异常血管、引流静脉也有很大价值。

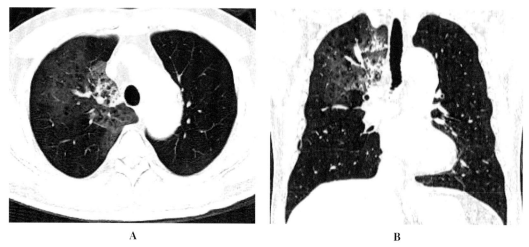

A   B

图 11-5 肺动静脉畸形并出血

图 A、图 B 为 CT 肺窗横断面和冠状面图像，显示右肺上叶血管增粗并周围片状磨玻璃密度影，考虑肺动静脉畸形合并出血。

三、诊断要点

以咯血为首发症状者，表现为渗出性病变，诊断肺动静脉畸形难度增大，听诊可闻及血管杂音，CT 图像上注意增粗的血管影为诊断线索，进一步增强扫描或 CTA 多可明确诊断。

第三节 肺挫伤

一、临床特点

肺挫伤（pulmonary contusion）是由于剧烈的钝性损伤所致的肺实质损伤，直接暴力的肺挫伤通常发生于受伤的一侧，而爆炸或气浪的冲击伤较多为双侧性，病理变化为肺出血和水肿，使肺实质含气减少而血管外含水量增加，通气和换气功能障碍，肺动脉压和肺循环阻力增高。病理变化在伤后 12～24 小时进行性发展。肺挫伤往往合并其他损伤，如胸壁骨折、血胸、气胸及心脏和心包损伤。临床表现有很大的差异：轻者仅有胸痛、胸闷、气促、咳嗽和血痰等，听诊有散在啰音，严重者则有明显呼吸困难、发绀、血性泡沫痰、心动过速和血压下降等。

二、影像表现

肺泡内的血液和血浆渗出引起的实变，约 70％病例在伤后 1 小时内出现，30％病例可延迟到伤后 4～6 小时，表现为不规则斑片状及大片状的实变阴影（图 11-6），间质和肺泡内的改变通常同时存在，或以其中一种表现较为明显，病变分布可不按段或肺叶的范围。肺挫伤的吸收较快，在 24～48 小时就开始吸收，于 3～10 天完全吸收，单纯的肺挫伤吸收后不留下任何痕迹。肺挫伤可并发感染，如受伤后 48 小时仍不吸收反而扩大，应疑有继发感染。支气管腔内血块的阻塞可产生节段、亚肺段，甚至肺段的不张。通常需用支纤镜取出血块后才能恢复。肺叶或一侧全肺不张通常提示为支气管断裂，可合并皮下气肿、纵隔气肿及气胸。

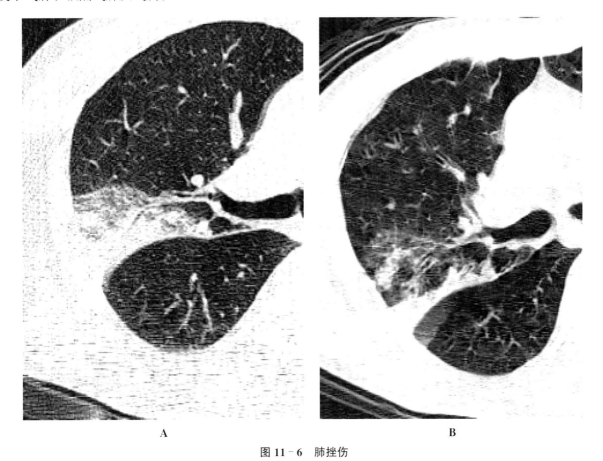

图 11‐6 肺挫伤

男，75 岁。胸部外伤后咯血，图 A 肺部 CT 示右肺上叶斑片状磨玻璃和实变影拟诊肺挫伤，5 天后复查图 B 示右上肺局限性渗出病变明显吸收。

三、诊断要点

创伤后出现咯血，肺部表现为不同范围的渗出或实变，几天内迅速吸收，可伴有如胸壁骨折、血胸、气胸及心脏和大血管损伤。

第四节　医源性肺出血

一、临床特点

在医学诊疗过程中造成损伤，导致出血，称为医源性肺出血（iatrogenic hemorrhage of lung），为诊疗过程中的并发症。出血与诊疗操作时间上相关，但可迟发。少量出血无需特殊处理，大量出血可危及生命。严密监控及早期发现至关重要。

二、影像表现

CT 表现为新出现渗出性病变，时间上及部位与诊疗操作吻合（图 11‐7、图 11‐8）。

三、诊断要点

咯血及新出现渗出性病变，时间上及部位与诊疗操作吻合。

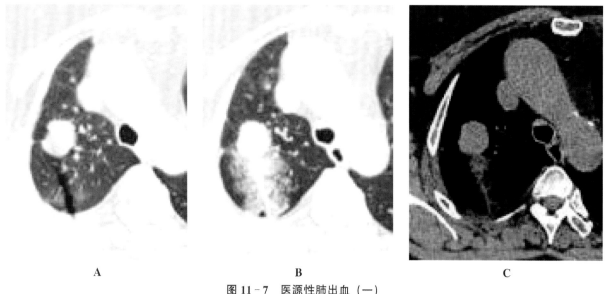

图 11 - 7　医源性肺出血（一）

　　女，65 岁。右上肺结节性穿刺活检后即可出现咯血，图 A 为穿刺前 CT 肺窗图像，图 B 为穿刺后 CT 肺窗图像，右上肺结节背侧新出现片状磨玻璃影，图 C 为同平面 CT 纵隔窗图像示穿刺通道密度较高。诊断要点有两条：一是病变为穿刺后新出现，二是病变沿穿刺通道分布。

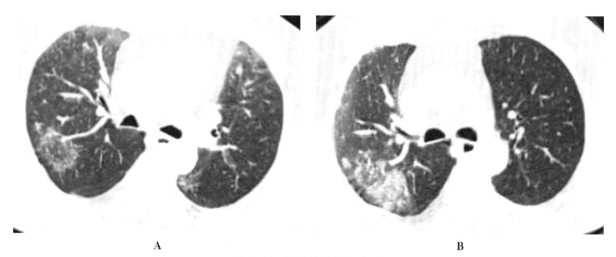

图 11 - 8　医源性肺出血（二）

　　男，50 岁。右上肺结节行穿刺活检后即可出现咯血，图 A 为穿刺前 CT 肺窗图像示右肺上叶后段混合磨玻璃结节。图 B 为穿刺后 CT 肺窗图像示新出现右上肺磨玻璃影，将穿刺前病变部分遮盖。

第五节　特发性肺含铁血黄素沉着症

一、临床特点

　　特发性肺含铁血黄素沉着症（idiopathic pulmonary hemosiderosis，IPH）病因及发病机制不明，其特征为肺泡毛细血管反复出血，血液溶解后，其中珠蛋白部分被吸收，含铁血黄素沉着于肺泡间质引起异物反应，最终可导致肺纤维化。病理改变为肺泡有出血，腔内有含铁巨噬细胞以及不同程度的间质纤维化。儿童多见，临床表现为反复发作的咯血及不同程度的缺铁性贫血。

二、影像改变

　　双肺弥漫性病变，表现为磨玻璃密度影、小片状模糊影，多以小叶中心性分布为主，内可见支气管充气征（图 11 - 9、图 11 - 10）。

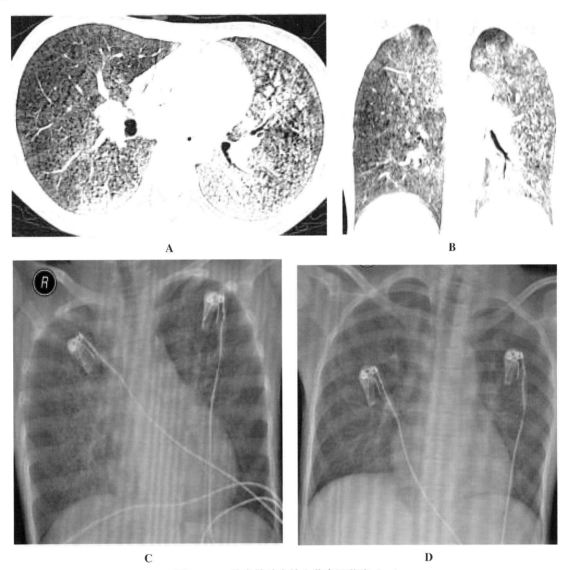

图 11 - 9　特发性肺含铁血黄素沉着症（一）

女，9 岁。反复乏力 5 年余，加重 1 个月余，有缺铁性贫血；肺泡灌洗液含铁血黄素试验细胞内阳性。图 A、图 B 分别为 CT 肺窗横断面和冠状面图像显示双肺弥漫性磨玻璃影及实变影，以小叶中心性分布为主。图 C 为治疗前胸部平片示两肺弥漫性斑片状模糊影。图 D 为激素及对症治疗后胸片复查，示病变明显好转。

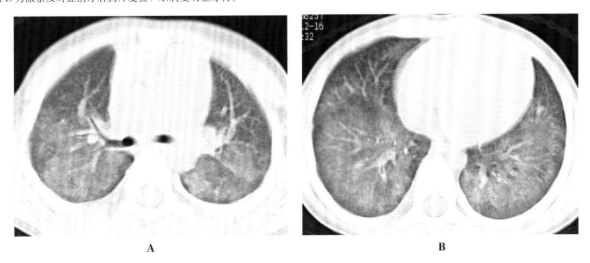

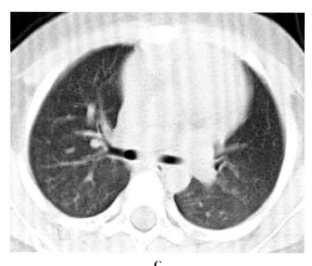
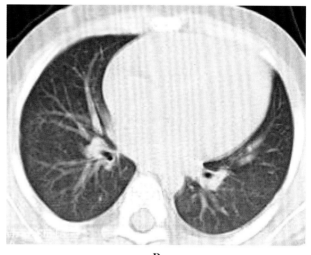

C   D

图 11‑10　特发性肺含铁血黄素沉着症（二）（湖南省人民医院毛志群教授提供）

女，5 岁。咳嗽、咯血 10 天，白细胞总数 7.0×10^9，HGB 60 g/L，ESR、CRP、PCT 未见异常，图 A、图 B 为治疗前肺部 CT 显示双肺弥漫性磨玻璃密度影。诊断特发性含铁血黄素沉着。图 C、图 D 为激素及对症治疗后复查肺部 CT 示双肺弥漫性磨玻璃病变明显好转。

三、诊断要点

病程较长、反复发作，典型的影像改变提供线索。该病典型表现为反复发作的咯血、缺铁性贫血和双肺弥漫性小叶中心性磨玻璃影。痰涂片、支气管灌洗液、胃液及活检肺泡内发现含铁巨噬细胞可确诊。

第六节　支气管扩张并出血

一、临床特点

支气管扩张是指其管腔的持久增宽及变形，较大的支气管有完整的软骨环、呼吸道清除功能较好，且管径较大，肌层及弹力纤维也较厚，故不容易发生阻塞及支气管壁的严重破坏。肺段和亚段以下的小支气管管壁支架组织薄弱，管径小，容易发生痰液潴留和阻塞，而导致支气管扩张。发病机制包括管壁破坏或薄弱、管内压力增高、管壁外牵拉。支气管扩张原因可分为先天性与继发性两种。先天性较少见，是由于先天性支气管发育不良，存在先天性缺陷或遗传性疾病如支气管软骨发育不全（Williams‑Camplen 综合征）、Kartagener 综合征；继发性因素是支气管和肺的反复感染、支气管阻塞以及支气管受到牵拉，三种因素相互影响。病理上支气管不可复原性的扩张和变形，管腔可呈囊、柱状或梭状扩张，扩张的管腔内常有黏液充塞；支气管壁明显增厚，有不同程度破坏及纤维组织增生及炎症细胞浸润，周围肺组织常有纤维化、萎陷或肺炎等病理改变；肺泡毛细血管广泛破坏，肺循环阻力增加，最后可并发肺源性心脏病。最常见的症状为慢性咳嗽、咳痰、咯血和反复肺部感染，部分患者以咯血为唯一症状。咯血的发生率各家报告不一，占 57%～75%，咯血量可从痰中带血至 1 次数百毫升，甚至因窒息死亡。咯血量与病情的严重程度、病变范围不一定平行。支扩为良性疾病，可存活多年，但大咯血对生命有很大威胁。

二、影像表现

胸部 HRCT 是诊断支气管扩张症的首选检查手段，当支气管内径大于相伴行走的肺动脉时，可以考虑支气管扩张的诊断，支气管扩张与支气管管壁增厚形成轨道征，支气管扩张与伴行的动脉形成印戒征，中心向外周扩张气管内气液平及周围肺叶磨玻璃影提示出血或感染（图11-11、图11-12），经过恰当止血，出血可迅速吸收。晚期可继发肺源性心脏病。

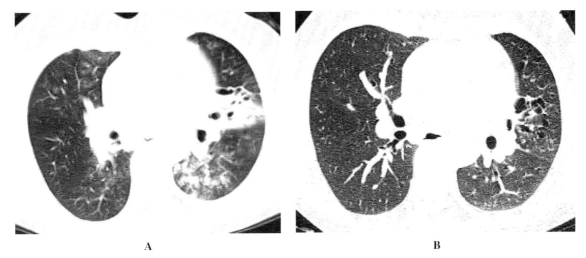

图 11 - 11　支气管扩张并出血（一）

　　女，55岁。反复咯血1年余，再发加重5天，图A为CT肺窗示左肺上叶支气管腔扩张，周围片状实变提示出血；图B为对症治疗10天复查，左肺上叶出血基本吸收，支气管扩张存在。

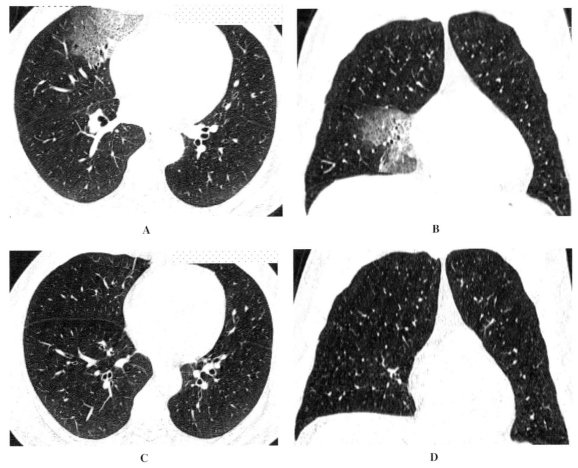

图 11 - 12　支气管扩张并出血（二）

　　男，56岁，反复咯血十多年，再发3天。图A、图B为治疗前CT肺窗横断面和冠状面图像显示右肺中叶支气管腔轻度扩大，大于伴行肺动脉，并周围片状渗出，诊断支气管扩张并出血；图C、图D为治疗5天复查图像，右中肺渗出病变基本吸收，支气管扩张轻微。

三、诊断要点

根据典型病史及影像表现，诊断不难。

第七节　肺结核并出血

肺结核是成人咯血最常见的原因之一，临床上表现出咯血，影像上可见磨玻璃影（图 11 - 13），短期内出现或吸收，同时可见肺结核其他影像改变，就考虑结核合并出血。余不赘述，可详见细菌性肺炎相关章节。

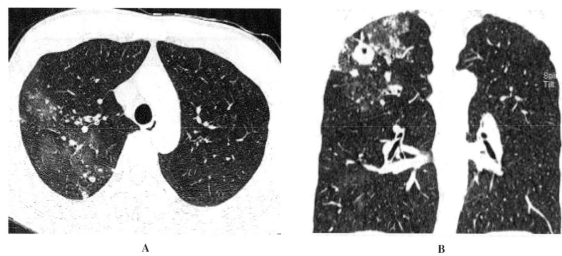

A   B

图 11 - 13　肺结核并出血

男，32 岁。拟诊结核并出血。图 A、图 B 分别为同一患者横断面和冠状面肺窗图像，图 A 显示右肺上叶斑片状渗出和小结节影。图 B 示右肺上叶渗出、结节、空洞等多种性质病变同时存在为典型继发性肺结核表现。

第八节　肺肿瘤继发出血

肺部肿瘤，无论原发肿瘤或转移瘤，都可继发出血，出血会导致肿瘤短期明显增大。临床有咯血的表现，肿瘤周围可见磨玻璃影，磨玻璃影可迅速出现或吸收（图 11 - 14～图 11 - 16），诊断就成立。

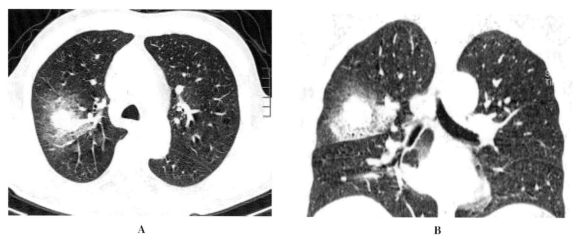

A   B

图 11 - 14　肺腺癌继发出血（一）

男，53 岁。痰中带血 3 个月。图 A、图 B 分别为肺部 CT 横断面和冠状面图像示右上肺结节，周围可见磨玻璃影（晕征），手术病理为腺癌并出血。

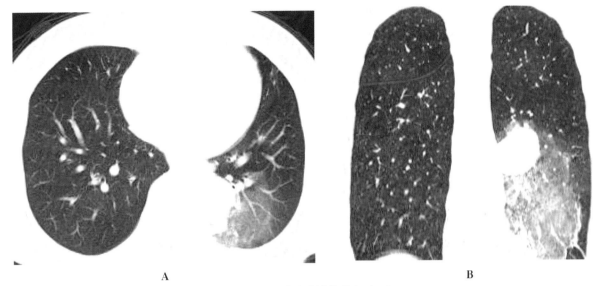

A　　　　　　　　　　　　　　　　　　　B

图 11‐15　肺腺癌继发出血（二）

女，47 岁。咳嗽伴痰中带血 7 个月。外院诊断咽喉炎，治疗无效。图 A、图 B 分别为肺部 CT 横断面和冠状面图像示左下肺肿块，周围可见磨玻璃影，手术病理为腺癌并出血。

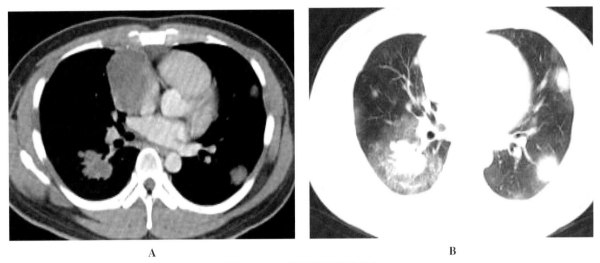

A　　　　　　　　　　　　　　　　　　　B

图 11‐16　纵隔绒癌继发出血

男，26 岁。咳血 20 天，每天 2～3 次，量不多，每次约 10 ml，鲜红色。血 HCG 升高，图 A、图 B 分别为增强 CT 横断面纵隔窗和肺窗图像表现为双肺多发结节伴晕征。病理证实纵隔肿瘤为生殖细胞瘤（绒癌），双肺转移灶出血，此例影像医师富有经验，认为年轻患者，纵隔肿瘤为原发灶、双肺转移瘤并出血，提示生殖细胞肿瘤，建议查 HCG，第一次穿刺活检未能明确诊断，建议再次穿刺，证实为男性纵隔绒癌。

第九节　子宫内膜异位症

一、临床特点

子宫内膜异位（endometriosis）绝大部分位于盆腔，也可累及全身任何部位，如胃、肾、肺、乳腺、大脑等处，发病机制未明：包括种植学说、淋巴管或微血管的转移学说、体腔上皮化生学说。临床表现为育龄妇女，月经期咯血。

二、影像特点

肺部小片状影，密度较低而且均匀（图 11‐17），与月经周期同步，通常短期可吸收。

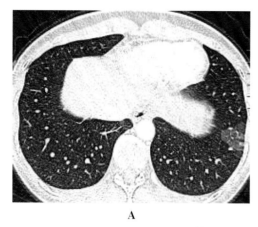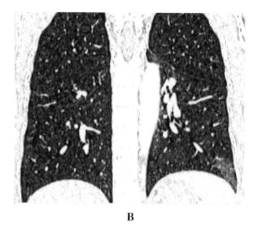

A   B

图 11 - 17   子宫内膜异位症

女，28 岁。反复月经期咯血 3 次，每次咯血 3～5 口。图 A、图 B 分别为肺部 CT 横断面和冠状面图像示左下肺胸膜下三角形磨玻璃影，密度均匀。

三、诊断要点

育龄妇女周期性咯血，结合肺部 CT，临床诊断不难，确诊需要病理在肺部标本中找到子宫内膜腺体或间质。

第十节　新生儿肺出血

一、临床特点

新生儿肺出血（pulmonary hemorrhage of newborn）不是一个单独疾病，多发生在各种疾病的晚期；是新生儿死亡的重要原因。本病症有多种高危因素，包括缺氧、感染、凝血功能障碍、早产、高浓度氧气吸入、溶血，表现为原发病的基础上患者突然出现病情恶化，呼吸困难加重；或在呼吸暂停复苏后一般情况未能好转、肺部啰音较前增多；或在原发病治疗过程中出现尿少、浮肿、出血倾向、呼吸困难、皮肤苍白、体克，均应警惕本病。此外注入高渗液体、静脉补液过量及速度过快等亦可促进肺出血的发生。

二、影像表现

肺泡出血可呈节段性、大叶性或两肺弥漫性模糊片状影，肺透亮度降低，与支气管肺炎相似；严重时可呈"白肺"样改变，可有支气管充气征（图 11 - 18）。

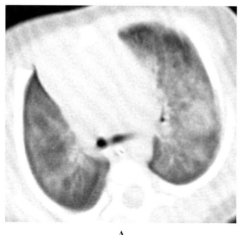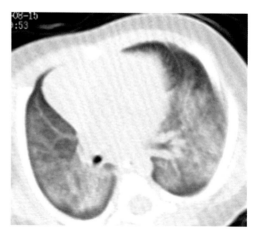

A   B

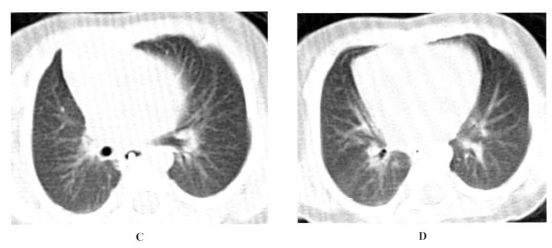

图 11 - 18　新生儿肺出血（湖南省人民医院毛志群教授提供）

　　女，13 天，被哥哥用枕头压住口鼻 1 小时，口鼻有血迹，痰隐血试验阳性，诊断窒息后肺出血。图 A、图 B 为治疗前 CT 肺窗图像显示两肺弥漫性模糊片状影似白肺样改变，肺透亮度降低。图 C、图 D 为治疗 10 天后复查的 CT 肺窗图像显示病变明显好转。

三、诊断要点

　　根据患儿存在可能发生肺出血的原发性疾病及高危因素，在原发性疾病的基础上病情突然恶化，呼吸困难、肺部听诊出现局部或广泛的水泡音，从口鼻流出或从气管内吸出血性分泌物。晚期口鼻涌血或声门冒血，失血性休克。影像更重要的目的是评估疗效，表现为渗出病变，吸收快也是出血的特点。

第十二章　肺水肿

第一节　心源性肺水肿

一、临床特点

心源性肺水肿多见于左心功能不全。心源性肺水肿的主要产生机制是心力衰竭发生时，肺静脉压力升高导致肺毛细血管静水压升高，继而导致肺组织的渗出增多，形成肺淤血甚至肺水肿。临床表现为端坐呼吸、发绀、咳嗽、咳粉红色泡沫痰，起病急。

二、影像改变

心脏增大，肺血重新分布（上肺纹理增粗且较模糊）；支气管血管束增粗，支气管血管束与相邻肺组织分界欠清，形成所谓界面征或袖套征；小叶间隔增厚；双肺斑片状实变影，以基底部或中央分布为主，双肺中央分布为主对称性密度增高影，可形成"蝶翼征"，双侧胸腔积液，肺部影像表现短期内变化明显（图 12－1）。

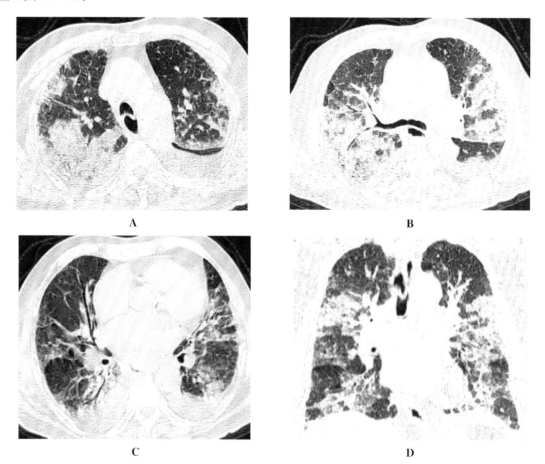

A   B

C   D

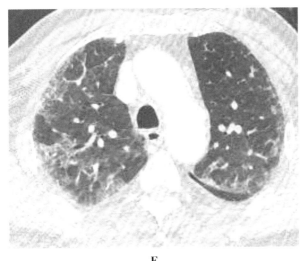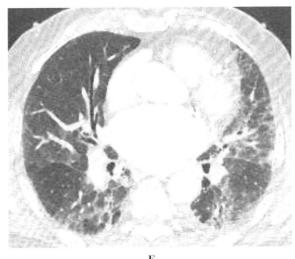

E F

图 12-1 心源性肺水肿

男，80 岁。胸闷、气促 1 天，端坐呼吸，临床诊断冠心病，急性非 ST 段抬高型心肌梗死。图 A、图 B、图 C 为治疗前 CT 肺窗上、中、下肺三个不同截面图像，图 D 为治疗前 CT 肺窗冠状面图像。显示双上肺血管增粗，小叶间隔光滑增厚，双侧弥漫性斑片状实变影及磨玻璃影，肺部病变按重力成阶梯状分布，伴双侧胸腔积液，心脏增大，以左心室及左心房增大为主。图 E、图 F 为强心利尿 1 周复查 CT 肺窗图像示两肺病变明显吸收。

三、诊断要点

有心脏基础疾病，临床表现为劳力性呼吸困难或活动耐力下降，心脏增大，肺瘀血，多浆膜腔积液，肺部渗出性病变按重力分布，强心利尿治疗有效，提示心源性肺水肿可能，结合心脏射血分数及脑钠肽检查，多可明确诊断。

第二节 尿毒症性肺水肿

一、临床特点

肺是尿毒症最常见受累脏器之一，尿毒症性肺水肿（uremic pulmonary edema）发病机制复杂：尿少、尿无致容量负荷增加，是最主要病理生理改变，是形成肺水肿的重要原因之一；其他还包括毒性物质聚集，导致肺泡及毛细血管通透性增加；肾小球基底膜和肺毛细血管基底膜具有相近的抗原引起免疫损伤；大量蛋白尿、营养不良、合并贫血等使血浆胶体渗透压下降；肾性高血压、酸中毒、高钾血症、贫血及毒性物质等的作用，心律失常和心肌受损等，尿素（可能还有尿酸）的刺激作用导致无菌性心包炎，可继发心力衰竭；临床上医源性的出入水量管理不当，也极易造成肺水肿。

二、影像特点

可表现为间质性及肺泡性肺水肿，心脏增大不如心源性肺水肿明显（图 12-2），反复发作者肺纤维化相对较明显。

三、诊断要点

临床上对于已明确诊断为慢性肾功能不全者，特别存在少尿、无尿、水钠摄入过多或透析不充分时，如在病程中出现了咳嗽、咳痰、痰中带血或咯血、呼吸困难等症状，双下肺广泛的小片状或大片状渗出性阴影，并可在短期内迅速变化，排除其他因素（肺炎、Goodpasture 综合征、心源性肺水肿等），应考虑尿毒症性肺水肿。临床上有两点不同于心源性肺水肿：一是端坐呼吸不严重，二是血液透析疗效好。

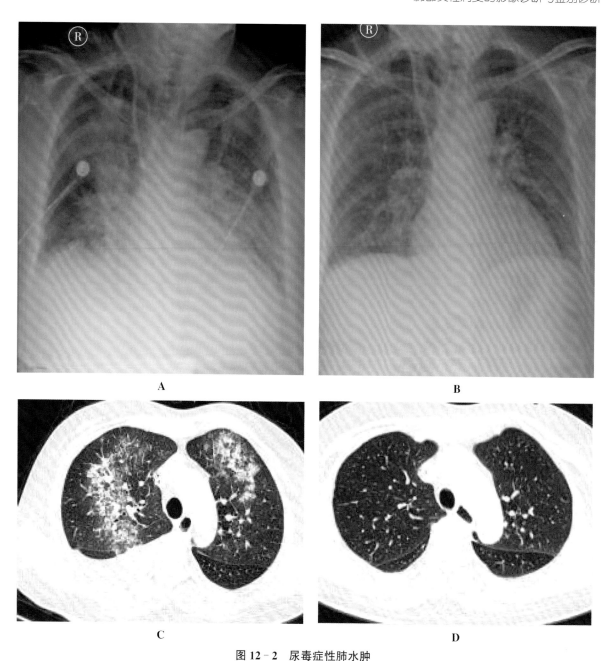

图 12 - 2　尿毒症性肺水肿

女，54 岁。图 A、图 B 和图 C、图 D 分别为治疗前后胸部后前位和 CT 横断面肺窗图像，治疗前胸部后前位像和 CT 肺窗上均可见斑片状密度增高影，按尿毒症性肺水肿治疗后复查示病变基本消散吸收。

第三节　神经源性肺水肿

一、临床特点

神经源性肺水肿（neurogenic pulmonary edema，NPE）是在无心、肺、肾等疾病的情况下，中枢神经系统病变后，出现急性肺水肿为特征的一种临床综合征。发病的两个可能机制：一为血液循环动力学学说，神经系统疾病导致的颅内压增高或 NPE 触发区损伤，引起儿茶酚胺类物质暴发性释放，使全身血管收缩，致大量血液从阻力相对高的体循环转移至阻力相对低的肺循环，使肺血管静水压急剧升高，大量液体积聚在肺组织形成肺水肿。另一为肺血管通透性学说，脑组织受损引起的影儿茶酚胺大量释放，继发激活并释放大量细胞因子，使得肺毛细血管通透性升高，导致肺水肿。急性呼吸困难及进行性低氧血症是神经性肺水肿最重要的临床表现。

二、影像表现

肺部 CT 表现以双肺弥漫性阴影为主要特点，对称分布多见，心影无异常改变（图 12-3、图 12-4）。

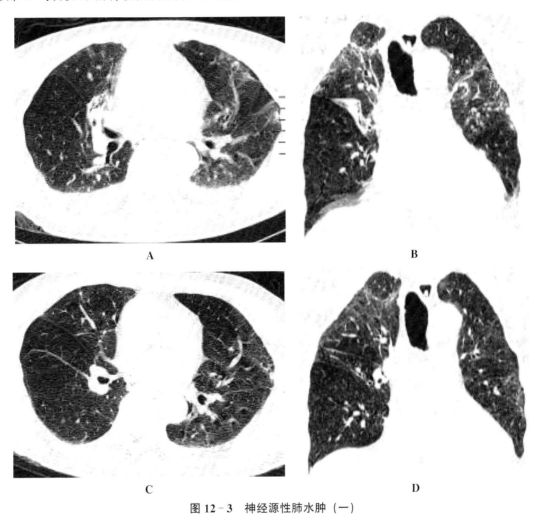

图 12-3 神经源性肺水肿（一）

男，76 岁。脑梗死后呼气困难，图 A、图 B 为 CT 横断面和冠状面肺窗图像显示两侧上、中肺斑片状模糊影，并双侧胸腔积液拟诊神经源性肺水肿，图 C、图 D 为治疗 1 周后复查的 CT 横断面和冠状面肺窗图像示两侧上、中肺渗出病变明显消散吸收。

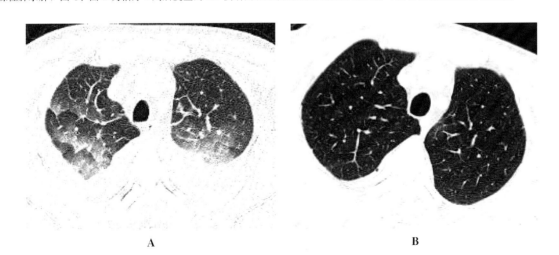

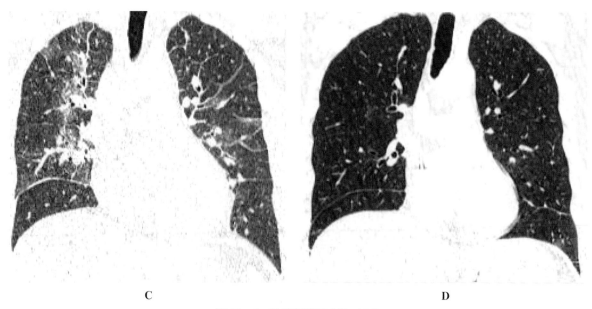

图 12-4　神经源性肺水肿（二）

  男，55 岁。头部外伤后出现呼吸困难，动脉血氧下降。图 A、图 C 分别为治疗前 CT 横断面和冠状面肺窗图像显示两肺上叶和中叶的斑片状模糊影伴肺小叶间隔增厚，并有重力分布的特点，诊断神经源性肺水肿。图 B、图 D 为治疗十余天复查 CT 横断面和冠状面肺窗图像显示双肺渗出病变完全吸收。

三、诊断要点

  通常 NPE 诊断为排他性诊断，参考以下几个方面：①中枢神经系统损伤后突然出现呼吸窘迫、发绀和粉红色泡沫痰，多数患者出现肺水肿前常有心率增快、血压增高等前驱表现；②双肺布满湿啰音；③胸部影像早期为轻度间质性改变或肺纹理增粗，晚期为大片云雾状阴影；④血气分析提示低氧血症或 $PaO_2/FiO_2 \leqslant 300$ mmHg（1 mmHg＝0.133 kPa）；⑤无过量、过速输液，无心、肺、肾及腹部等脏器原发性疾病或肺水肿不能用上述病因解释者。

第四节　高原肺水肿

一、临床特点

  高原肺水肿（high-altitude pulmonary edema）是指近期抵达高原（一般指海拔 3000 m 以上），出现静息时呼吸困难、胸闷压塞感、咳嗽、咳白色或粉红色泡沫痰，患者感全身乏力或活动能力减低，是高原地区特发病。以发病急，病情进展迅速为其特点，如能及时诊断与治疗，完全能够治愈。高原肺水肿的发病机制尚未清楚，很难以单一机制来解释其发病；氧分压降低导致人体缺氧，缺氧刺激使血液重新分布，肺血流量增加；低氧引起肺小动脉痉挛，肺动脉压增高；缺氧直接或间接造成肺毛细血管内皮细胞发生损害，通透性增强，使血管内的液体和细胞进入肺泡；缺氧导致肺毛细血管内广泛的纤维蛋白血栓形成，加重肺动脉高压，使肺循环障碍，肺血流分布不均；由于交感神经兴奋性增高，使外周血管收缩，而心脏、肺、脑等的血流量增多。导致肺、心、脑功能异常；诱因是寒冷、劳累和感染。高原肺水肿的发生与个体差异、易感性等遗传因素也有关。

二、影像表现

  CT 表现为肺部纹理明显增多和增粗，肺部单侧或者双侧磨玻璃状、斑片状、片状影、肺门区团片状和弥漫性实变影，心影未见明显增大。（图 12-5）

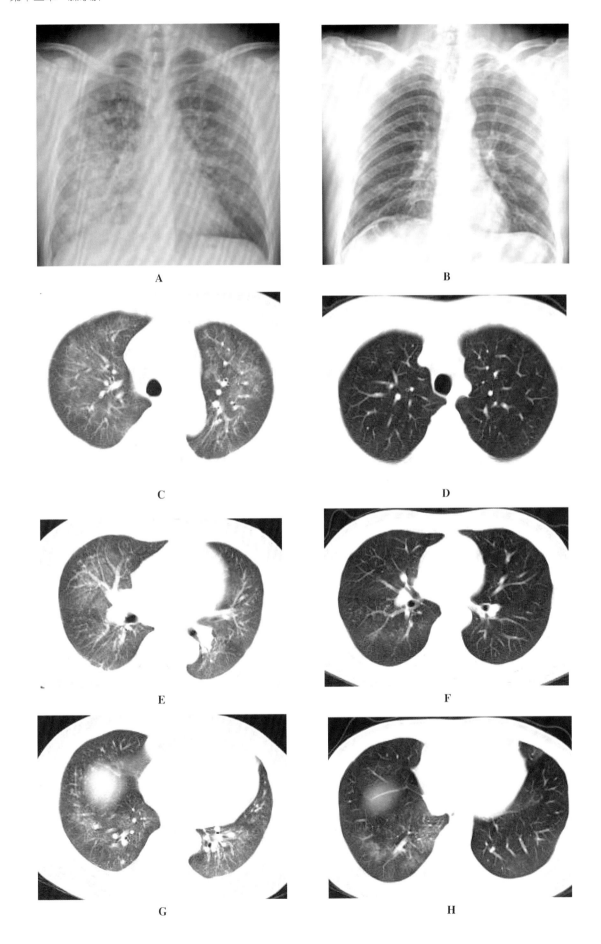

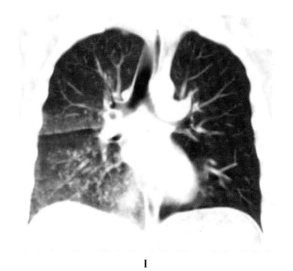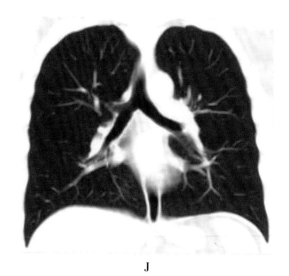

I   J

图 12 - 5 高原肺水肿（西藏自治区人民医院放射科银武主任提供）

　　成年男性，进藏4天。一天前洗澡受凉后出现咳嗽、咳痰，痰为口水样，胸闷，自感耳痛，无明显寒战、咽痛、心慌、呼吸困难乏力、恶心、呕吐、腹疼、腹泻等症状。诊断高原肺水肿，治疗后病变好转。图 A 为入院时胸部后前位片显示两肺上、中、下肺野内、中带弥漫分布斑片状密度增高影，右下肺见大片实变。图 B 为治疗后出院时胸部平片，肺野清晰，双肺病变完全消失。图 C、图 E、图 G 为治疗前 CT 横断面肺窗图像。图 D、图 F、图 H 为治疗后第一次复查 CT 横断面肺窗对比图像，双肺上、中、下肺叶均可见斑片状模糊影，治疗后病变明显吸收。图 I、图 J 分别为治疗前和第二次复查的 CT 冠状位肺窗图像对比，双肺渗出病变完全消失。

三、诊断要点

　　凡快速进入海拔 3000 m 以上高原者，出现剧烈头痛，疲乏，发绀，呼吸困难（安静时），咳嗽，咳白色或粉红色泡沫痰，双肺部听到湿啰音，CT 表现为肺部纹理明显增多和增粗，肺部单侧或者双侧磨玻璃状、斑片状、片状影、肺门区团片状和弥漫性实变影，心影未见明显增大，除外心脏疾病、尿毒症等原因所致者，即要考虑该病可能，脱离高原环境或早期治疗多迅速好转。

第五节　医源性肺水肿

　　纤支镜灌洗、输液过多过快，可出现肺水肿或液体潴留，结合病史，诊断不难，处理得当，吸收迅速。（图12 - 6、图 12 - 7）

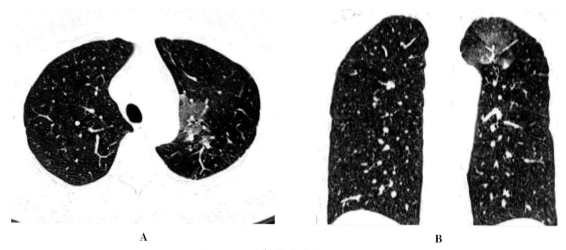

A   B

图 12 - 6 纤支镜灌洗术后肺水肿

　　女，51岁。咳嗽20天，左上叶支气管狭窄，纤支镜下行左上肺灌洗后。图 A、图 B 为 CT 横断面和冠状面肺窗图像显示左上肺出现磨玻璃密度影。

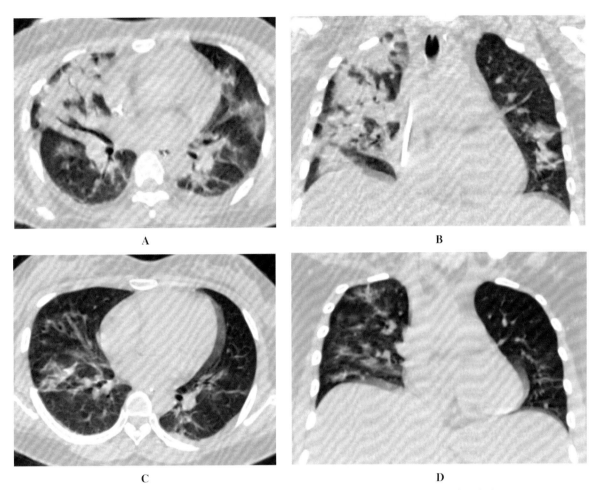

图 12 - 7　输液过多过快致肺水肿（南华大学第二附属医院 ICU 杨吉军教授提供）

　　女，28 岁。急性胰腺炎导致高脂血症，行血液滤过，短时内输入生理盐水约 3000 ml，出现心跳加快，气促，经利尿后明显好转，症状消失，图 A、图 B 和图 C、图 D 分别为治疗前后 CT 肺窗图像，治疗前两肺大片实变影，治疗后肺部病变明显吸收。此患者在新型冠状病毒肺炎流行期间发病，开始怀疑新型冠状病毒肺炎，经过我们会诊，仔细询问病史，结合肺部影像特点，不考虑新型冠状病毒肺炎，后来的新型冠状病毒核酸检测及治疗效果也证实了我们的判断。

第六节　复张性肺水肿

一、临床特点

　　复张性肺水肿（reexpansion pulmonary edema，RPE）发病机制还不明，肺毛细血管通透性强可能是导致复张性肺水肿的主要原因。多为单侧发病，也可累及对侧，临床表现与肺复张时间相关，通常在肺复张后数分钟至数小时内发生急性肺水肿。

二、影像特点

　　气胸或胸腔积液解除后，患侧肺迅速出现的渗出性病变，密度较均匀。（图 12 - 8）

三、诊断要点

　　RPE 的诊断主要依据：①有胸腔积液、积气等肺受压萎陷病史；②有胸腔引流或手术肺急性复张诱发；③肺复张后短时间出现呼吸困难的临床表现，如剧烈咳嗽、咳出或吸出大量白色或粉红色泡沫样痰或液体，呼吸急促浅表；④患者单侧或双侧肺有细小水泡音、心率增快。

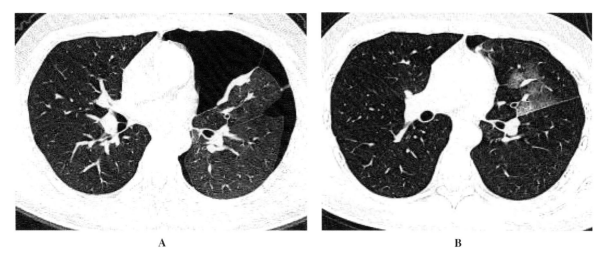

A   B

图 12 - 8　复张性肺水肿

　　男，19 岁。气胸反复发作 3 年，左侧胸痛 5 天。图 A 为 CT 肺窗横断面显示左侧气胸，左肺部分不张。图 B 为左肺复张后同平面 CT 肺窗图像，左肺上叶新出现局限性斑片影。

第十三章　肺肿瘤

一、肺腺癌

（一）临床特点

目前认为，肺腺癌是原发性支气管肺癌（简称肿瘤）中最常见的病理类型，由于世界卫生组织（WHO）把肺泡细胞癌纳入腺癌，加上近几年表现为磨玻璃结节的早期肺癌认识的重视，所以肺腺癌与炎症的鉴别尤其重要。其中 3 种影像类型的肺腺癌最容易误诊为炎症：表现为肺段或肺叶实变的肺腺癌、弥漫性磨玻璃影的肺腺癌、磨玻璃结节肺腺癌。

（二）影像表现

肺段或肺叶实变的肺腺癌及弥漫性磨玻璃影的肺腺癌。①实变：炎症导致渗出，肿瘤为异常细胞增殖或浸润，所以肿瘤组织比炎症密实，会对实变中的细小支气管及细小血管产生挤压或侵蚀，导致细小支气管及细小血管（增强扫描观察）同样走形不自然、不规则，称为僵直征或枯树征。②磨玻璃结节：可见分叶征、毛刺征、胸膜尾征、空泡征，边界比炎性结节清楚，肿瘤堆积性生长更具球形形态，要体会到"聚"；炎性病变多角多边，要体会到"散"；肿瘤对邻近的胸膜牵拉为主，比较局限，炎性病变周围的胸膜增厚为主，比较广泛。③转移：炎症的局部侵犯明显，肿瘤可出现远处转移，所以怀疑肿瘤时要注意淋巴结、肾上腺、肝脏、骨骼是否有转移灶。④动态观察：炎症与肿瘤的变化规律不同，炎症可见迅速进展或好转，肿瘤的趋势是缓慢而进行性发展。（图 13-1～图 13-4）

（三）诊断要点

首先，把握上述影像细节，寻找炎症或肿瘤的各自支持点；第二，要把握临床资料，包括起病缓急、临床表现、病情变化、炎性指标、肿瘤标志物；第三，是动态复查，掌握炎症与肿瘤的变化规律；第四，还可以做什么进一步处理，明确诊断。

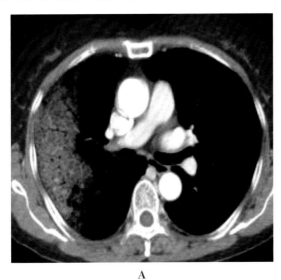
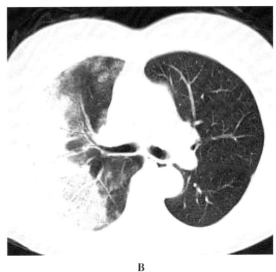

A   B

图 13-1　肺腺癌（一）

女，64 岁。咳嗽 3 个月，不发热，少痰，炎性指标正常，肿瘤标志物阴性。图 A、图 B 分别为增强 CT 纵隔窗和肺窗图像示：右肺上可见磨玻璃影及实变影，内部细小支气管僵直挤压，影像拟诊肺癌，行穿刺活检，病理证实腺癌。

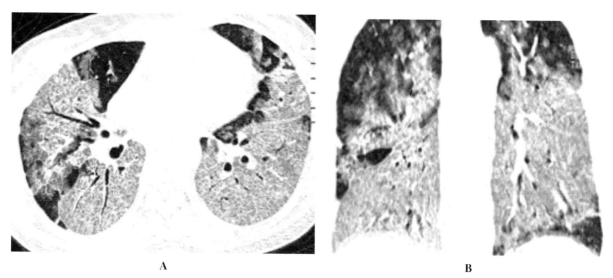

图 13 - 2   肺腺癌（二）

女，46 岁。反复咳嗽 1 年，加重伴气促 2 个月，当地医院诊断感染，广谱抗生素治疗无效。来院查血常规、ESR、CRP 大致正常，CEA 289.3 ng/ml（明显升高）。图 A、图 B 分别为 CT 横断面和冠状面肺窗图像示：双肺弥漫性磨玻璃影，呈大片状，内部细小支气管僵直挤压，双肺尖可见多发磨玻璃结节，结合一年病程，炎性指标正常，肿瘤标志物明显升高，影像诊断肺癌，建议穿刺活检。病理结合免疫组化，证实为高分化腺癌。

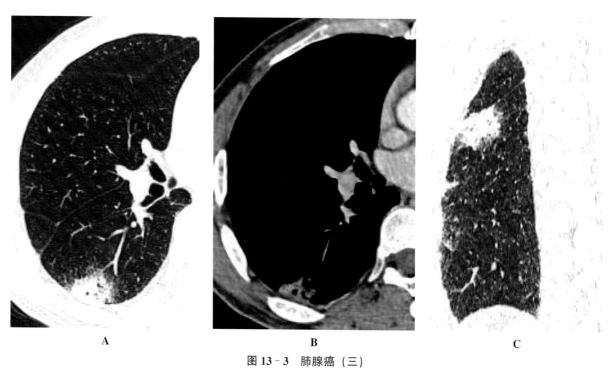

图 13 - 3   肺腺癌（三）

男，54 岁。发现右下肺病变 5 年，抗炎、抗结核无效，图 A、图 B、图 C 为 CT 增强横断面肺窗、纵隔窗和冠状面肺窗图像示右肺下叶背段近胸膜面团片状实变影，部分实性成分有强化。会诊认为肿瘤可能性大，未行穿刺活检，直接手术切除，术后病理为高分化腺癌。

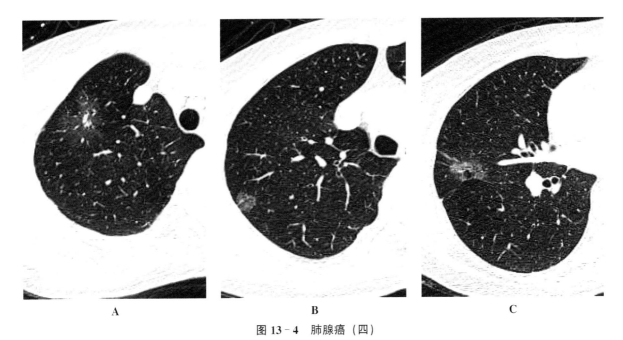

图 13 - 4　肺腺癌（四）

　　女，61 岁。体检发现右肺结节 5 个月，复查无明显变化，图 A、B、C 分别为不同横断面 CT 肺窗图像显示右肺上叶、中叶多个混合磨玻璃结节，结节中央密度较高，中叶结节可见胸膜尾征。经手术切除，病理证实为多原发肺腺癌。以前认为多原发肺癌罕见，是因为检查方法不到位以及认识不足，现在多原发肺癌检出率越来越多。

二、肺原发性淋巴瘤

（一）临床特点

　　肺淋巴瘤根据始发部位和病因不同分为 3 类：①原发性肺淋巴瘤（primary pulmonary lymphoma，PPL）；②继发性肺淋巴瘤；③免疫缺陷相关的肺淋巴瘤。原发性肺淋巴瘤是指仅有肺的淋巴浸润而不伴有纵隔肺门及其他部位的淋巴结病变。包括霍奇金淋巴瘤（HL）和非霍奇金淋巴瘤（NHL），其中大部分是 NHL。国外学者分为以下几个类型：①支气管黏膜相关淋巴组织的低度恶性小 B 细胞淋巴瘤；②高度恶性大 B 细胞淋巴瘤；③血管中心性淋巴瘤；④其他罕见类型，绝大多数为支气管黏膜相关淋巴组织的低度恶性小 B 细胞淋巴瘤。病变主要是侵犯肺的间质和支气管黏膜下组织，病变呈浸润性发展，可侵犯支气管壁，但更倾向于侵犯管壁外的肺间质，因而支气管腔通常仍保持通畅或仅轻度的狭窄；支气管黏膜下淋巴瘤侵犯可形成管腔内的结节状凸起，或环绕支气管壁生长造成局限或广泛的支气管管腔变窄甚至管腔完全阻塞，并发肺的实变和不张。侵犯肺泡间隔时，先使肺间隔增厚，随着病变发展，肺泡腔逐渐变小以致完全闭塞。侵犯胸膜时表现为胸膜的增厚、斑块或结节，并趋向分散而非聚集。原发性肺淋巴瘤的症状和体征往往是非特异性的，对诊断帮助不大。部分患者可有慢性疲劳乏力、低热、体重减轻、咳嗽和气促，有的会出现反复呼吸道感染，约 30% 的患者可能没有任何症状。

（二）影像表现

　　宋伟等将肺原发淋巴瘤 CT 上分为：①结节、肿块型。②肺炎或肺泡型。③支气管血管淋巴管型（间质型）。④粟粒型。其中炎症型需要与感染鉴别（图 13 - 5）。

（三）诊断要点

　　原发性肺淋巴瘤标准：①影像上显示肺、支气管受累，但未见纵隔淋巴结增大；②以前从未发生过肺外淋巴瘤；③通过临床体检、全身放射性核素、CT 或淋巴管造影，骨髓检查，及 PET/CT 等排除了肺外淋巴瘤或淋巴细胞白血病；④发病后 3 个月，仍未出现肺外淋巴瘤征象。同时满足以上 4 点者可以诊断为原发性肺淋巴瘤。临床上对年龄偏大、病程长、发展慢、症状轻、炎性指标升高不明显的"拟诊肺炎"患者，要警惕淋巴瘤。

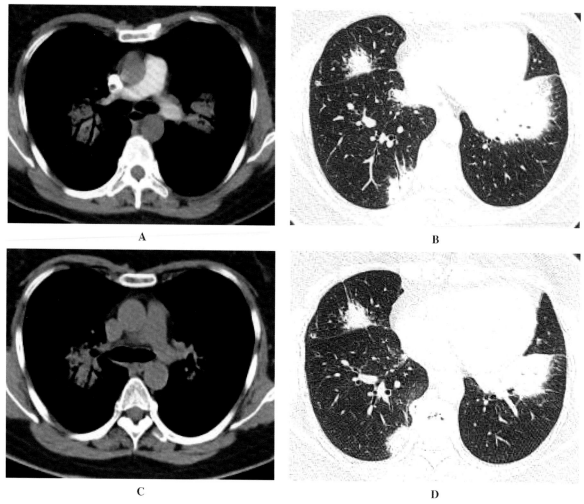

图 13 - 5　肺原发性淋巴瘤

　　女，45 岁。体格检查发现双肺病变。图 A、图 B 为增强 CT 横断面纵隔窗和肺窗图像显示右肺中叶、左肺下叶团片状密度增高影，内可见支气管充气征。充气支气管形态略僵直。炎性指标正常，结核排查无阳性证据，穿刺活检为黏膜相关淋巴瘤。图 C、图 D 为 R-CHOP 方案治疗 5 个月，临床判断部分缓解，复查 CT 平扫横断面纵隔窗和肺窗图像示影像改善不太明显。

第十四章 其他以斑片影为主的非炎性病变

一、肺泡蛋白沉积症

（一）临床特点

肺泡蛋白沉积症（pulmonary alveolar proteinosis，PAP）病因不明，发病机制是肺泡巨噬细胞清除表面活性物质功能下降，病理改变为肺泡腔内充满颗粒状或块状嗜伊红物质。临床表现为慢性、反复的咳嗽或气促，起病隐匿。

（二）影像改变

双肺弥漫性病变，表现为磨玻璃影及小叶间隔增厚，形成铺路石征，病变与正常肺边界清楚，称为地图征，一般没有肺部条索、结节、空洞病变，胸膜及纵隔淋巴结通常不受累（图 14-1）。

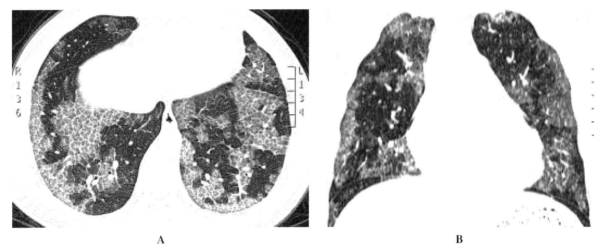

图 14-1 肺泡蛋白沉积症

女，45岁。咳嗽3个月，少痰，不发热。图A、图B分别为同一病例的CT横断面和冠状面肺窗图像：示双肺弥漫性磨玻璃影，小叶间隔增厚，呈铺路石征，病变与正常肺边界清楚，呈地图征。肺活检证实肺泡有PAS红染物。

（三）诊断要点

慢性病程、反复发作，影像改变明显与临床表现轻微不匹配：影像改变明显，临床症状轻，典型的影像改变提供诊断线索。支气管灌洗液混浊呈牛奶样，确诊有赖于病理。

二、肺泡微结石症

（一）临床特点

肺泡微结石症（pulmonary alveolar microlithiasis，PAM）是一种罕见的常染色体隐性遗传病，以双肺弥漫性肺泡内磷酸钙盐微结晶广泛沉积为主要特征，该病与基因突变有关，磷酸盐清除障碍导致肺泡内微结石形成。肺质坚硬，切面有砂粒感。镜检肺泡内沉着钙颗粒，直径 0.1～0.3 mm，微结石呈同心圆状分层结构，似洋葱头皮，由不同钙磷复合物组成，无明显炎性反应及间质变化。该病半数见于亚洲患者（56.3%），多为散发，无明显性别差异，可发生于任何年龄，多在 20～40 岁确诊。本病进展缓慢，临床表现不特异，早期可无症状，晚期可并发肺间质纤维化、肺气肿、自发性气胸、肺动脉高压及肺源性心脏病等，多数在确诊后 10～15 年死于呼吸衰竭。

（二）影像表现

肺泡微结石症典型影像表现为中下肺野为著的双肺弥漫性分布的细小沙粒状结节影，可出现典型的"暴风沙征"，其病程可分为 4 期：1 期（钙化前期），早期影像不典型；2 期，双肺弥漫沙粒状改变，心影及膈肌边界尚清晰；3 期，微石数目和体积增加，间质增厚，纵隔窗可出现"白描征"（胸膜下聚集呈线样高密度钙化影）和"火焰征"（背侧胸膜下融合呈片状钙化影），在中下肺野心影及膈肌的边缘欠锐利（图 14 - 2）；4 期，大部分肺野被微石填充，出现"白肺"表现，该期可合并肺气肿、肺大疱及气胸等。

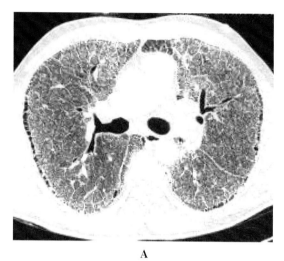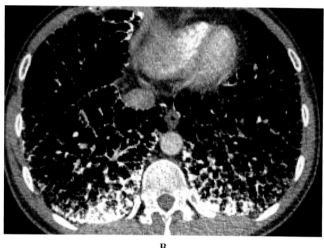

A　　　　　　　　　　　　　　　　　　　　　B

图 14 - 2　肺泡微结石症

男，39 岁。咳嗽 10 年，加重伴胸痛 20 天。不发绀，可见杵状指，双下肺可见闻及 velcro 啰音，SO_2 94%（下降），炎性指标正常，肺功能：弥散功能障碍。图 A、图 B 为 CT 横断面肺窗和纵隔窗图像：示双肺弥漫性病变，密度高，图 A 为肺窗胸膜下可见黑线征，图 B 为纵隔窗可见白描征及火焰征。

（三）诊断要点

根据临床表现及影像特征，即可临床诊断；必要时肺泡灌洗后行病理检查，进一步可行基因检测，目前全世界共报道 17 种 PAMSLC34A2 变异情况，外显子 8 和外显子 12 变异较常见。

第四篇
以结节为主的疾病
影像鉴别诊断

　　肺结节是指肺部直径为 3 cm 以下的圆形或类圆形病灶。影像表现为密度增高的阴影，可单发或多发，边界清晰或不清晰。大部分是在影像检查时被发现，很少伴有临床症状。近年来，随着公众健康意识的增强和影像技术的发展，肺部检查已经越来越普遍，肺结节的检出率日益增高。结节分为良性及恶性结节。良性肺结节分为先天性和获得性两类。先天性肺结节有肺错构瘤、支气管囊肿、肺隔离症等；获得性肺结节又分为感染性和非感染性，包括机化性肺炎、肺炎性肌纤维母细胞瘤、炎性肉芽肿、肺内淋巴结增生、硬化性肺细胞瘤、肺平滑肌瘤等，获得性肺结节中最常见的是炎性肉芽肿。根据结节数量可分为孤立性结节和多发结节。

第十五章　肺结节的影像观察指标

　　肺结节的大小、形态特征、内部结构与周边组织的关系及其生长速度对于结节良恶性定性具有重要价值，以下对结节的特征进行阐述。

第一节　肺结节的直径

　　肺结节的直径通常在肺窗上测定，简单地测量长径，也可测量长径与其垂直径的平均值。肺结节的直径是判断良恶性的因素之一，通常来说，肺结节的恶性概率随着直径增大而显著增加；若直径很小，则恶性肿瘤的可能性不大。根据美国胸科医师学会的报道，肺结节直径≤5 mm 恶性比例小于 1%，直径 5～10 mm 恶性比例达 6%～28%，直径≥20 mm 恶性比例达 64%～82%。因此动态观察病灶大小变化有助于鉴别结节的良恶性。但是，若单纯通过直径来鉴别病灶的良恶性过于武断，准确性也不高，需各方面综合分析。

第二节　肺结节的边缘和轮廓

　　良性结节轮廓清晰，边缘较规整，可出现长毛刺征；恶性结节形态不规则，边缘不整齐，可出现毛刺征、分叶征、棘突征等征象。其主要病理基础是与肿瘤边缘每个部位肿瘤细胞的分化程度和生长速度各不相同。

一、毛刺征

　　毛刺征是指沿着病灶边缘向肺内进行延伸，但与胸膜并不联系的无分支的放射状线条阴影，一般都是一种较细、较短的线状影。恶性结节病理基础为癌细胞浸润邻近的支气管血管或淋巴管，良性结节病理基础为增生的纤维结缔组织所形成，在良性结节中也会因生长缓慢出现长毛刺征，多见于在炎性病变、结核等疾病。

二、分叶征

　　分叶征是指因肿瘤细胞的生长速度、分化程度和方向不一致所引起结节边缘凹凸不平，呈梅花状突起的征象。有文献报道把弧弦距与弧距之比≥0.4 时为深分叶，等于 0.3 为中分叶，≤0.2 为浅分叶，深分叶征象对恶性肺结节具有较高的诊断价值，可见于周围型肺癌，浅分叶一般见于结核球、慢性炎性结节等良性病变。

三、棘突征

　　棘突征是指结节的边缘向周围伸出的单个或多个棘突状样突起，也被认为是分叶的一部分，主要病理基础是肿瘤细胞浸润血管周围的结缔组织和淋巴管。在孤立性肺结节的良、恶性鉴别诊断中有非常重要的价值和意义。有研究发现棘突征是肺癌的重要征象，有棘突征象的肺癌肿瘤细胞增殖活跃，具有较高的恶性程度且预后较差。其中在周围型肺癌中出现率约为 66%，在良性结节中的出现率约为 20%。

四、晕征

晕征是一种影像学征象，为结节或肿块中心密度稍高，边缘密度稍低，周围呈现磨玻璃密度影，其厚度不等，呈晕圈样改变，可见于多种肺部疾病，特异性不高。最常见于结节伴出血的疾病，也可见于其他非出血性疾病。其病理基础各有不同。主要病理改变为病灶周围脉管炎、慢性炎性细胞浸润、新生血管的脆性而致血栓形成和血管破裂的结果以及肿瘤细胞向周围肺泡壁浸润的结果。一般有晕征的结节多为良性病变，但也有文献指出表现为晕征的结节恶性程度高。

第三节　肺结节的内部特征

一、钙化

肺结节存在钙化征象可作为区分良恶性病变的重要影像学特点。良性结节钙化一般为密度均匀，常表现为爆米花状、分层状、弥漫性和病灶中央钙化，后三个多见于感染性病变，前一个是诊断错构瘤的可靠征象，其主要病理改变是营养不良性钙化，使病灶内的 ALP 提高，对有机磷酸酶进行水解导致一些磷酸明显提升而产生磷酸钙的沉积。恶性结节钙化一般为偏中央的及斑点状钙化，钙化越细小，呈细盐或沙砾状，则恶性的可能越大。主要病理改变可能与瘢痕或支气管软骨钙化被肿瘤包裹、癌细胞的内分泌功能和肺癌的钙化机制有关。

二、空泡征或空洞

空泡征指病灶内边界尚清晰形态多样、大小不等的透亮影，直径在 0.5 cm 以下，多位于病变边缘或中央部分。其产生的主要原因：①未被肿瘤组织占据的含气肺组织；②未闭合的或局部扩张的支气管。空泡征对肺癌的鉴别有重要的意义，多见于肺腺癌。当肺结节内组织发生坏死，坏死物质经支气管排出后可形成空洞，常表现为内壁的不均一性。良恶性结节均可见空洞，根据研究发现，壁厚度≤4 mm 倾向于良性，一般内壁光滑；≥15 mm 倾向于恶性，肿瘤壁多不规则，可有壁结节，空洞呈偏心性。

三、支气管充气征

支气管充气征指病灶内细条状、多分支的空气密度影或连续几个层面直径 1 mm 的小泡状空气密度影，可与支气管相关或与血管伴行。支气管充气征可见于肺炎症性疾病、肺癌和淋巴瘤等。主要病理表现为细支气管的不断扩张，如肺癌附壁式的生长，肿瘤细胞沿肺壁、肺泡壁、肺泡间隔生长，不破坏肺内支架，其结节内支气管结构得以保存。有研究认为支气管充气征在恶性病变的出现率明显高于良性结节，其在分化高度的腺癌影像上检出率为 72%，肺良性结节病变中仅为 5%。

第四节　肺结节与周围组织关系

一、胸膜凹陷征

胸膜凹陷征又称胸膜牵拉征，在良恶性结节中均可出现，一般是指肺组织内增生瘢痕收缩引起纤维组织向脏层胸膜靠拢、牵拉或者肿瘤直接侵犯脏层胸膜，出现病灶与胸膜之间的喇叭状内陷影，肺尖及横膈处可为条形影。与之相关的胸膜凹陷相关结节切迹征对恶性胸膜凹陷有高度特异性，可用于鉴别良恶性胸膜凹陷征的差异。有文献报道胸膜凹陷征在肺癌中的出现率为 70%，是肺癌的特异性表现之一。

二、血管集束征

血管集束征是指一支或多支血管贯穿病灶或行走病灶边缘的征象，恶性结节的血管集束征多呈走行扭曲、纠集等形态，主要病理基础是纤维组织增生、瘢痕收缩牵拉邻近血管向病变处集中或癌细胞浸润支气管、小叶间隔所引起。良性结节多为局部充血、肉芽组织增生等，很少出现血管走行、形态等破坏。因此，病灶周围血管变化可用于鉴别结节的良恶性。血管集束征在恶性病变的概率一般高于良性病变，该征的出现与肿瘤的大小成正比，多见于肺癌，可间接预示肺癌的恶性程度和预后。如同时伴有其他恶性结节征象，血管集束征的可信度更高。

第五节 肺结节的倍增时间

倍增时间（doubling time，DT）指结节体积增加一倍所需要的时间，一般用于计算肿瘤的生长速度，在临床有着重要的应用价值，肺小结节由于体积过小，特异性影像形态特征难以清晰显示，增加了肺小结节的定性诊断的难度。目前，可通过人工智能软件测量肺结节的倍增时间，动态观察肺结节的容积变化和计算倍增时间来判断结节的良恶性，同时也可反映出结节的生长特性。有研究发现，若结节的生长速度非常快（DT<30 天）或者生长极其缓慢（DT 在 16 个月左右）通常为良性或者炎性结节，反之，一般怀疑有恶性病变的可能。

上述内容主要是介绍鉴别肺结节良恶性的一些征象，接下来主要介绍良性结节中最常见的炎性肉芽肿。一般来说，肉芽肿是由巨噬细胞局部增生构成的境界清楚的结节状病灶。根据病因分为感染性肉芽肿和非感染性肉芽肿，前者包括非特异性感染以及分枝杆菌或真菌等引起的特异性感染，后者包括结节病、嗜酸细胞肉芽肿、类风湿性肉芽肿、异物肉芽肿等。

第十六章　　肺孤立性炎性结节

第一节　分枝杆菌性肉芽肿

　　分枝杆菌性肉芽肿可由结核分枝杆菌或非结核分枝杆菌引起。结核分枝杆菌性肉芽肿好发于上叶尖后段及下叶背段，影像学表现为实性结节或肿块影，边缘多不规则，可形成毛刺、分叶、胸膜牵拉等，可伴局灶性浸润、空洞、钙化、纤维化、肺门/纵隔淋巴结肿大，以及胸腔积液或胸膜增厚等特点（图16-1～图16-3）。典型组织学表现有随机分布或以细支气管为中心的干酪样坏死。部分患者既往可有咳嗽、发热、盗汗、体重减轻等结核中毒症状。有些结核分枝杆菌性肉芽肿患者的影像和临床表现不典型，PET-CT检查的标准摄取值与肺癌类似，鉴别困难，需要获得组织学诊断。非结核分枝杆菌为条件致病菌，多见于伴有免疫缺陷或慢性肺疾病的患者。肺部病变主要由鸟分枝杆菌复合体（90％）和堪萨斯分枝杆菌（10％）引起，临床症状、影像特点及病理形态特点与结核分枝杆菌性肉芽肿相似，细菌培养与聚合酶链式反应检测是鉴别两者的重要方法。

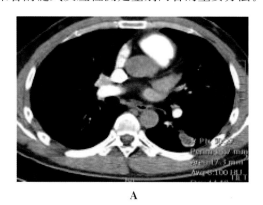 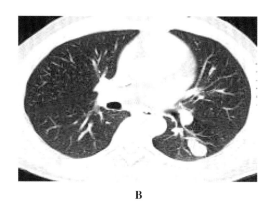

A　　　　　　　　　　　　　　　　B

图 16-1　结核分枝杆菌性肉芽肿（一）

　　男，37岁。体格检查发现左肺结节2个月，图A、图B为肺部增强CT纵隔窗和肺窗示左下肺背段实性结节，中心区域CT值8 Hu，周边可见弧形钙化，未见卫星病灶，术后病理证实为结核瘤。

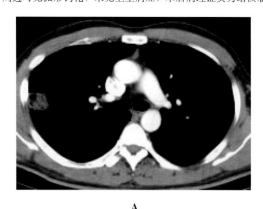 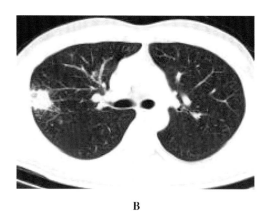

A　　　　　　　　　　　　　　　　B

图 16-2　结核分枝杆菌性肉芽肿（二）

　　男，40岁。因多饮、多尿入院，图A、B为肺部增强CT纵隔窗和肺窗显示右肺上叶后段结节伴空洞及卫星病灶，穿刺活检证实为结核。

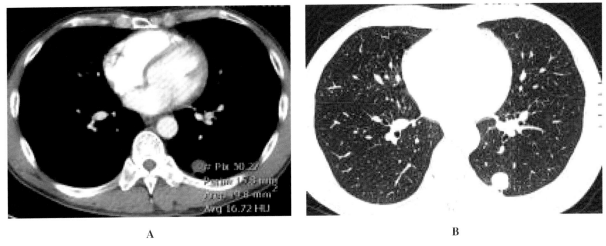

图 16 - 3　结核分枝杆菌性肉芽肿（三）

　　男，49 岁。反复咳嗽 1 年余，图 A、图 B 为肺部增强 CT 纵隔窗和肺窗显示左肺下叶后基底段实性结节，边缘光滑，密度均匀，临近胸膜增厚。经抗炎治疗病灶无吸收。手术病理证实为结核瘤。

第二节　真菌性肉芽肿

　　真菌性肉芽肿致病菌主要有曲霉、隐球菌，此外念珠菌、孢子菌、组织胞浆菌、马尔尼菲篮状菌、毛霉等感染亦可表现为肺结节。多发生于免疫力低下或有慢性疾病的患者，也可发生于免疫力正常的患者。根据其侵袭力及患者免疫力强弱，分为侵袭性及非侵袭性。近年来，随着免疫抑制剂的应用及检测手段的提高，免疫力正常的肺真菌感染患者增多。临床表现可有发热、咳嗽、咳痰、咯血、呼吸困难、盗汗、周身乏力、体重减轻等，部分免疫力强的患者可无症状。影像表现为斑片型、结节型及肿块型，或可多种类型同时出现，多合并其他征象，如晕征、毛刺征、胸膜牵拉、分叶征、空泡、空洞、纵隔淋巴结肿大、胸腔积液等，影像表现随时间变化较快，且抗真菌治疗效果明显（图 16 - 4～图 16 - 12）。部分患者影像及临床表现缺乏特征性，且 PET-CT 检查的标准摄取值偏高，易被误诊为肺恶性肿瘤、肺结核、肺炎等疾病。目前诊断主要基于血液和影像检查、穿刺或支气管镜活检、手术切除等方法。抓住影像特点，小心鉴别，有时可提示诊断线索，有时可锁定诊断。

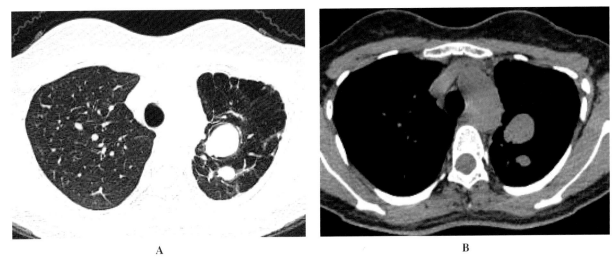

图 16 - 4　真菌性肉芽肿（一）

　　女，29 岁。图 A、图 B 为 CT 平扫肺窗和纵隔窗显示左肺上叶尖段两个边界清楚的结节，肺窗示典型的空气裂隙征。这种典型改变，影像可以明确诊断。

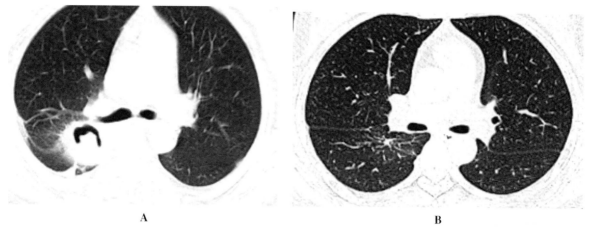

图 16 - 5　真菌性肉芽肿（二）

女，48 岁。白血病化疗后粒细胞减少，出现发热、咳嗽，图 A、图 B 分别为治疗前和治疗后 CT 平扫图像。图 A 肺窗显示右肺上叶结节伴毛刺征和空气新月征。根据宿主因素加上影像特点，考虑曲霉感染，伏立康唑抗真菌 50 天后复查，图 B 示右下肺结节伴空洞病变基本吸收。

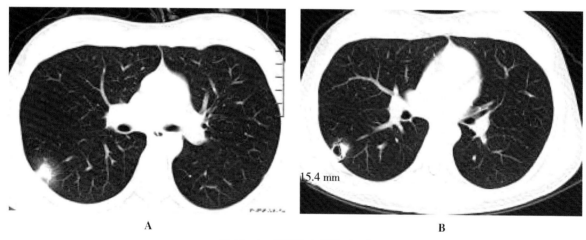

图 16 - 6　真菌性肉芽肿（三）

女，18 岁。确诊急性淋巴细胞白血病 20 天，化疗中出现发热，图 A、图 B 分别为治疗前和治疗后 CT 平扫肺窗图像。图 A 示右下肺结节伴晕征，诊断曲霉感染，口服伊曲康唑 15 天复查，图 B 示右下肺结节缩小，晕征消失，内部出现空洞。

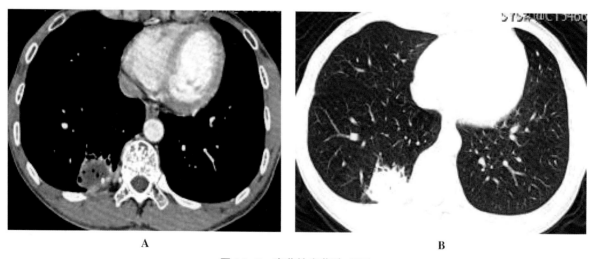

图 16 - 7　真菌性肉芽肿（四）

男，39 岁。反复咳嗽伴咯血 7 年。图 A、图 B 为肺部增强 CT 纵隔窗和肺窗显示右下肺结节，密度不均匀，大范围坏死，坏死区可见多发细小透光区。术前拟诊曲霉感染，因反复咯血行手术治疗，证实为曲霉感染。注意结节液化坏死区的多发细小空洞是提示诊断的线索。

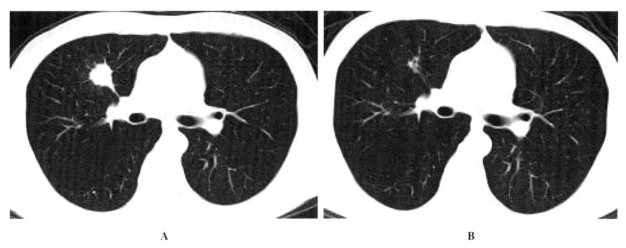

A　　　　　　　　　　　　　　　　　　　　　B

图 16 - 8　真菌性肉芽肿（五）

　　男，41 岁。肾移植术后 3 个月，发现右上肺结节 2 天，规律服用抗排斥药物，该病例有宿主因素，图 A、图 B 分别为治疗前和治疗后 CT 平扫肺窗图像。图 A 右肺上叶结节影像特征不明显，可疑真菌感染，穿刺活检证实为曲霉感染，口服伏立康唑治疗 4 个月。图 B 示结节基本吸收。这种类型的曲霉感染没有显示任何特征，诊断依赖病理。

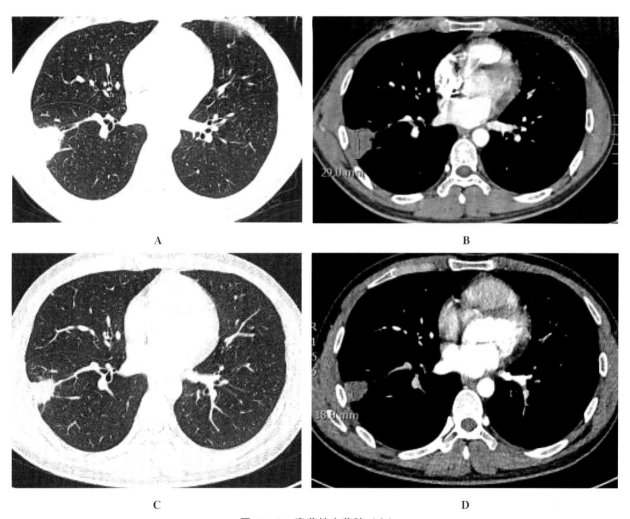

A　　　　　　　　　　　　　　　　　　　　　B

C　　　　　　　　　　　　　　　　　　　　　D

图 16 - 9　真菌性肉芽肿（六）

　　男，27 岁。体格检查发现右下肺结节，图 A、图 B 为治疗前 CT 平扫肺窗和纵隔窗图像。显示右下肺病灶呈类三角形，宽基底与胸膜相连，穿刺活检提示隐球菌，图 C、图 D 为治疗后 CT 平扫肺窗和纵隔窗图像。抗真菌治疗复查病变缩小。这种年青无症状患者的实性结节，特别是位于胸膜下，形态上不是典型的球形，类似于楔形或三角形，一定要想到肉芽肿病变，必要时穿刺活检，避免不必要的手术。

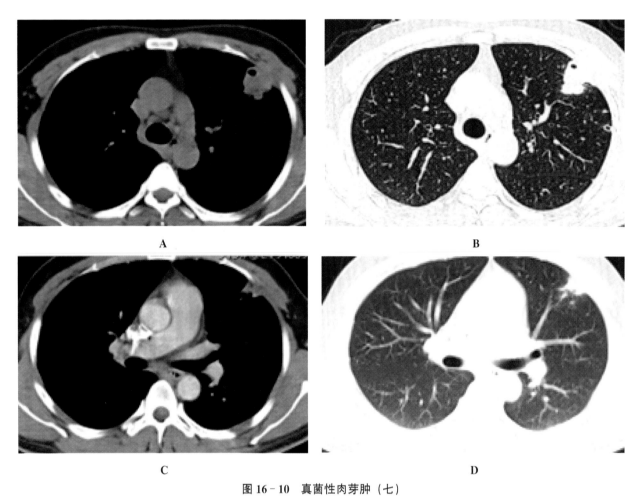

图 16 - 10 真菌性肉芽肿（七）

男，32 岁。右下肢溃烂 1 个月住院，吸毒 8 年。图 A、图 B 为治疗前 CT 平扫纵隔窗和肺窗图像显示左肺上叶结节伴小灶坏死，以宽基底与胸膜相贴，穿刺活检提示白念珠菌感染，图 C、D 为伊曲康唑抗真菌治疗后的 CT 增强纵隔窗和肺窗图像，治疗后复查左上肺病变明显吸收。

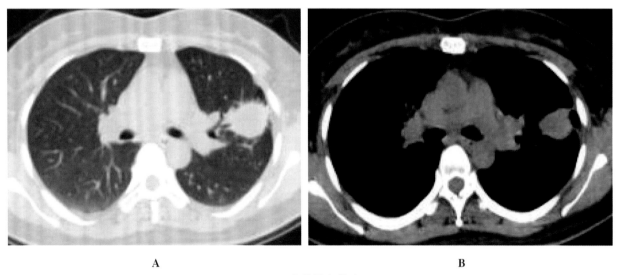

图 16 - 11 真菌性肉芽肿（八）

女，43 岁。气促 20 天，既往有多年糖尿病史，图 A、图 B 为治疗前 CT 平扫肺窗和纵隔窗图像。发现左肺上叶结节，穿刺活检证实毛霉感染。注意糖尿病是毛霉感染的重要宿主因素。

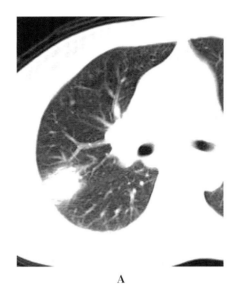
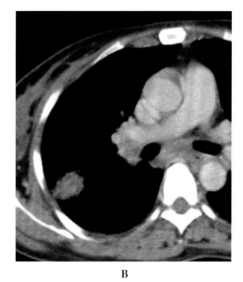

A　　　　　　　　　　　　　　B
图 16 - 12　真菌性肉芽肿（九）

　　女，44 岁。反复发热 2 个月（最高体温达 40.5 ℃），有皮疹，WBC 15.89×10⁹/L，HB 70 g/L。图 A、B 为 CT 平扫肺窗和纵隔窗图像显示右肺上叶结节伴晕征。膝关节 MR 示左侧股骨下段、左胫腓骨上段及右胫腓骨下段骨质信号异常。左膝关节腔穿刺液培养：马尔尼菲篮状菌。此例如果把肺部结节与皮疹、贫血、肌骨病变联系起来，就会想到马尔尼菲篮状菌的可能性，有经验的影像医师可以基本明确诊断。

第三节　细菌性肉芽肿

　　常见病原体明确的细菌感染表现为单发结节者不太常见，详见相关篇章，此处不赘述。

第四节　病原体不明的炎性结节

　　在临床工作中，我们经常会碰到这类结节，影像表现为肺内结节，可能被误诊为肺癌，但是经抗感染治疗后可部分吸收或完全吸收。这一类型的肺部炎性结节，如果其病理基础是局限性炎性渗出，经有效抗感染治疗后可完全或部分吸收，病灶如有大量纤维组织增生可形成机化性肺炎，长期不变化。该类结节有一定的影像特征，主要包括以下 CT 征象：①病变多为圆形或类圆形，少数不规则，边界多清晰。②病变多邻近胸膜，常宽基底与胸膜相贴，可见方形征或直角边征，此为相对特征。③病变边缘可不光滑，有锯齿样改变，可有粗长毛刺，桃尖征。④病变中心区可见低密度坏死区，边缘可见渗出病变。⑤邻近胸膜（包括叶间胸膜）反应明显，可出现胸膜增厚。⑥周围血管增多增粗，呈充血改变。⑦充气支气管征。⑧CT 增强后一般明显强化，增加值可超过 60 Hu，也可无强化。⑨动态观察：短期内可有明显增大或缩小。（图 16 - 13～图 16 - 19）

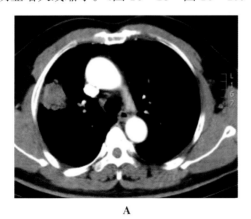
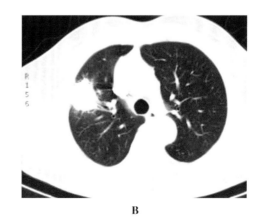

A　　　　　　　　　　　　　　B

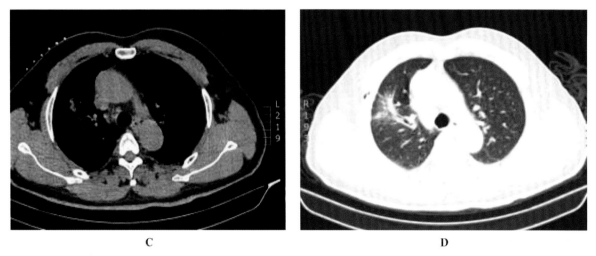

图 16‑13　病原体不明的炎性结节（一）

男，59 岁。图 A、图 B 为治疗前 CT 增强纵隔窗和肺窗图像。图 C、图 D 为治疗后 1 个月后的 CT 平扫纵隔窗和肺窗图像。右上肺结节，抗炎后复查（相差 1 个月），病变明显吸收。

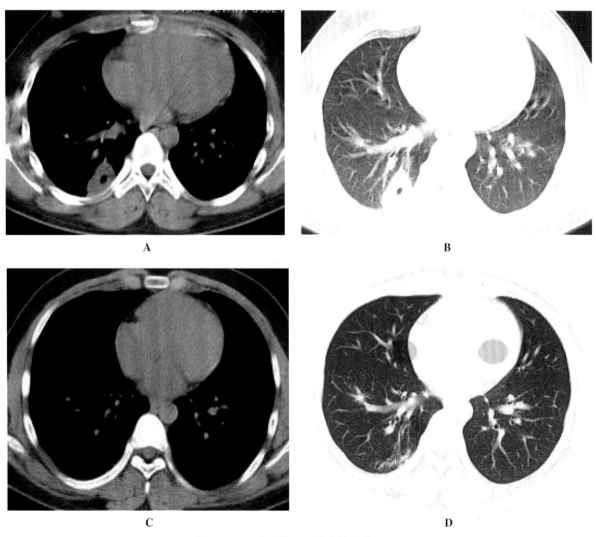

图 16‑14　病原体不明的炎性结节（二）

男，14 岁，发热、咳嗽 4 月，图 A、图 B 为治疗前 CT 平扫纵隔窗和肺窗图像显示右下肺结节并厚壁空洞，胸膜反应明显，病原体不明。图 C、图 D 为短期抗生素治疗后 CT 平扫纵隔窗和肺窗图像，显示病灶明显吸收，符合普通感染。

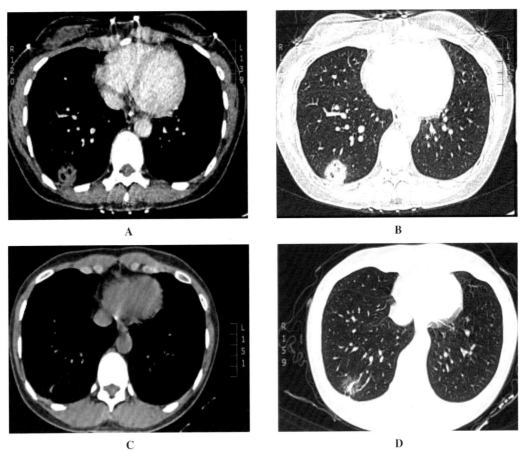

图 16 - 15　病原体不明的炎性结节（三）

女，38 岁。子宫肌瘤术前检查发现右下肺结节，图 A、图 B 为治疗前 CT 增强纵隔窗和肺窗图像，显示右下肺结节伴有空洞及胸膜增厚，考虑球形肺炎，病原体不明，图 C、图 D 为莫西沙星抗感染 14 天后的 CT 平扫纵隔窗和肺窗图像，显示病变明显吸收。

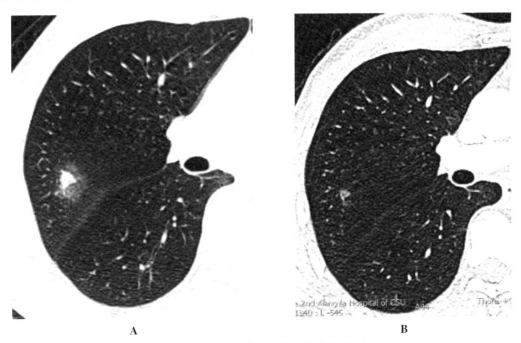

图 16 - 16　病原体不明的炎性结节（四）

男，65 岁。常规体格检查发现肺结节。图 A 为治疗前肺 CT 平扫显示右上肺混合磨玻璃结节，图 B 为口服拜复乐 14 天且停药 14 天后 CT 复查肺窗图像，显示右上肺病变明显吸收。

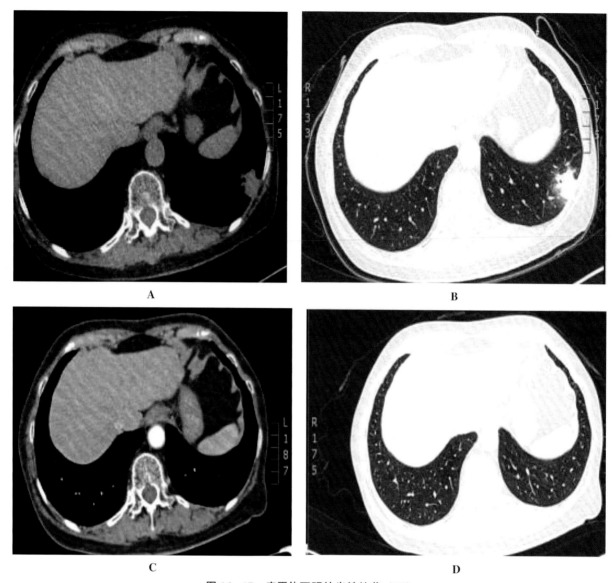

A   B

C   D

图 16-17　病原体不明的炎性结节（五）

　　女，81岁。体格检查发现左下肺结节，图A、图B为治疗前CT平扫纵隔窗和肺窗图像示左下肺结节具有周围渗出、多角多边、平直边、邻近胸膜增厚特点，符合炎性结节。图C、图D为莫西沙星治疗2周后复查CT增强纵隔窗和肺窗图像，病变完全吸收。此患者首诊为肺癌，经过我们会诊，认为是感染，然后收入呼吸内科治疗，避免了不必要的手术。

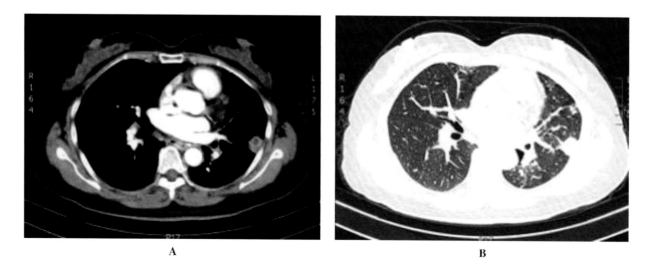

A   B

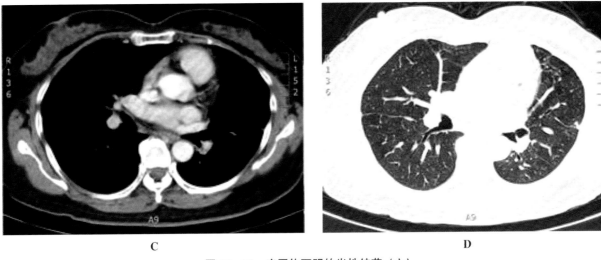

图 16-18　病原体不明的炎性结节（六）

　　女，53 岁。左侧胸痛 2 周，图 A、图 B 为治疗前 CT 增强纵隔窗和肺窗图像示左下肺结节，结节小且中央可见明显低密度区，周边环状强化，影像符合炎性病变，未查到病原体。图 C、图 D 为抗炎治疗 4 周后复查 CT 增强纵隔窗和肺窗图像，病变基本吸收。这么小的结节，就出现明显的坏死，首先考虑感染，而不是首先考虑肿瘤。

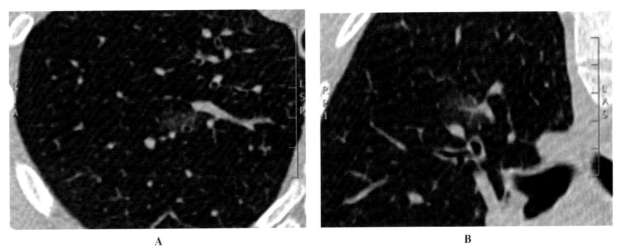

图 16-19　病原体不明的炎性结节（七）

　　女，46 岁。体格检查发现右上肺纯磨玻璃结节。图 A、图 B 为 CT 平扫横断面和冠状面重建肺窗图像可见血管伸入结节内，7 天后行 PET-CT 复查，病变未见显示，符合炎性病变。

第五节　机化性肺炎

　　机化性肺炎根据病因是否明确，分为隐源性机化性肺炎（特发性间质性肺炎）和继发性机化性肺炎。致病因素包括病毒感染、有毒气体、药品、放疗、类风湿关节炎等。病变位置主要为肺泡及终末支气管，病理基础是 Masson 小体形成，即肺泡及肺泡管内出现的结缔组织或纤维化。好发于 50～60 岁人群，无性别差异，病程多在 2～6 个月内，约 40% 的患者有类似流感症状，如咳嗽、发热、乏力及消瘦，少有咯血、胸痛和关节痛等。典型影像表现以炎性病变为主，磨玻璃或实性密度病灶均可出现，形如斑片、条索或孤立性肿块等，分布于胸膜下及支气管周围血管的周围，可伴反晕征、支气管充气征、支气管壁增厚、支气管扩张、纵隔淋巴结增大及胸腔积液等（图 16-20）。机化性肺炎病因复杂，部分病例影像表现类似肺恶性肿瘤，需要通过经皮肺穿刺、支气管镜或手术活检明确诊断。

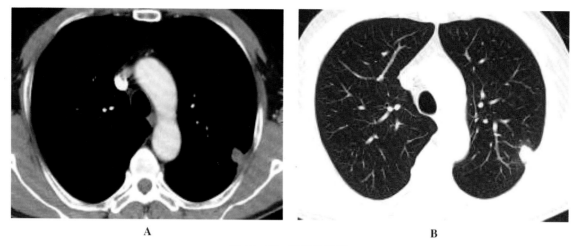

图 16-20　机化性肺炎

　　男，58 岁。咳嗽 1 个月余，伴四肢乏力。图 A、图 B 为 CT 增强纵隔窗和肺窗图像显示左肺上叶后段结节可见平直边、外后侧胸膜明显增厚，想到炎性病变可能。术后病理为机化性肺炎。

第六节　肺炎性假瘤

　　炎性假瘤是一种肺实质非特异性炎性增生性病变，病因考虑与肺内感染有关，由慢性炎症发展而来。25%～50%的患者出现咳嗽、咳痰及发热等临床症状。炎性假瘤全身均可发病，最常见于肺和眼眶。就肺炎性假瘤来说，青年男性患者居多，典型影像表现为实性类圆形单发病灶，少有肺门、纵隔、胸膜和支气管继发性受累；形态上肿块的尖角征、平直边或刀切征稍具特征；增强扫描呈均匀或不均匀中度至显著强化，肿块的灶性坏死或空洞、周围增强程度高于中心部位、渐进性强化也具有相对特征性（图 16-21）。可长期持续存在而无变化，易误诊为恶性肿瘤，诊断依赖于组织活检或手术切除。

　　以前认为炎性假瘤与炎性肌纤维母细胞瘤是一回事，随着研究的深入，人们发现炎性肌纤维母细胞瘤中梭形细胞才是主要成分，而且该病有复发和转移的潜能，肿瘤细胞遗传学研究发现其有染色体的异常，支持这一病变为真性肿瘤，而并非炎性假瘤。根据 2015 年 WHO 肺肿瘤组织学分类，炎性肌纤维母细胞瘤是由分化的肌纤维母细胞性梭形细胞组成，常伴大量浆细胞和/或淋巴细胞的一种间叶性肿瘤，可分成 3 种组织学亚型。①黏液型：间质明显水肿及黏液样变，其间穿插梭形的肿瘤细胞。②梭形细胞

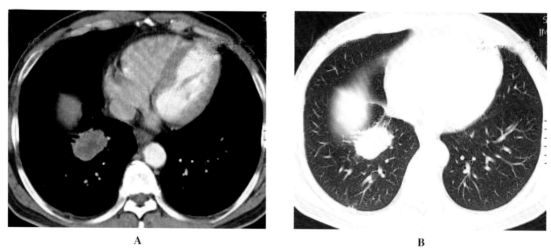

图 16-21　肺"炎性假瘤"

　　男，48 岁。轻咳发现右下肺肿块 4 天，图 A、图 B 为 CT 增强纵隔窗和肺窗图像，显示右肺下叶前基底段肿块，周围强化程度高于中心区域。术后病理为炎性肌纤维母细胞瘤。

密集型：瘤细胞常排列成人形或旋涡状，浆细胞穿插于梭形的肿瘤细胞之间，其他炎性细胞常聚集成团；③纤维型：肿瘤细胞稀疏，在玻璃样变的胶原纤维之间有淋巴细胞和大量浆细胞浸润。炎性肌纤维母细胞瘤不同程度的纤维组织增生、炎性细胞浸润、凝固性坏死，以及炎性过程中的动态变化是其影像表现多样性的病理基础，影像表现与前述炎性假瘤类似，所以目前很多医师仍将两者混为一谈。（表16-1）

表16-1	球形肺炎、机化性肺炎、肺炎性假瘤的区别		
	球形肺炎	机化性肺炎	肺炎性假瘤
概念	球形肺炎指在影像上表现为团块状的渗出或实变。	机化性肺炎是指肺炎转归过程中发生机化而形成的局限性结节或肿块性病变。	肺炎性假瘤是指某些非特异炎症增生，机化性肺炎的机化过程进一步发展，在病灶的周围有完整的纤维包膜导致的肺内肿瘤样病变。
病理	渗出。	纤维化、慢性炎症细胞浸润。	增生病变，以肉芽组织为主。
影像特点	球形，边缘模糊、胸膜反应，增强扫描不同时期强化不一。	病灶局限，密度不均匀，大部分病变边缘清楚，周围见纤维条索影，邻近胸膜增厚，增强强化不明显。	病变呈实质性肿块，边缘清楚，增强扫描延迟强化明显。
动态观察	治疗后病灶吸收。	病灶边缘吸收，中心不吸收。	不吸收，肿块生长多较缓慢，倍增时可长达数年。

第七节　肉芽肿性多血管炎

肉芽肿性多血管炎是一种坏死性肉芽肿性血管炎，属自身免疫性疾病。起病缓急不一，患者有发热、疲乏、消瘦、纳差、全身不适，具有咳嗽、咯血、胸痛、鼻衄等呼吸道症状和血尿等泌尿道症状，此外尚可见疱疹性或出血性皮肤损害、肌肉关节疼痛等。肉芽肿性多血管炎也可仅限于肺部，患者肺部临床表现较为突出，但缺乏肾脏病变的相应临床表现，早期诊断较困难。典型的临床三联征是上呼吸道、肺和肾脏病变。肺部影像特点为三多一洞（多发、多形态、多变、伴有空洞），即肺部病变一般为多发，形态多样，可有渗出、实变、结节、肿块等，病变位置多变、具有游走性，可出现空洞。表现为单发结节时容易误诊（图16-22）。其他类型的血管炎也有表现为单发结节（图16-23）。

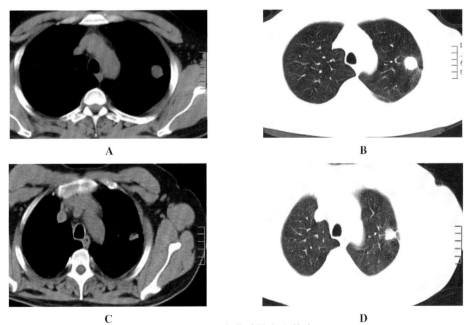

图16-22　肉芽肿性多血管炎

　　男，41岁。鼻塞、流涕9年，咳嗽1个月。图A、图B为治疗前CT平扫纵隔窗和肺窗图像，诊断肉芽肿性多血管炎。图C、图D为激素治疗后CT平扫纵隔窗和肺窗图像，左上肺结节明显缩小。此例影像特征少，但是病史提供了线索。

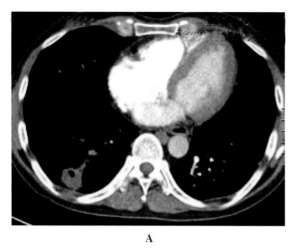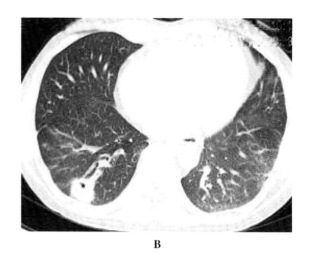

A B

图 16‑23 白塞综合征

男，34岁。反复口腔及外阴溃疡2年，间断咳嗽1年。临床诊断白塞综合征。图A、图B为CT增强纵隔窗和肺窗图像，显示右肺下叶后基底段结节伴中央坏死和血管聚集征。影像不是特征性改变，病史是提示诊断的关键线索。

第八节 肺结节病

肺结节病是一种病因及发病机制暂未明确的系统性肉芽肿性疾病，全身均可受累，以肺及胸内淋巴结（≥90%）发病率最高。20~50岁女性多见，欧美国家发病率较高。多达50%以上的肺结节病患者无临床症状，体检时被发现，也可因呼吸困难、胸痛、胸闷、盗汗、关节痛等不适就诊。影像表现多为纵隔及双肺门对称性淋巴结肿大，伴或不伴有肺内阴影。肺部病变表现为好发于中上肺叶多发的实性或磨玻璃影，或由多发的微小结节（2~5 mm）形成边界清晰的网状影；单纯以肺结节形式被发现者少见，孤立性病灶者则更为罕见，易被误诊为肺恶性肿瘤。典型组织学表现为沿淋巴管分布的轮廓清晰、形态良好的非干酪性肉芽肿，可相互融合而不破坏原有形态；部分（20%）出现结节内坏死，类似于非特异感染性肉芽肿。仅依靠病理学检查很难确诊肺结节病，需结合影像特点、临床表现及受累部位等联合诊断。根据肺部及纵隔淋巴结受侵情况，肺结节病分为5期。0期：指肺内及纵隔未见异常；Ⅰ期：双侧肺门淋巴结肿大；Ⅱ期：双侧肺门淋巴结肿大伴肺内浸润影；Ⅲ期：仅有肺内浸润影；Ⅳ期为终末肺纤维化期。25%的肺结节病呈自限性，约20%的肺结节病不可逆地发展为肺纤维化，其余患者通过治疗可控制疾病进展。（图16‑24）

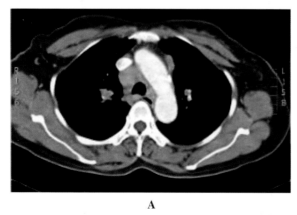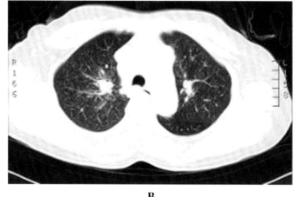

A B

图 16‑24 肺结节病

女，48岁。反复咳嗽30年，加重15天。图A、图B为CT增强纵隔窗和肺窗图像，显示两上肺弥漫沿淋巴道分布的小结节伴纵隔、肺门淋巴结肿大。此例如果注意到长久病程与纵隔淋巴结增大，就会想到结节病的可能性。EBUS活检符合结节病。

第九节　IgG4 相关性疾病

　　IgG4 相关性疾病是一种与 IgG4 阳性细胞浸润密切相关的慢性、全身性疾病，可累及多个器官，最常受累的器官为胰腺及胆管，此外还见于泪腺、唾液腺、腹膜后、甲状腺、肾脏及肺等。IgG4 相关性疾病主要发生于成人，男性（70%～80%）多于女性，年龄主要为 60～65 岁，目前病因不明。IgG4 相关疾病肺部影像表现多样，常见的表现形式有磨玻璃密度影，支气管血管束增粗，小叶间隔增厚，支气管扩张，结节或肿块等。根据主要的表现形式分为 4 种类型。①单发结节或肿块型：结节＞1 cm，单发，周围毛糙，可有短毛刺，可伴磨玻璃密度影及支气管血管周围间质增厚。这种类型影像表现类似肺癌。②支气管血管型：表现为支气管血管束和小叶间隔增厚，可伴有多发小结节，结节以小叶中央分布为主，此型需注意与结节病及 Castleman 病鉴别。③肺间质型：肺小叶间隔增厚、双下肺网格状影、蜂窝影、支气管扩张、磨玻璃影。④磨玻璃密度型：双肺多发类圆形磨玻璃密度影，边界清晰，其内支气管可见轻度扩张，此型影像学表现类似支气管肺泡癌。此外部分患者表现为多发类圆形透光区，类似肺大疱。部分患者伴有肺门和/或纵隔淋巴结肿大。（图 16‐25～图 16‐31）

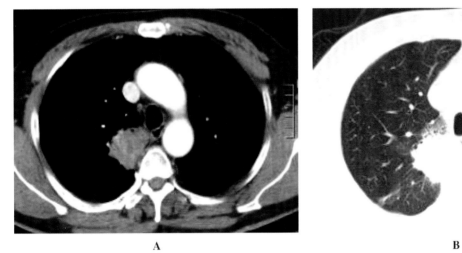

A　　　　　　　　　　　　　　　　　　　B

图 16‐25　IgG4 相关性疾病：单发结节或肿块型

　　男，61 岁。咳嗽伴痰中带血 1 个月余，加重 1 周。图 A、图 B 为 CT 增强纵隔窗和肺窗图像，显示右肺上叶尖后段肿块，此例术前诊断肺癌，术后病理为 IgG4 相关疾病。

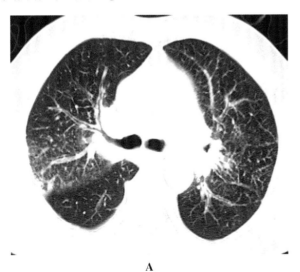
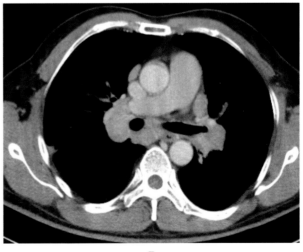

A　　　　　　　　　　　　　　　　　　　B

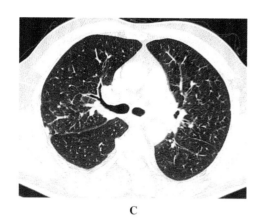

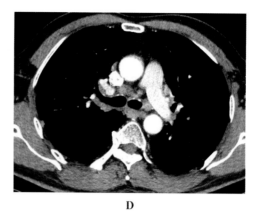

C

D

图 16-26 IgG4 相关性疾病：支气管血管型

男，52 岁。农民，反复气促 1 年。一年前出现无明显诱因活动后气促，在当地及长沙多家医院就医，行肺部 CT、PET-CT、纤支镜、活检等检查，诊断不明，于 2014 年 6 月 19 日收入院。体格检查：三测正常，左侧下颌区可扪及 1.5 cm 淋巴结，活动，无压痛，双侧下颌部可见长 3 cm 手术瘢痕，肺部呼吸音清。辅助检查：PPD 1：2000（＋＋），结核斑点试验阴性，ACE 正常，红细胞沉降率 34 mm/h↑，肿瘤标志物阴性。血清学检查：IgG 33.6 g/L，IgG4＞3.31 g/L。病理：左颌下腺慢性炎症，腺泡明显萎缩，明显纤维化，淋巴细胞浸润，免疫组化大量浆细胞明显表达 IgG，IgG4 表达数量＞50%，符合 IgG4 相关性疾病，结合临床、影像、血清学检查及病理，IgG4 相关性疾病诊断明确，予以激素治疗 7 个月复查。图 A、图 B 为 CT 增强图像，纵隔窗显示纵隔及双侧肺门淋巴结增大，肺窗显示双肺弥漫性沿淋巴道分布结节。图 C、图 D 为激素治疗 7 个月复查 CT 增强图像，病变明显好转。此型影像非常类似结节病，需要重点鉴别。

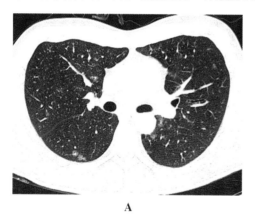

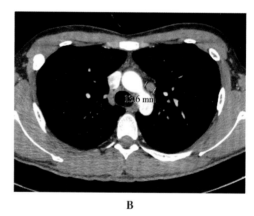

A

B

图 16-27 IgG4 相关性疾病：多发磨玻璃结节型

男，26 岁。咳嗽伴胸痛 4 个月，无痰，无发热。多家医院诊断肺部感染或多原发肺癌。多次活检也未能确诊，会诊怀疑 IgG4 相关性疾病后，在原来病理切片基础上加做免疫组化，才明确诊断。但患者拒绝激素治疗，随访 2 年肺部 CT 显示病变稳定。

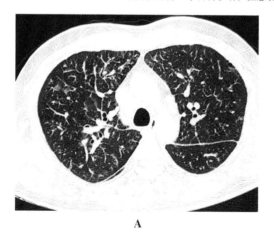

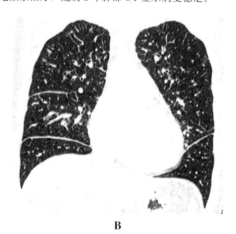

A

B

图 16-28 IgG4 相关性疾病：肺间质型（一）

男，41 岁。全身皮疹 12 年，体重下降半年。右颈部可扪及多个增大淋巴结，约 2 cm 大小。血清学检查：IgG 及 IgG4 升高；病理（颈部淋巴结）：IgG4 阳性浆细胞＞10 个/HPF；IgG4：IgG＞40%，符合 IgG4 相关性疾病。肺部 CT 肺窗示双肺小叶间隔增厚，纵隔窗示纵隔多发稍大淋巴结。

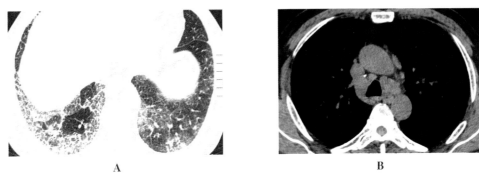

图 16 - 29　IgG4 相关性疾病：肺间质型（二）

　　男，61 岁。反复淋巴结增大 8 年，确诊 IgG4 相关性疾病半个月。血清学检查：IgG 及 IgG4 升高；病理（颌下淋巴结）：IgG4 阳性浆细胞＞10 个/HPF；IgG4：IgG＞40%，符合 IgG4 相关性疾病。肺部 CT 肺窗示双肺下叶网织影，纵隔窗示纵隔多发稍大淋巴结、左侧腋窝淋巴结增大。此型影像类似 NSIP。

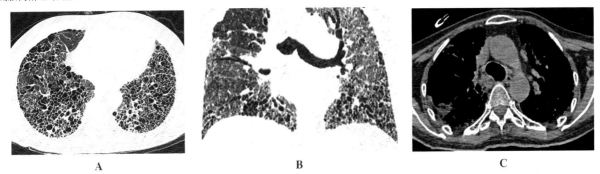

图 16 - 30　IgG4 相关性疾病：肺间质型（三）

　　男，71 岁。咳嗽、气促 1 年余，加重 20 天。风湿性疾病及血管炎排查未见异常。IgG4 9.85g/L，病理（肺活检）：IgG4 阳性浆细胞＞10 个/HPF；IgG4：IgG＞40%，符合 IgG4 相关性疾病。肺部 CT 肺窗示双肺弥漫性蜂窝影，纵隔窗示纵隔多发稍大淋巴结增大。此型影像类似 UIP。

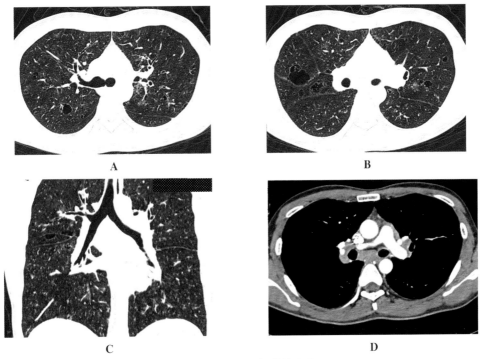

图 16 - 31　IgG4 相关性疾病

　　男，27 岁。咳嗽、咳痰 15 天，咯血 10 天。咳黄脓痰，咯血为鲜红色血块，量不多。风湿疾病及血管炎排查未见异常。血清学检查：IgG 41.2 g/L，IgG 7.721 g/L。病理：IgG4 9.85 g/L，病理（纵隔 7 组淋巴结活检）IgG4：IgG 接近 40%，符合 IgG4 相关性疾病。肺部 CT 肺窗示双肺散在囊腔影，伴有轻微磨玻璃影，纵隔窗示纵隔多发稍大淋巴结。此型影像类似朗格汉斯组织细胞增多症。

第十七章　　肺孤立性非炎性结节

第一节　　肺上皮性肿瘤

　　肺部肿瘤 WHO（2015）分类：上皮性肿瘤、间叶性肿瘤、淋巴组织细胞肿瘤、异位起源性肿瘤、转移性肿瘤。其中上皮性肿瘤分为腺癌、鳞状细胞癌、神经内分泌肿瘤、大细胞癌、腺鳞癌、肉瘤样癌、其他未分类癌、唾液腺肿瘤、腺瘤。肺癌是对人群健康和生命威胁最大的恶性肿瘤，男性肺癌发病率和死亡率均占所有恶性肿瘤的第一位，女性发病率占第二位，死亡率占第一位。肺癌的病因至今尚不完全明确，大量资料表明，鳞状细胞癌与长期大量吸烟有非常密切的关系，其他高位因素包括：遗传因素、职业暴露、环境及空气污染、肺部基础疾病、免疫状况、心理因素、营养条件。肺癌的临床表现比较复杂，症状和体征的有无、轻重以及出现的早晚，取决于肿瘤发生部位、病理类型、有无转移及有无并发症，以及患者的反应程度和耐受性的差异。肺癌早期症状常较轻微，甚至可无任何不适。中央型肺癌症状出现早且重，周围型肺癌症状出现晚且较轻，甚至无症状，常在体检时被发现。肺癌的症状大致分为：局部症状、全身症状、肺外症状、浸润和转移症状。局部症状如咳嗽、咯血、胸痛、气闷等，很容易忽略。全身症状为发热、消瘦、恶病质；肺外症状与肿瘤的异位激素分泌有关。肺癌的组织学分型分为两种：小细胞肺癌及非小细胞肺癌。肺癌的诊断根据临床症状、体征、影像学检查和组织病理学检查做出。肺部 CT 对肺癌的检出、疗效评估、并发症的检测具有非常重要的意义，目前低剂量 CT 筛查发现了大量的亚临床肺癌，其病理类型多为腺癌，达到早筛、早诊、早治的目的，会极大地提高疗效。

　　周围型肺癌的几种典型征象：（图 17 - 1～图 17 - 13）

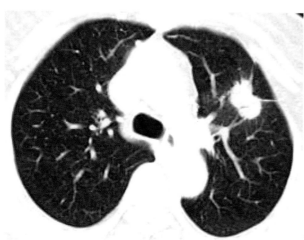

图 17 - 1　分叶征

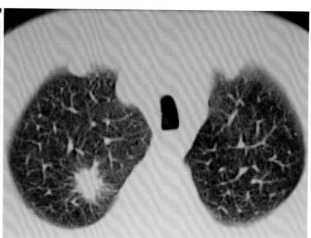

图 17 - 2　毛刺征

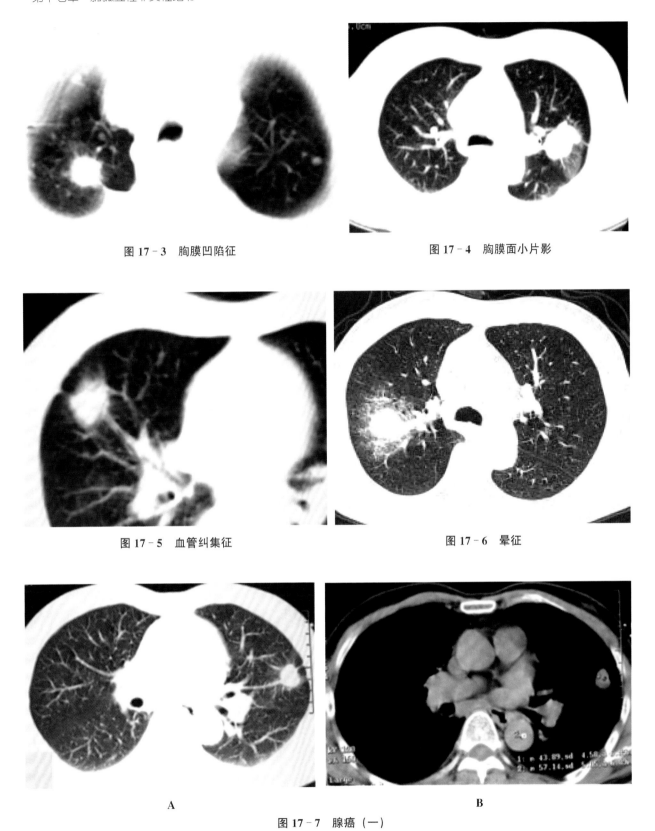

图 17‑3　胸膜凹陷征　　　　　　　　　　图 17‑4　胸膜面小片影

图 17‑5　血管纠集征　　　　　　　　　　图 17‑6　晕征

A　　　　　　　　　　　　　　　　　　B

图 17‑7　腺癌（一）

男，64 岁。发现左上肺结节 1 个月，图 A、图 B 为治疗前 CT 平扫肺窗和纵隔窗图像，显示左肺上叶结节伴毛刺和小泡征，病理为腺癌。

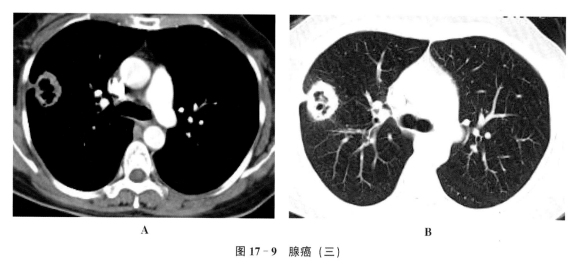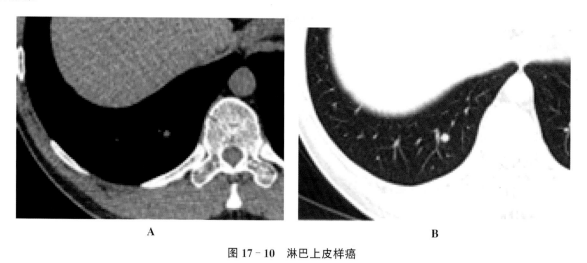

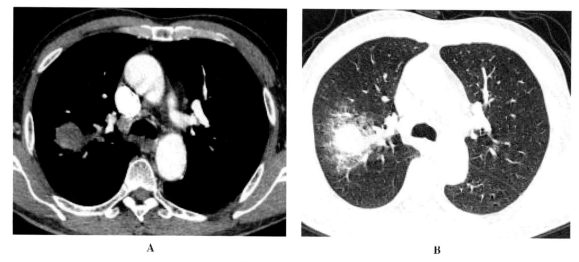

图 17-8 腺癌（二）

　　男，咳嗽，痰中带血3个月。图A、图B为CT增强纵隔窗和肺窗图像，显示右上肺结节伴晕征，术后病理为腺癌。影像上要与曲霉感染鉴别，但3个月的病程不符合曲霉的变化规律。

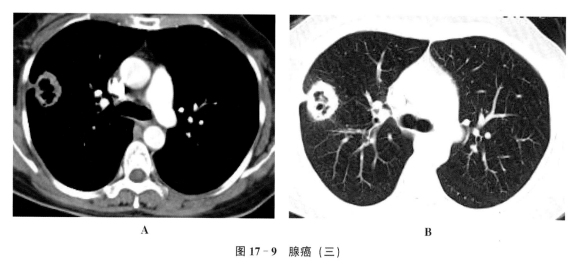

图 17-9 腺癌（三）

　　女，55岁。咳嗽20天，图A、图B为CT增强纵隔窗和肺窗图像，显示右上肺结节伴透光区，影像考虑囊腔型肺癌，胸腔镜活检提示腺癌。

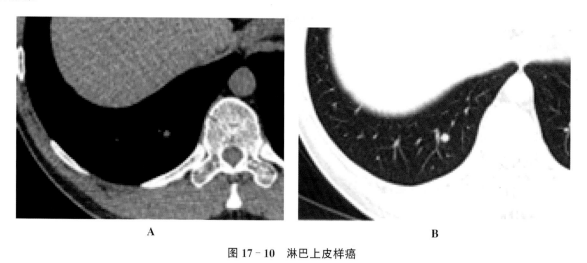

图 17-10 淋巴上皮样癌

　　男，41岁。体格检查发现右下肺结节3年，图A、图B为治疗前CT平扫纵隔窗和肺窗图像，显示右肺下叶边界光滑的小结节，动态观察稍增大。术后病理为淋巴上皮样癌。

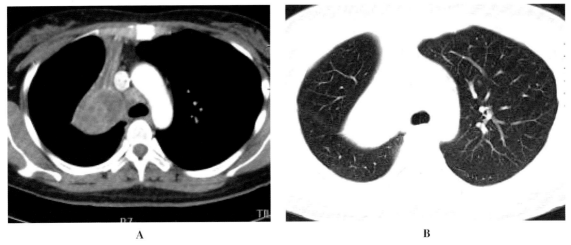

图 17‑11　黏液表皮样癌

女，37 岁。右上肺疼痛 1 个月余，图 A、图 B 为 CT 增强纵隔窗和肺窗图像，显示右上肺肿块伴右肺上叶肺不张。手术病理为低分化黏液表皮样癌。

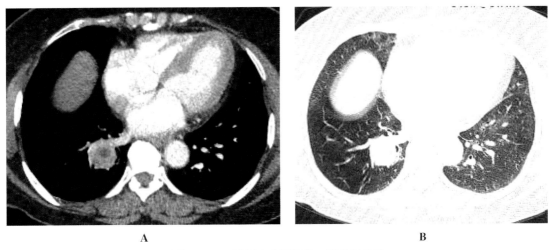

图 17‑12　神经内分泌肿瘤：不典型类癌

女，52 岁。胆囊手术前发现右肺结节 4 年，图 A、图 B 为 CT 增强纵隔窗和肺窗图像，显示右下肺边界光滑的结节，病理为神经内分泌肿瘤：不典型类癌。

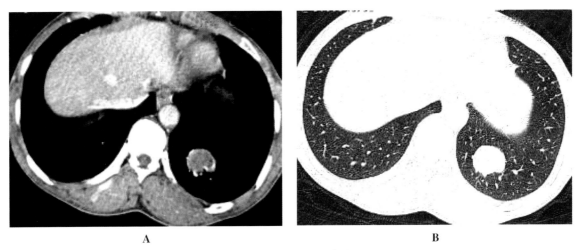

图 17‑13　肺泡细胞瘤

女，46 岁。咳嗽咳痰 2 个月，图 A、图 B 为 CT 增强纵隔窗和肺窗图像，显示左下肺结节，可见血管贴边征，术后病理为肺泡细胞瘤。

第二节　肺间叶性肿瘤

　　肺间叶性肿瘤包括肺错构瘤、软骨瘤、血管周细胞瘤、炎性肌纤维母细胞瘤、弥漫性肺淋巴管肌瘤病、血管内皮瘤、胸膜肺母细胞瘤、滑膜肉瘤、肺动脉肉瘤、肺黏液样肉瘤、肌上皮瘤。（图 17－14、图 17－15）

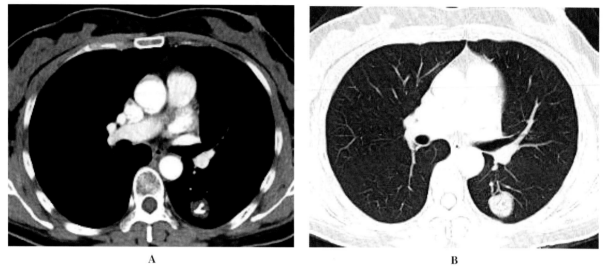

A　　　　　　　　　　　　　　　　　　　　　　　　B

图 17－14　错构瘤

　　女，50 岁。体格检查发现左下肺结节 1 年，图 A、图 B 为 CT 增强纵隔窗和肺窗图像，显示左下肺结节，边缘光滑，内部可见 Y 形钙化，考虑错构瘤，术后病理证实。

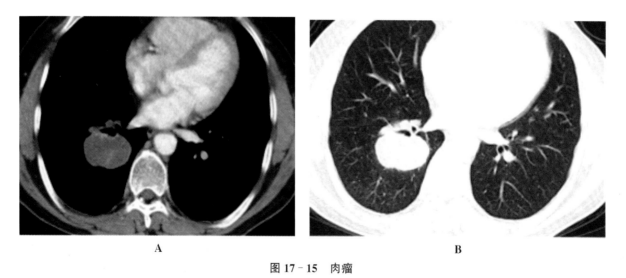

A　　　　　　　　　　　　　　　　　　　　　　　　B

图 17－15　肉瘤

　　男，53 岁。咳嗽、咳痰伴间断胸痛 1 年余，图 A、图 B 为 CT 增强纵隔窗和肺窗图像，显示右下肺边界光滑的肿块，浅分叶，手术病理为肉瘤。

第三节　淋巴组织细胞肿瘤

　　淋巴组织细胞肿瘤包括结外黏膜相关淋巴瘤、弥漫性大 B 细胞淋巴瘤、淋巴瘤样肉芽肿病。淋巴组织细胞肿瘤主要是内科治疗，明确诊断可以避免不必要的手术。肺黏膜相关淋巴组织淋巴瘤为低度恶性，多见于中老年男性，临床症状较轻，进展缓慢，缺乏特异性，临床诊断十分困难。病变可局限于肺内数年而不发生肺外侵犯；有相对静止及活动进展的交替变化，治疗效果及预后较好，如不加干预总趋势呈不良进展。影像表现：同一患者可有两种或两种以上的影像表现，包括片状实变、磨玻璃样浸润影、肺结节、胸腔积液等；分布可为单肺或双肺，单发或多发，伴或不伴充气支气管征、支气管扩张、肺门或纵隔淋巴结肿大，常多种表现混合存在。病变发生于双肺、出现充气支气管征、肿瘤沿支气管黏膜下浸润生长，多不引起支气管的阻塞诊断相对容易，单发结节型容易误诊，确诊有赖于病理。（图17-16）

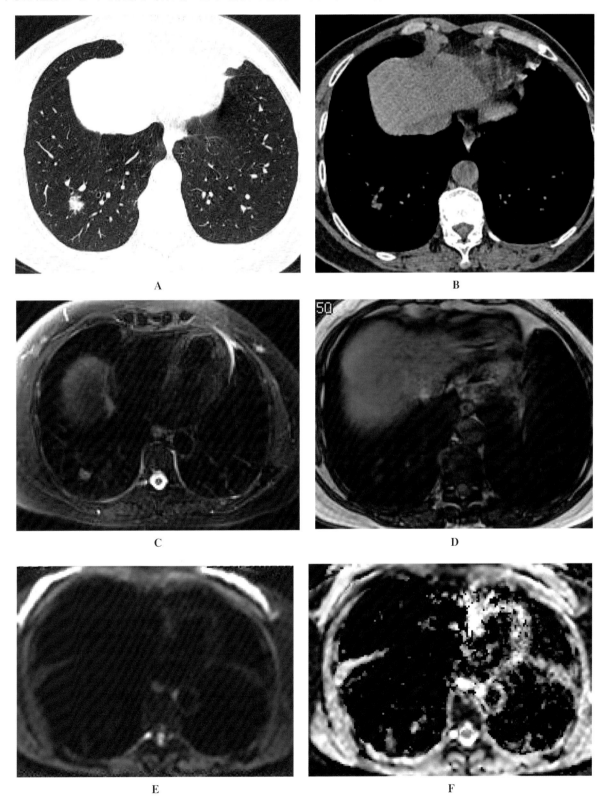

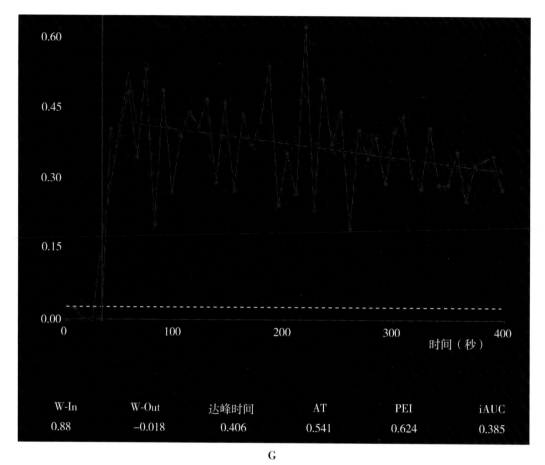

G

图 17 - 16 黏膜相关淋巴瘤

女，56 岁。体格检查发现右下肺结节 15 个月，多次 CT 复查未见增大。图 A、图 B 为肺部 CT 肺窗和纵隔窗图像，显示右下肺深分叶结节内可见充气支气管征。病理提示黏膜相关淋巴瘤。图 C、图 D、图 E、图 F、图 G 分别为磁共振 T2WI、GT1WI、DWI、ADC、动态增强曲线图像，显示右下肺结节呈稍长 T1 稍长 T2 信号，DWI 呈稍高信号，ADC 上稍低信号。动态增强呈速升缓降型曲线。磁共振扫描考虑肿瘤，术后病理为黏膜相关淋巴瘤。

第四节 孤立性肺转移瘤

肺转移瘤多发常见，单发寡转移少见，多为实性结节，边界清楚，边缘光滑，没有明显毛刺征，诊断有赖于原发肿瘤的存在及动态观察，确诊依赖病理。（图 17 - 17～图 17 - 19）

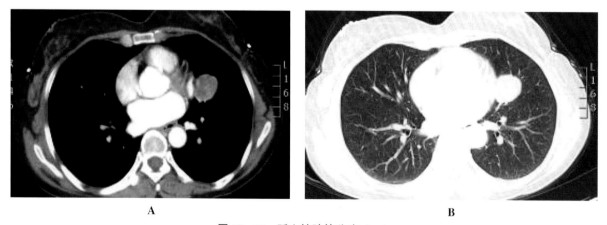

图 17 - 17 孤立性肺转移瘤（一）

女，50 岁。宫颈癌两周期化疗后。图 A、图 B 为增强 CT 纵隔窗和肺窗图像，显示左肺上叶边界清楚的转移结节。

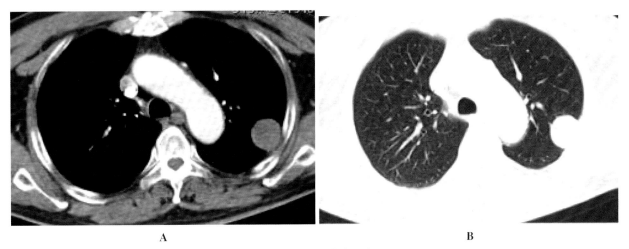

图 17-18　孤立性肺转移瘤（二）

　　男，64 岁。发现左上肺肿块 2 个月余，8 年前行肝癌切除术，图 A、图 B 增强 CT 纵隔窗和肺窗图像，显示左肺上叶后段一边界清楚的转移结节。术后病理为转移性肝癌（寡转移）。

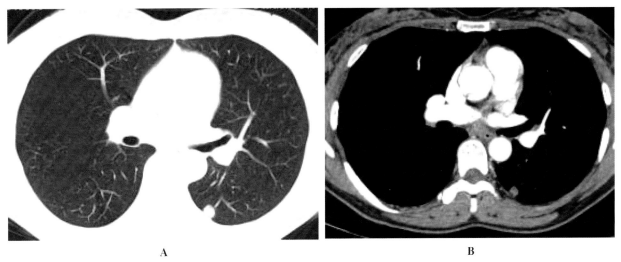

图 17-19　孤立性肺转移瘤（三）

　　女，47 岁。有结肠癌病史。图 A 肺窗和图 B 增强 CT 纵隔窗显示左肺下叶背段单发小结节，边界清楚，紧贴胸膜，未见胸膜反应。结肠癌肺转移（寡转移）。

第五节　血管性病变

　　肺内的血管性病变也可表现为肺内结节，如动静脉畸形（AVM）、肺静脉血栓、肺梗死。这类疾病通常可以通过增强 CT 或 CT 肺血管成像进行鉴别。（图 17-20~图 17-23）

　　肺动静脉畸形在 CT 上表现为圆形或轻度分叶的高密度影，边缘清晰，多位于肺门附近的内中带，增强扫描时病变明显强化，可显示供血动脉、异常血管团及引流静脉，多层螺旋 CT 及三维重建显示更好。

　　肺梗死是肺组织因肺动脉栓塞后引起的缺血坏死，临床表现为胸痛、呼吸困难，可有咯血。肺梗死通常表现为肺内高密度影，以右侧多见。早期表现为边缘不清的实变影，多累及 1~2 个肺段，呈楔形，位于肺周边，宽基底紧贴胸膜，尖端指向肺门，可合并少量胸腔积液，增强 CT 常可发现相应肺动脉充盈缺损。

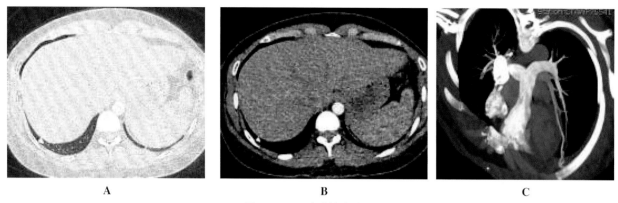

图 17 – 20　肺动静脉畸形

女，33 岁。图 A、图 B、图 C 分别为 CT 横断面肺窗、纵隔窗和 MPR 重建图像显示右下肺实性结节，强化程度接近胸主动脉，三维重建供血动脉及引流静脉清晰显示，这种典型病变，无须病史也可以诊断。

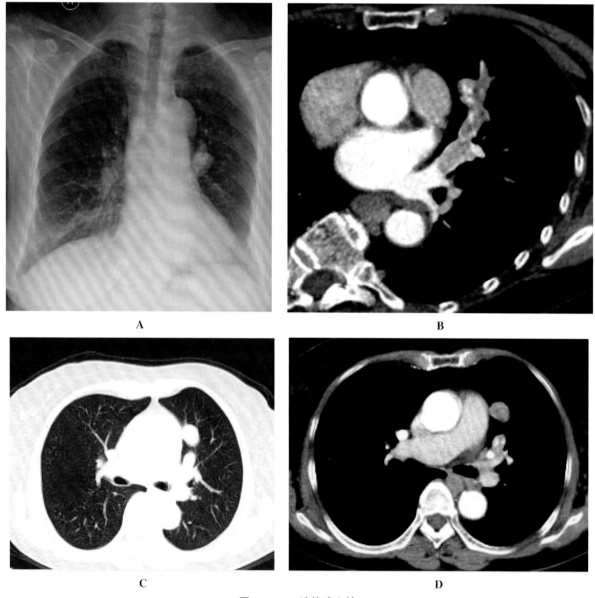

图 17 – 21　肺静脉血栓

女，74 岁。图 A 为胸部平片示左肺门区结节，图 B、图 C 分别为 CT 轴位肺窗和纵隔窗左肺静脉前方可见结节，边缘光滑，图 D 为 CTMPR 重建图像结节为肺静脉血栓。

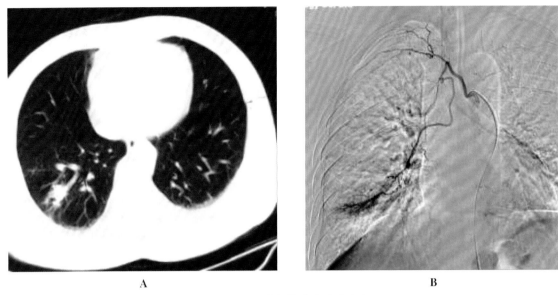

图 17-22　支气管动脉肺动脉瘘

男，44岁。发现肺部占位2年，咯血半个月，图A为胸部CT肺窗显示右下肺结节，伴临近血管增粗。此例右下肺结节定性诊断的线索是双下肺血管不对称，右侧明显增粗，怀疑血管病变。图B为DSA右支气管动脉造影确诊为支气管动脉肺动脉瘘。

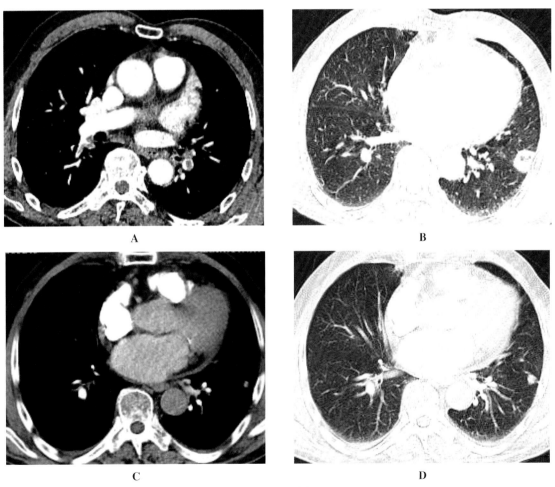

图 17-23　肺梗死

男，75岁。右下肢静脉曲张术后半个月，左侧胸痛气促伴痰中带血5天。图A、B为增强CT纵隔窗和肺窗显示左下肺动脉充盈缺损，左下肺胸膜下结节；诊断左下肺动脉栓塞，左下肺梗死，治疗15天复查。图C、图D为增强CT纵隔窗和肺窗左下肺动脉充盈缺损消失，左下肺结节明显缩小。

第六节　肺隔离症

　　肺隔离症为胚胎时期一部分肺组织与正常肺分离单独发育而成，可分为肺叶内型和肺叶外型。肺叶内型隔离症与邻近肺组织为同一脏层胸膜所包裹，供血动脉多来自降主动脉，少数来自腹主动脉或其分支，静脉回流多经肺静脉、少数经下腔静脉或奇静脉，此型多见下叶后基底段，左侧多见。肺叶外型隔离症为副肺叶或副肺段，被独立的脏层胸膜所包裹，不易引起感染，供血动脉来自腹主动脉，静脉回流经下腔静脉、门静脉、奇静脉或半奇静脉，此型多位于肺下叶与横膈之间，偶见于膈下或纵隔内。CT表现为团块状软组织密度影，肺叶内型感染时病灶呈脓肿样改变，边缘模糊不清；CT增强可显示肺隔离症来自体循环的供血动脉，这是特征性影像表现。（图 17 - 24）

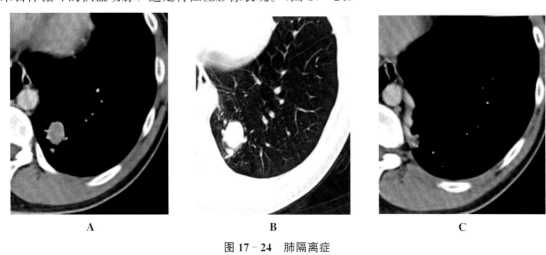

图 17 - 24　肺隔离症

　　男，29岁。体格检查发现左肺结节1周。图A、图B、图C增强CT纵隔窗、肺窗和MPR重建纵隔窗显示左下肺结节，由主动脉分支供血。表现典型，影像可以一锤定音。事实上出现在双下肺结节，鉴别诊断时要考虑肺隔离症。

第七节　先天性支气管闭锁

　　先天性支气管闭锁是一类少见的支气管畸形，其最常见的好发部位为左肺上叶尖后段。CT表现为分支状结节（代表支气管黏液栓）及其周围肺气肿，这是支气管闭锁的典型表现，黏液栓多为水样密度或软组织密度，增强扫描无强化，合并感染时可出现气液平面。除合并感染外，通常不需治疗。（图 17 - 25）

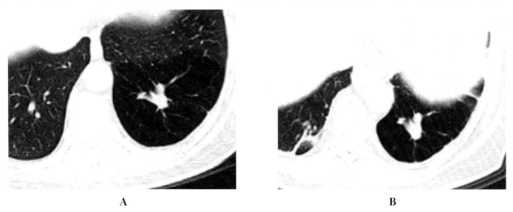

图 17 - 25　先天性支气管闭锁

　　女，71岁。卵巢癌术后常规行肺部CT检查，图A为平扫肺窗示左下肺肺分枝状结节，周围可见肺气肿，图B为两年后CT平扫肺窗图像。两年后复查该结节无明显变化。征象典型，不要误诊为转移瘤。

第八节　球形肺不张

　　球形肺不张是位于肺周边的局限性肺不张，多呈类圆形，又称圆形肺不张。胸腔积液或胸膜增厚都可引起肺叶的边缘反折、粘连，并卷曲呈类圆形的肺不张。相关的支气管血管束及脏层胸膜随之卷入肺不张内，聚集的支气管和血管呈弧形从肿块的边缘连向肺门，呈"彗星尾征"。球形肺不张主要依靠CT确诊，其CT征象包括："彗星尾征"、病灶所在肺体积缩小，患侧胸膜病变且肠膜病变好转后肺不张随之好转。（图 17 - 26）

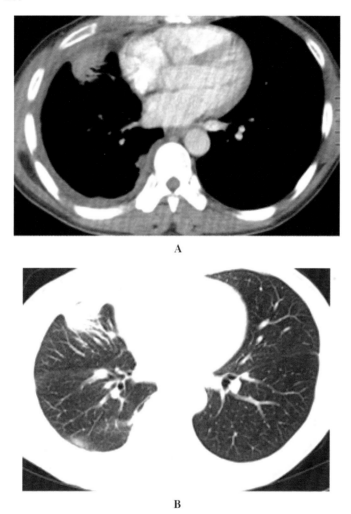

A

B

图 17 - 26　球形肺不张

　　男，47 岁。胸痛气促 2 个月，图 A、图 B 为增强 CT 纵隔窗和肺窗图像显示右中肺球形肺不张，具有胸膜增厚，胸腔积液，彗星尾征，与胸膜病变同步变化等特点。

第九节　肺淀粉样变

　　肺淀粉样变是指某些具有特殊纤维结构的蛋白质在体内衍化为淀粉样物质，并沉积在细胞外基质中，常见于肾脏、肝脏、心脏、胃肠道等，少见于肺部。当淀粉样物质局限性的沉积于肺实质、肺间质以及气管支气管黏膜下，而不累及其他组织器官时即称为原发性支气管肺淀粉样变。肺淀粉样变按照发病部位可分为气管支气管型、肺实质型及肺间质型。气管支气管淀粉样变 X 线胸片常表现正常，CT 表现为气管支气管壁增厚（膜部可受累）、管腔狭窄，可伴层状钙化，肺门、纵隔淋巴结肿大，伴肺不张，反复远端感染而呈支气管扩张表现。肺实质淀粉样变CT表现可呈单个或多个结节影，边缘多光滑或分叶，少数呈毛刺状，大小不等，直径多为2～5 cm，以下叶、外周分布为多，约1/3结节伴空洞或钙化；肺间质型表现为弥漫的肺间质浸润，呈线状、网状结节影，甚至蜂窝样，偶呈斑片状实变影，可伴有钙化（图17-27）。系统性淀粉样变常伴有胸腔积液，研究认为胸膜淀粉样蛋白浸润是引起胸腔积液的重要原因。

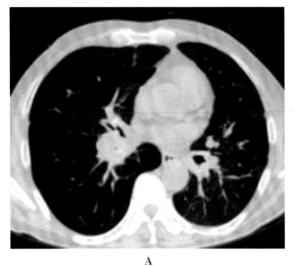
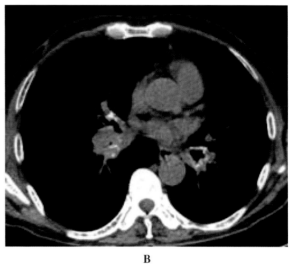

A   B

图 17 - 27　肺淀粉样变

男，陈某，66岁。因反复咳嗽3年，加重伴声嘶、气促3个月。外院诊断气管支气管结核，规范抗结核治疗效果差。图A、图B为平扫CT肺窗和纵隔窗示右肺门区结节，伴双侧支气管壁增厚、钙化。活检证实为肺淀粉样变。

第十八章　　MRI 对肺部结节的鉴别诊断价值

　　肺癌低剂量 CT 筛查已逐渐普及，大幅度提高了早期肺癌的诊断率。放射科医师通常依据肺结节的传统形态学特征以及定量 CT 值来判断结节的良恶性，但良恶性的形态学表现存在重叠，并且某些早期肺癌恶性征象表现不明显，因此单纯依靠 CT 准确定性肺结节的性质存在一定的挑战，特别是判断结节是炎性病变还是肿瘤，有时相当棘手。随着 MRI 软硬件的不断发展，肺部 MRI 的扫描逐渐克服呼吸运动伪影较重、分辨率较低的困难，在临床上的应用越来越广泛。MRI 借助多模态的优势，能够从多维度反应病变的特点和性质，并且能够提供更多的定量指标。我们已经在肺部 MRI 诊断肺结节良恶性方面进行了初步的探索，结果显示，在 CT 难以准确定性的情况下，肺部 MRI 在很好地显示肺结节传统影像学征象的同时，能够提供 ADC 值、动态增强曲线等定量、半定量指标，为肺结节良恶性的诊断提供更有价值的信息（图 18-1～图 18-12）。与其他肿瘤类似，更低的 ADC 值，速升速降型曲线多提示恶性。这些改变与肿瘤生长方式有关，恶性肿瘤相对炎性结节生长迅速，细胞相对更为密集，其水分子扩散受限越明显，因此 ADC 值更低；同时，恶性肿瘤新生血管较多，MRI 动态增强使对比剂迅速进入肿瘤，但新生血管多不成熟，通透性增加，导致对比剂迅速消退，形成速升速降型曲线；炎性病变多为缓升平台或缓升渐进强化；速升平台曲线既可见于肿瘤，也可见于炎症。我们的探索是初步的，有待进一步积累经验及完善。

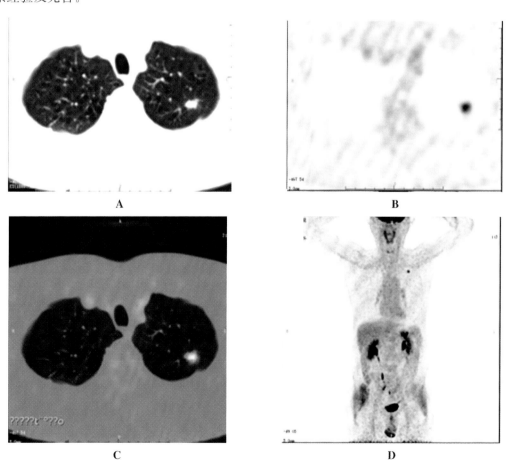

A

B

C

D

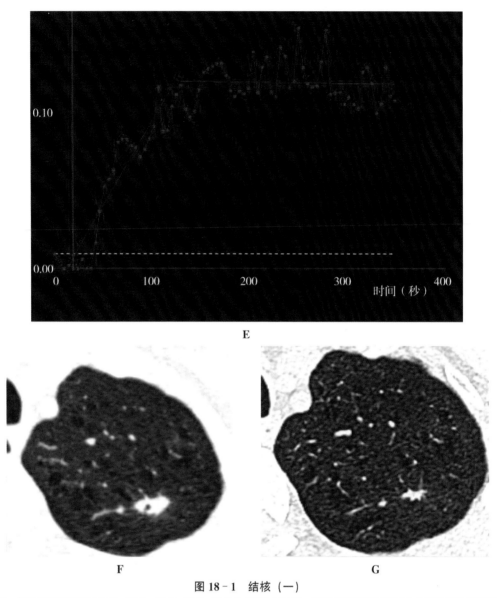

E

图 18-1 结核（一）

男，50 岁。体检发现左肺结节 1 天，图 A、图 B、图 C、图 D 为 CT 平扫肺窗、PET 横断面和冠状面左上肺结节呈高代谢，诊断肺癌。图 E 为磁共振动态曲线图显示病灶为渐进性强化，考虑结核，图 F、图 G 为 CT 平扫肺窗治疗前后对比图像。左上肺结节抗结核 6 个月复查，病变明显缩小。

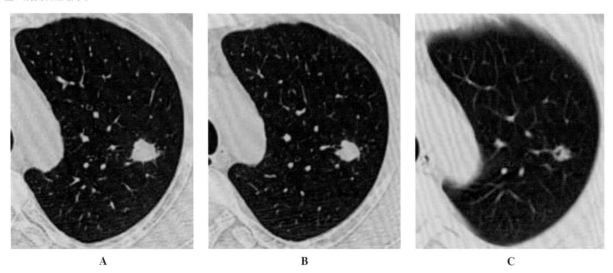

A   B   C

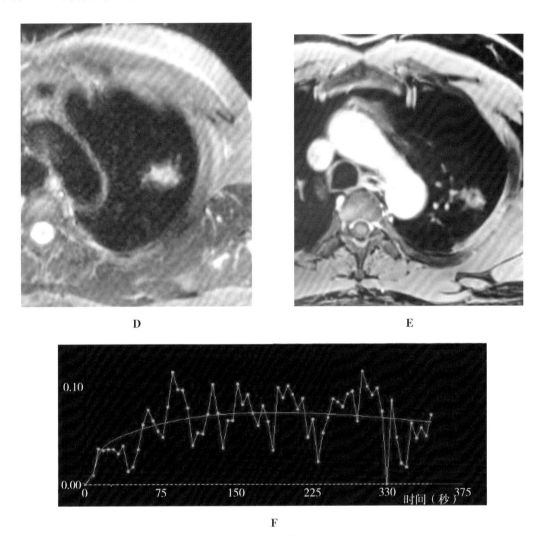

图 18 - 2 结核（二）

　　男，41 岁。左胸痛 1 周。图 A、图 B、图 C 分别为就诊时、抗真菌治疗后 2 个月和抗结核治疗 4 个月后的平扫 CT 肺窗图像，显示左上肺孤立性结节，经氟康唑治疗 2 个月病变无明显变化。图 D、图 E、图 F 分别为 MRI 平扫 T2WI、T1WI 抑脂增强图像和动态增强曲线磁共振显示病灶呈稍长 T2 信号，环形强化，动态曲线为缓升平台型，诊断结核，抗结核治疗 4 个月后左上肺结节明显缩小。

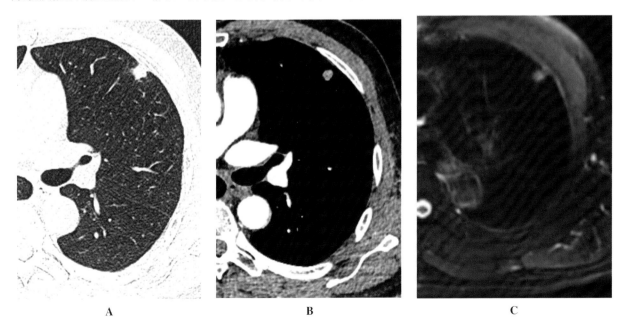

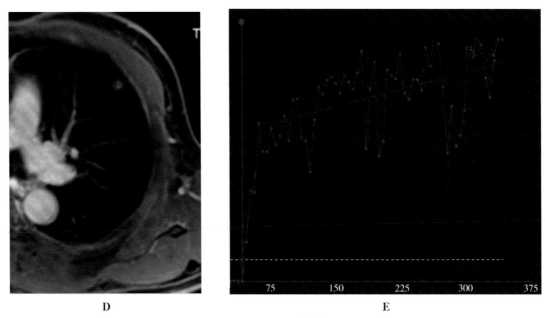

图 18 - 3　机化性肺炎

　　男，67 岁。外院体检发现左肺结节半个月，图 A、图 B 为 CT 增强肺窗和纵隔窗图像，显示左肺上叶近胸膜小结节，口服莫西沙星治疗后复查结节无变化。图 C、图 D 为 MR 抑脂 T2WI 和增强 T1WI 图像，显示病灶为稍长 T2 信号，轻度强化。图 E 为磁共振动态曲线图像，显示病灶为速升渐进性强化，符合炎性病变。术后病理为机化性肺炎。

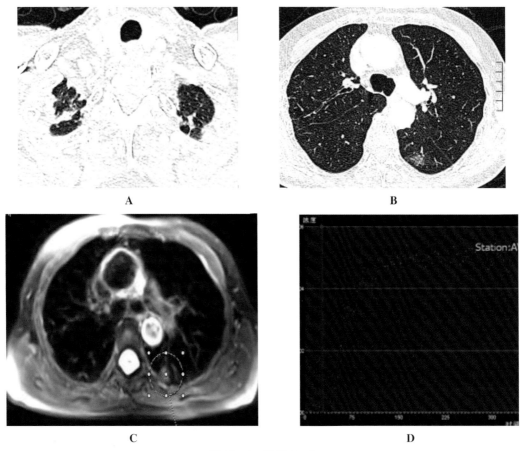

图 18 - 4　腺癌（一）

　　女，79 岁。体检发现左下肺背段磨玻璃影，幼时患肺结核。图 A、图 B 为平扫肺窗图像，显示双肺尖有陈旧性结核灶，左下肺背段磨玻璃结节病灶。图 C、图 D 分别为磁共振 T2WI 抑脂序列和动态增强曲线图像，显示左上肺稍长 T2 信号结节，动态曲线为速升平台型曲线，考虑肿瘤可能性大。手术证实为腺癌。

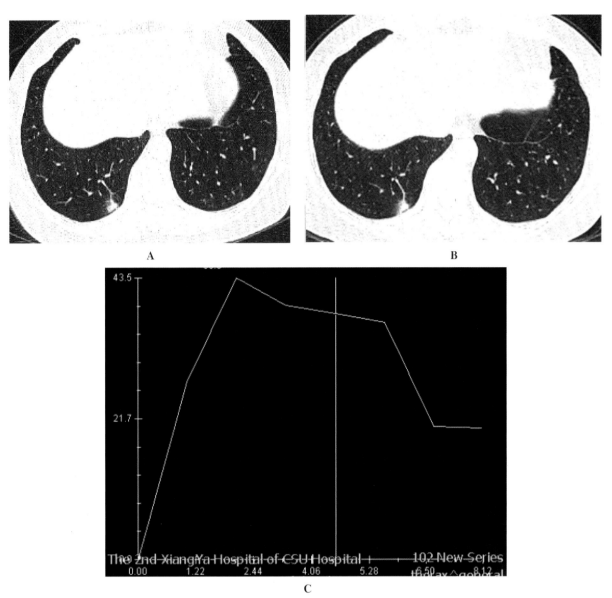

图 18－5　腺癌（二）

女，65 岁。体检发现右下肺磨玻璃影，图 A、图 B 为 CT 平扫前后两次肺窗图像，相隔 2 个月右下肺磨玻璃结节无明显变化。图 C 磁共振动态增强曲线图为速升速降型曲线，考虑肿瘤。手术证实为腺癌。

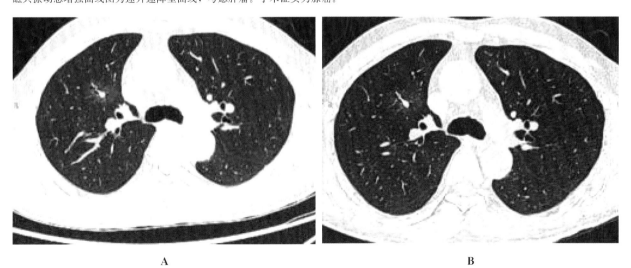

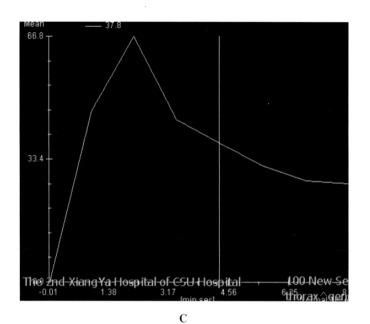

C

图 18‑6　腺癌（三）

　　男，57 岁。意外发现右上肺毛玻璃影半年，多家医院会诊意见不一，图 A、图 B 为 CT 平扫前后两次肺窗图像，观察半年结节无变化。图 C 磁共振动态曲线图像为速升速降型曲线，考虑肿瘤。手术证实为腺癌。

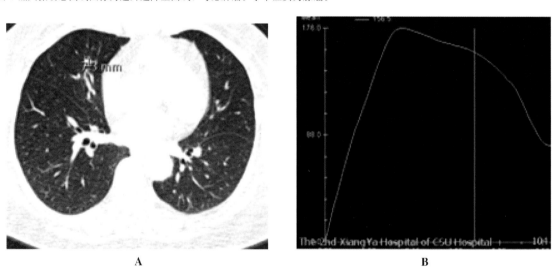

A   B

图 18‑7　腺癌（四）

　　女，62 岁。体检发现右肺中叶实性结节 10 天，图 A 为 CT 平扫肺窗图像，显示右肺中叶实性结节长径约 7.3 mm，性质难以确定。图 B 磁共振动态曲线图为速升速降型，考虑肿瘤。手术证实为腺癌。

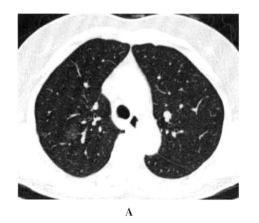

A

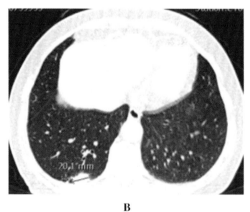

B

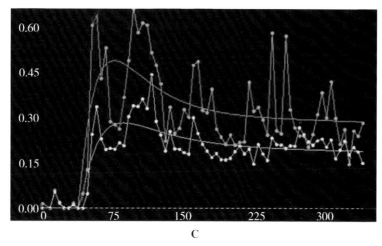

图 18 - 8 肿瘤与炎症并存

女，67 岁。体检发现肺结节。图 A、B 为 CT 平扫两个不同切面的肺窗图像，显示右上肺磨玻璃结节和右下肺实性结节。图 C 为磁共振动态强化曲线：点线图为实测值曲线，光滑曲线为拟合曲线，上方曲线为速升降型，考虑肿瘤；下方曲线为速升平台型，考虑炎症，与手术病理相符。

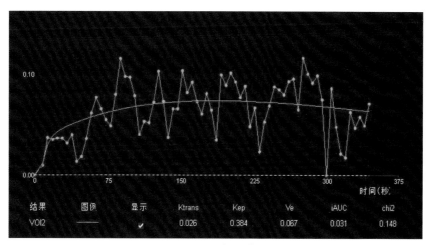

图 18 - 9 低平曲线

男，41 岁，体检发现左上肺实性结节，多家医院就医，拟诊肿瘤、隐球菌感染等，磁共振动态时间信号曲线为低平曲线，提示血供不丰富，考虑结核，后来 3 次痰检，查到结核分枝杆菌。

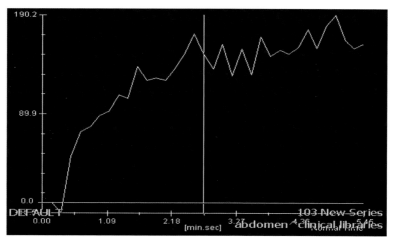

图 18 - 10 渐进型曲线

女，43 岁，体检发现左下肺实性结节，约 14 mm，考虑肿瘤，随后做了 PET-CT，考虑早期肿瘤，磁共振动态时间信号曲线为渐进性，考虑炎症。观察约 1 年，共复查了 3 次肺部 CT，结节基本没有变化，患者心理压力增大，遂手术了，术后病理为慢性炎症。

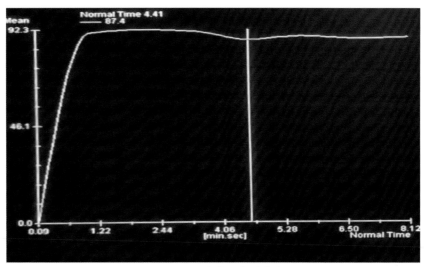

图 18 - 11　速升平台型曲线

　　女，70 岁，体检发现左下肺结节，肺部 CT 考虑肿瘤与肉芽肿鉴别，磁共振动态时间信号曲线为速升平台型，此型曲线肿瘤及炎性肉芽肿均可见到，此例行穿刺活检证实为高分化腺癌。

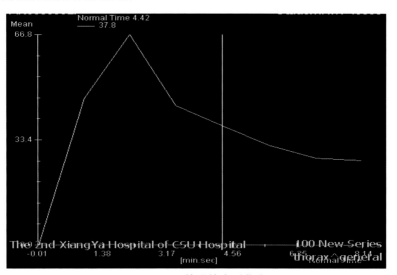

图 18 - 12　快进快出型曲线

　　男，新冠状病毒肺炎排查发现右上肺混合磨玻璃结节，肺部 CT 不能确定是炎症抑或肿瘤，磁共振动态时间信号曲线为快进快出型，考虑肿瘤，术后病理为腺癌。

　　总之，我们日常工作中，常常遇到的是四种类型的时间信号曲线：①低平曲线（图 18 - 9），波峰低而平坦，提示病变血液供应不丰富，常常为慢性炎性病变；②渐进型曲线（图 18 - 10），达峰时间晚，随着时间的推移信号逐渐升高，常常为炎性或肉芽肿病变；③速升平台型曲线（图 18 - 11），达峰时间早，然后维持平直，这种曲线即可见于炎症，也可见于肿瘤；④快进快出型曲线（图 18 - 12），达峰时间早，然后迅速下降，这种曲线多提示肿瘤。

第十九章　双肺弥漫性小结节的影像鉴别诊断思路

肺内小结节是指直径在 1 cm 以下的结节病变。两肺多发小结节在肺内可呈弥漫性或为局限性分布，此种征象见于多种疾病。次级肺小叶（secondary pulmonary lobule，SPL）是肺的基本单位，大小为 1～2.5 cm，每个小叶中央包含小叶中央动脉、小叶中央细支气管及淋巴管，而肺静脉及淋巴管走行于周边的小叶间隔。根据肺内多发小结节与肺小叶结构的关系，可分为 3 类：淋巴道结节、随机结节及小叶中心结节，而小叶中心结节又可以根据是否累及小气道进一步细分为气腔结节和小气道结节，均对应不同的疾病谱。

第一节　淋巴道分布结节

一、临床特点

淋巴道结节系病变沿淋巴管播散所致，病变主要分布在淋巴管内及其邻近结构。常见疾病谱为癌性淋巴管炎、结节病及肺尘埃沉着病。癌性淋巴管炎的病理是肿瘤沿淋巴管转移和增殖，乳腺、胃、肺、头、颈和食管的恶性肿瘤尤其容易引起。结节病是一种病因不明的多系统肉芽肿性疾病，其病理特征是受累器官中存在非干酪性肉芽肿，通常出现在 20～60 岁。近年来，IgG4 相关肺病的检查日益增多，该病有一种类型与结节的影像表现类似。肺尘埃沉着病是粉尘吸入肺泡后，被巨噬细胞吞噬，在间质内诱导成纤维细胞增生而形成的结节，职业粉尘接触史是诊断的重要依据。

二、影像改变

淋巴道结节的标志为结节分布于支气管血管束周围、小叶间隔及胸膜下，呈斑片状或簇状分布，可伴小叶间隔增厚。癌性淋巴管炎常伴小叶间隔光滑或网结状增厚、胸腔积液及淋巴结肿大。结节病的肺部病变以中上肺分布，结节可融合呈星系征，常伴纵隔及双肺门淋巴结对称性肿大。肺尘埃沉着病的结节以上肺背侧分布为主，可伴淋巴结肿大并钙化。（图 19-1～图 19-6）

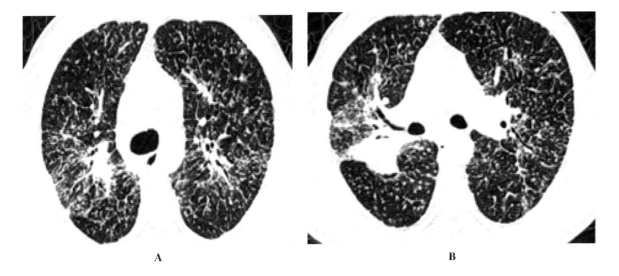

A　　　　　　　　　　　　　　　　　　　　B

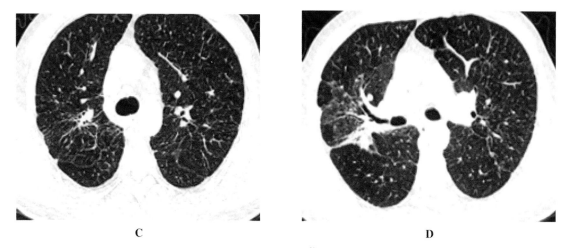

图 19-1　结节病

男，49岁。咳嗽咳痰、消瘦乏力4年，多家医院诊断肺尘埃沉着病或结核。辅助检查：ACE 99.6 U/L，图A、图B为CT平扫治疗前两个不同切面肺窗图像，显示两中上肺弥漫性淋巴道分布结节，伴小叶间隔增厚，诊断结节病。图C、图D为激素治疗5个月后复查的CT平扫肺窗图像，病变明显吸收。

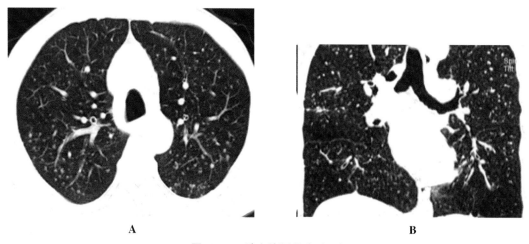

图 19-2　肺尘埃沉着病（一）

男，57岁。有多年井下工作史。图A、图B为CT平扫横断面和冠状面肺窗图像，显示双肺弥漫性结节，注意分布特点为背侧多于腹侧，上肺多于下肺。

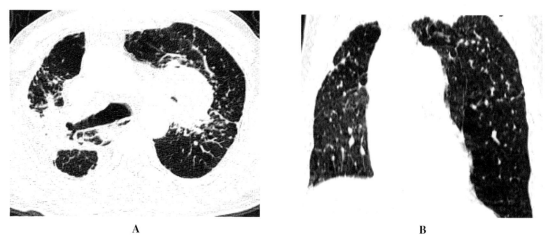

图 19-3　肺尘埃沉着病（二）

男，51岁。有多年井下工作史。图A、图B为CT平扫横断面和冠状面肺窗图像，显示双肺对称性肿块病变，冠状位示双肺弥漫性结节，注意分布特点为上肺多于下肺。

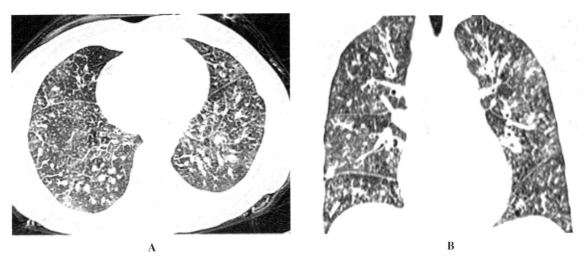

图 19 - 4　肺腺癌并癌性淋巴管炎 (一)

　　女，35 岁。咳嗽 2 个月，当地医院抗感染无效。图 A、图 B 为 CT 平扫横断面和冠状面肺窗图像，显示双肺弥漫性淋巴道分布结节，伴小叶间隔增厚。穿刺活检为分化差的腺癌，伴双肺癌性淋巴管炎。

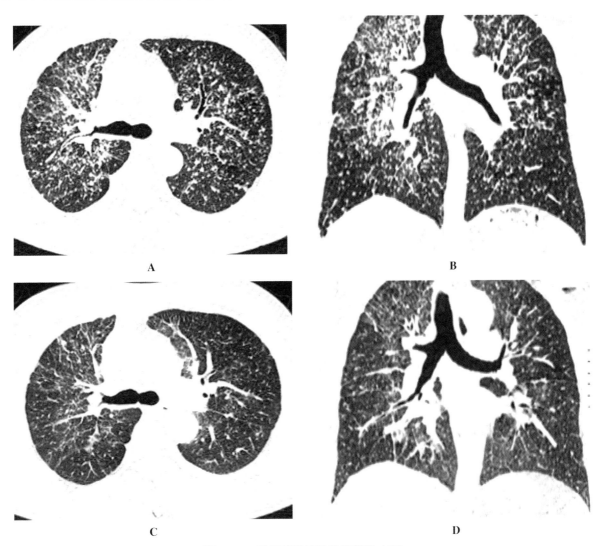

图 19 - 5　肺腺癌并癌性淋巴管炎 (二)

　　男，48 岁。肺癌病史。图 A、图 B 和图 C、图 D 分别为治疗前后 CT 平扫横断面和冠状面肺窗图像，显示肺腺癌并癌性淋巴管炎，经肺癌靶向治疗后肺结节病灶较前减少，提示病情好转

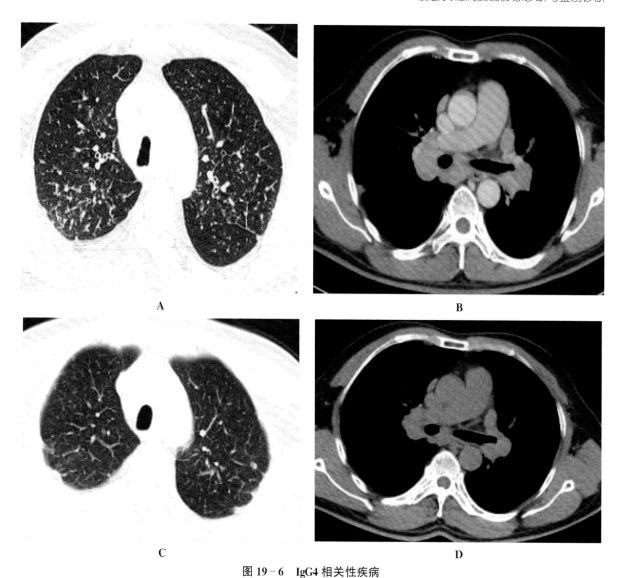

图 19-6 IgG4 相关性疾病

男，52岁。反复气促1年，在多家医院就医，行肺部 CT、PET-CT、纤支镜、活检等检查，诊断不明。辅助检查：PPD 1∶2000（＋＋），结核斑点试验阴性，ACE 正常，红细胞沉降率 34 mm/h↑，肿瘤标志物阴性。淋巴结活检诊断 IgG4 相关性疾病，图 A、图 B 为治疗前 CT 增强肺窗和纵隔窗图像，显示两肺尖淋巴道结节和肺门、纵隔淋巴结肿大。图 C、图 D 为激素治疗 6 个月后 CT 平扫肺窗和纵隔窗图像，显示两上肺病变吸收，纵隔淋巴结缩小。

三、诊断要点

双肺斑片状或簇状分布的支气管血管束周围、小叶间隔及胸膜下结节，考虑为淋巴道结节，常见疾病谱为癌性淋巴管炎、结节病、IgG4 相关性疾病及肺尘埃沉着病。再根据临床病史（特别是原发性肿瘤史及职业史）、动态变化情况、相关的实验室检查进行鉴别。

第二节　随机分布结节

一、临床特点

随机结节为病变通过血源播散，病变沿血管走行分布，弥漫分布。常见的疾病谱有血播转移瘤、血播肺结核及血播真菌感染。转移瘤的病理是瘤栓经小动脉到达毛细血管后，侵及血管壁，在其周围形成结节病灶；血播结核是形成类上皮性肉芽肿的结核结节；血播真菌感染好发于免疫功能缺陷的患者，以隐球菌及念珠菌的血播较常见，也可形成肉芽肿性结节。

二、影像特征

随机结节的特征是结节弥漫随机分布，在小叶中没有明确侧重分布，胸膜处有结节。血行转移瘤的密度可较均匀，但大小不均，边界较清晰，在分布上以肺的外围部及基底部较多见。急性血行播散型肺结核多数结节直径在 3 mm 以下，具有大小、密度、分布三均匀的特点。结节的边缘一般清楚，但当病变周围有渗出改变时可模糊。血播的真菌感染与血播结核影像类似，难以鉴别。（图 19 - 7～图 19 - 11）

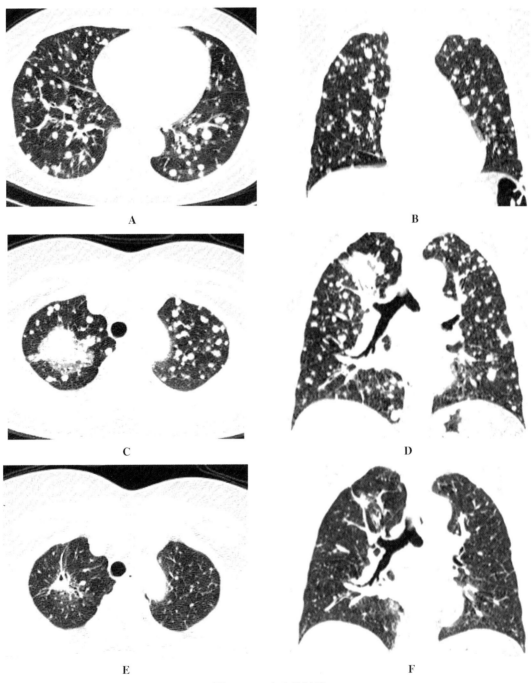

图 19 - 7　右上肺肺癌

女，57 岁。右侧髋部疼痛半年，图 A、图 B、图 C、图 D 为治疗前 CT 肺窗图像。图 A、图 C 为横断面图像，图 B、图 D 为冠状面图像。显示右肺尖肿块和两肺随机分布大小不一的结节。确诊右上肺肺癌全身多处转移，图 E、图 F 为靶向治疗后 20 个月复查的 CT 肺窗横断面和冠状面图像，右上肺原发灶明显缩小，双肺转移灶基本消失。

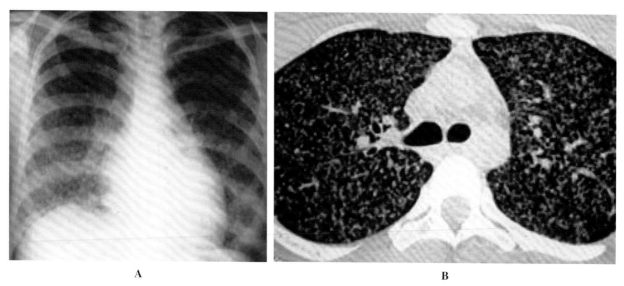

A   B

图 19-8　血行播散性肺结核（一）

　　图 A 为胸部后前位片，图 B 为 CT 平扫肺窗图像，显示典型急性血行播散性肺结核，表现为粟粒状结节大小、密度、分布均匀。

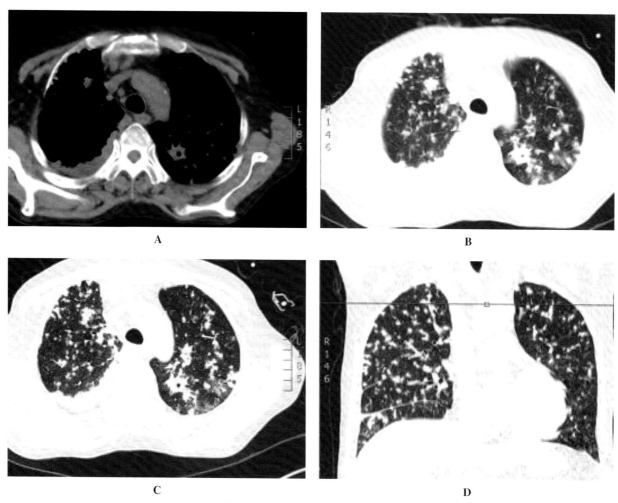

A   B

C   D

图 19-9　血行播散性肺结核（二）

　　男，51 岁。发热、咳嗽 20 余天，当地医院抗炎治疗无好转。图 A 为 CT 平扫纵隔窗图像，图 B、图 C、图 D 为 CT 平扫肺窗图像，显示两肺多发随机分布的结节，大小不一，分布上肺多于下肺，伴右侧胸膜增厚。痰抗酸杆菌阳性，诊断为亚急性血行播散性肺结核。

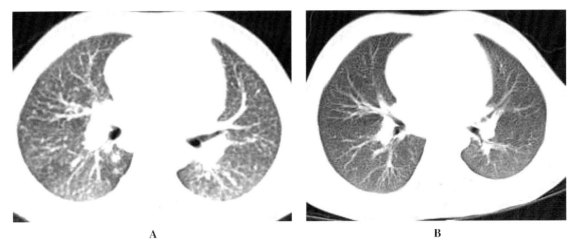

图 19 - 10　隐球菌肺炎

女，6 岁。发热月余，转诊多家医院，抗炎、抗结核无效，骨髓培养和血培养隐球菌，图 A 为治疗前 CT 肺窗图像，显示随机分布小结节，诊断血行播散性隐球菌感染。图 B 为抗真菌治疗 2 个月后复查的 CT 肺窗图像，病变明显吸收。

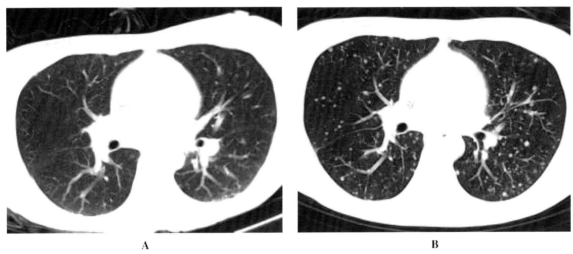

图 19 - 11　白念珠菌

女，25 岁。急性淋巴细胞白血病化疗中出现发热，图 A 为化疗前 CT 肺窗图像，图 B 为化疗中 CT 肺窗图像，显示双肺随机分布的血播结节，血培养白念珠菌双瓶报阳。此病例我们影像医师密切结合病史及影像变化，比血培养早 11 天提出了白念珠菌感染的诊断，达到了早期诊断的目的。

三、诊断要点

　　双肺弥漫分布、与肺小叶各结构没有明确侧重分布且胸膜下有的小结节为随机结节。常见的疾病谱有血播转移瘤、血播感染：病原体包括肺结核、细菌、真菌等。是否有肿瘤病史及免疫功能缺陷病史有助于鉴别诊断。

第三节　小叶中心结节

一、临床特点

　　小叶中心结节代表位于小叶中心结构的异常，病变发生在小叶中心的细支气管及以远气腔、伴随的肺小动脉及其周围间质。其中细支气管及以远气腔的病变远远多于血管病变。根据是否累及小气道又可进一步分为小气道结节和气腔结节。小气道结节的病理基础为支气管末梢分支、细支气管及肺泡导管因黏液或炎性分泌物充填而引起的异常扩张。常见疾病有弥漫性泛细支气管炎、支气管播散型肺结核、支气管肺炎等。弥漫性泛细支气管炎以 20～50 岁男性更多见，大多数患者不吸烟，临床常有鼻窦炎、咳嗽、咳痰及喘息症状。气腔结节的病理基础为细支气管周围的气腔实变，常见于各种炎症，也见于出血及水肿。常见的气腔结节病变为过敏性肺炎、呼吸性细支气管炎等。过敏性肺炎代表对肺实质内吸入的有机抗原的免疫反应，以农民及鸟类饲养爱好者多见。呼吸性细支气管炎为吸烟相关性疾病。

二、影像改变

小叶中心结节的标志是小叶间隔及胸膜不受累，呈斑片状或弥漫分布。小气道结节的典型表现为树芽征，边缘清晰。其中弥漫性泛细支气管炎表现为弥漫或外周分布为主的树芽征，可伴周围细支气管扩张。而支气管播散型肺结核除树芽征外，还有呼吸道管壁增厚、合并多形性病变及容易坏死和钙化等特点。气腔结节为大小相近、均匀隔开的磨玻璃小结节，边缘模糊，相邻结节的间距相当于肺小叶的长度，结节与胸膜的距离 5～10 mm。过敏性肺炎除了弥漫气腔结节外还可伴马赛克征、小叶间隔增厚等。而呼吸性细支气管炎具有上肺分布为主的特点。（图 19 - 12～图 19 - 14）

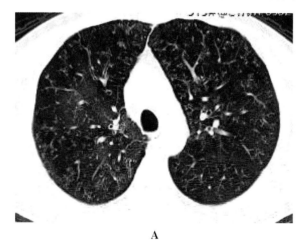
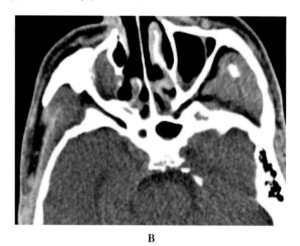

A   B

图 19 - 12   弥漫性泛细支气管炎

男，38 岁。反复咳嗽 22 年，气促 3 年，再发病加重半个月。临床诊断泛细支气管炎。图 A 为 CT 平扫肺窗图像见双肺外周弥漫性树芽征，提示为小气道结节。图 B 为同一患者鼻窦 CT 图像，显示鼻窦炎。

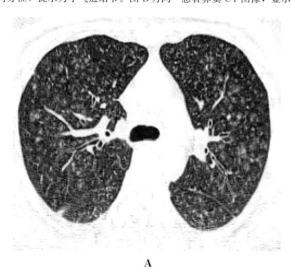
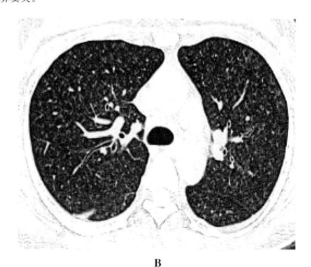

A   B

图 19 - 13   急性过敏性肺炎

女，26 岁。咳嗽、全身皮疹 1 个月；血嗜酸性粒细胞 3.04（17.9%），ESR 38 mm/h，IgE 3814 ng/ml。图 A、图 B 分别为治疗前后的 CT 肺窗图像，显示双肺弥漫性小叶中心结节，结节大小相近、均匀隔开，呈磨玻璃密度，大小约数毫米。图 B 为激素治疗 1 个月图像，病变明显减少。

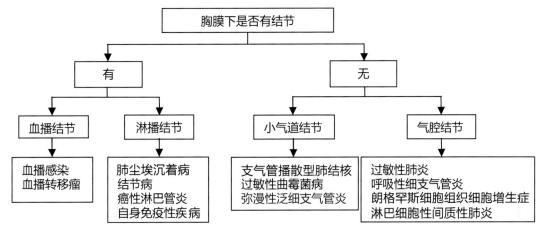

图 19-14　肺弥漫性微小结节的诊断流程

三、诊断要点

出现双肺弥漫或斑片分布的小结节，且小叶间隔及胸膜不受累时需要考虑小叶中心结节。小气道结节的典型表现为树芽征；气腔结节为大小相近、均匀隔开的磨玻璃小结节。再根据各自相应疾病的临床及其他影像特征进一步做出诊断。

参考文献

［1］ Wang C，Horby P W，Hayden F G，et al. A novel coronavirus outbreak of global health concern ［J］. The Lancet，2020，395（10223）：470－473.

［2］ World Health Organization website. Statement on the second meeting of the International Health Regulations（2005）Emergency Committee regarding the outbreak of novel coronavirus（2019-nCoV）［EB/OL］.［2020－01－30］. https：//www. who. int/news/item/30－01－2020-statement-on-the-second-meeting-of-the-international-health-regulations－（2005）－emergency-committee-regarding-the-outbreak-of-novel-coronavirus－（2019-nCoV）.

［3］ World Health Organization website. WHO characterizes COVID-19 as a pandemic［EB/OL］.［2020－03－11］. https：//www. who. int/emergencies/diseases/novel-coronavirus-2019/events-as-they-happen.

［4］ 王露莹，陈品儒，郑国湾，等. 新型冠状病毒检测方法的研究进展［J］. 现代药物与临床，2020，35（03）：411－416.

［5］ 许金和，王水良，张胜行，等. 新型冠状病毒核酸检测方法［J］. 国际检验医学杂志，2020，41（17）：2138－2142.

［6］ Xie X，Zhong Z，Zhao W，et al. Chest CT for Typical Coronavirus Disease 2019（COVID-19）Pneumonia：Relationship to Negative RT-PCR Testing［J］. Radiology，2020，296（2）：E41－E45.

［7］ 中华医学会放射学分会. 新型冠状病毒肺炎的放射学诊断：中华医学会放射学分会专家推荐意见［J］. 中华放射学杂志，2020（04）：279－285.

［8］ 梁琪. 新型冠状病毒肺炎影像学检查、诊断及医院内感染预防与控制：湖南省放射学专家共识［J］. 中南大学学报（医学版），2020，45（03）：221－228.

［9］ 刘茜，王荣帅，屈国强，等. 新型冠状病毒肺炎死亡尸体系统解剖大体观察报告［J］. 法医学杂志，2020，36（01）：21－23.

［10］ Ai T，Yang Z，Hou H，et al. Correlation of Chest CT and RT-PCR Testing for Coronavirus Disease 2019（COVID-19）in China：A Report of 1014 Cases［J］. Radiology，2020，296（2）：E32－E40.

［11］ Essa S，Owayed A，Altawalah H，et al. The prevalence of human bocavirus，human coronavirus-NL63，human metapneumovirus，human polyomavirus KI and WU in respiratory tract infections in Kuwait［J］. Med Princ Pract，2015，24（4）：382－387.

［12］ Edwards K M，Zhu Y，Griffin M R，et al. Burden of human metapneumovirus infection in young children［J］. N Engl J Med，2013，368（7）：633－643.

［13］ Arnott A，Vong S，Rith S，et al. Human bocavirus amongst an all-ages population hospitalised with acute lower respiratory infections in Cambodia［J］. Infuenza Other Respir Viruses，2013，7（2）：201－210.

［14］ Katsurada N，Suzuki M，Aoshima M，et al. The impact of virus infections on pneumonia mortality is complex in adults：a prospective multicentre observational study［J］. BMC Infect Dis，2017，17（1）：755.

［15］ Wang K，Xi W，Yang D，et al. Rhinovirus is associated with severe adult community-acquired pneumonia in China［J］. J Thorac Dis，2017，9（11）：4502－4511.

［16］ de Vries Rory D，de Jong Alwin，Verburgh R Joyce，et al. Human Paramyxovirus Infections Induce T Cells That

Cross-React with Zoonotic Henipaviruses [J]. mBio，2020，11（4）：e00972.

［17］ Seong Sik Jang，Ji Yeong Noh，Van Thi Lo，et al. The Epidemiological Characteristics of theKorean Bat Paramyxovirus between 2016 and 2019 [J]. Microorganisms，2020，8（6）：844.

［18］ Hyun Jung Koo，Soyeoun Lim，Jooae Choe，et al. Radiographic and CT Features of Viral Pneumonia [J]. Radiographics，2018，38（3）：719－739.

［19］ Yoon H，Jhun B W，Kim S J，et al. Clinical characteristics and factors predicting respiratory failure in adenovirus pneumonia [J]. Respirology，2016，21（7）：1243－1250.

［20］ Kim M C，Kim M Y，Lee H J，et al. CT findings in viral lower respiratory tract infections caused by parainfluenza virus，influenza virus and respiratory syncytial virus [J]. Medicine（Baltimore），2016，95（26）：e4003.

［21］ Farrag M A，Almajhdi F N. Human respiratory syncytial virus：tole of innate immunity in clearance and disease progression [J]. Viral Immunol，2016，29（1）：11－26.

［22］ Rewar S，Mirdha D，Rewar P. Treatment and prevention of pandemic H1N1 influenza [J]. Ann Glob Health，2015，81（5）：645－653.

［23］ Cleri D J，Ricketti A J，Vernaleo J R. Severe acute respiratory syndrome（SARS）[J]. Infect Dis Clin North Am，2010，24（1）：175－202.

［24］ Ajlan A M，Ahyad R A，Jamjoom L G，et al. Middle East respiratory syndrome coronavirus（MERS-CoV）infection：chest CT findings [J]. AJR Am J Roentgenol，2014，203（4）：782－787.

［25］ Das K M，Lee E Y，Al Jawder S E，et al. Acute Middle East respiratory syndrome coronavirus：temporal lung changes observed on the chest radiographs of 55 patients [J]. AJR Am J Roentgenol，2015，205（3）：W267－W274.

［26］ 刘占辉，任庆云，李若旭，等. 成人非重症水痘病毒性肺炎薄层 CT 表现 [J]. 中国医学影像技术，2020，36（08）：1262－1264.

［27］ Mark M. Hammer，Babina Gosangi，Hiroto Hatabu. Human Herpesvirus Alpha Subfamily（Herpes Simplex and Varicella Zoster）Viral Pneumonias：CT Findings [J]. ResearchGate，2018，33（33）：384－389.

［28］ Garg M，Prabhakar N，Gulati A，et al. Spectrum of imaging findings in pulmonary infections. Part 1：Bacterial and viral [J]. Polish Journal of Radiology，2019，84：e205－e213.

［29］ Raju S，Ghosh S，Mehta A C. Chest CT Signs in Pulmonary Disease：A Pictorial Review [J]. Chest，2017，151（6）：1356－1374.

［30］ Franquet T. Imaging of Community-acquired Pneumonia [J]. Journal of Thoracic Imaging，2018，33（5）：282－294.

［31］ Hussien A，Lin C T. CT findings of fungal pneumonia with emphasis on aspergillosis [J]. Emerg Radiol，2018，25（6）：685－689.

［32］ Sharma L，Losier A，Tolbert T，et al. Atypical Pneumonia：Updates on Legionella，Chlamydophila，and Mycoplasma Pneumonia [J]. Clin Chest Med，2017，38（1）：45－58.

［33］ Webb W R，Higgins C B. Thoracic Imaging：Pulmonary and Cardiovascular Radiology [M]. Lippincott Williams & Wilkins，2016：400－508.

［34］ 信瑞强，李艳翠，甄根深，等. 鲍曼不动杆菌肺感染影像学特征分析 [J]. 中国医学影像学杂志，2017，25（10）：748－750.

［35］ 发热伴肺部阴影鉴别诊断共识专家组. 发热伴肺部阴影鉴别诊断专家共识 [J]. 中华结核和呼吸杂志，2016，39（3）：169－176.

［36］ 中华医学会呼吸病学分会. 中国成人社区获得性肺炎诊断和治疗指南（2016 年版）[J]. 中华结核和呼吸杂志，2016，39（4）：253－277.

［37］ Lokesh Sharma，Ashley Losier，Thomas Tolbert，et al. Atypical Pneumonia：Updates on Legionella，Chlamydophila，and Mycoplasma Pneumonia [J]. Clin Chest Med，2017，38（1）：45－58.

［38］ 信瑞强，李艳翠，甄根深，等. 鲍曼不动杆菌肺感染影像学特征分析 [J]. 中国医学影像学杂志，2017（10）：748－750.

［39］ 赵安学. 细菌性肺炎与病毒性肺炎的 CT 特点与临床表现 [J]. 影像研究与医学应用，2020，4（16）：119－120.

［40］ 黄华萍，李羲，李华，等. 影像表现为弥漫性磨玻璃影的细菌性肺炎 1 例［J］. 中华肺部疾病杂志（电子版），2014，7（06）：707－708.

［41］ 袁新宇. 儿童细菌性肺炎影像特点及其临床价值［J］. 中国实用儿科杂志，2018（9）：679－682.

［42］ 赵安学. 细菌性肺炎与病毒性肺炎的 CT 特点与临床表现［J］. 影像研究与医学应用，2020，4（16）：119－120.

［43］ Chen W，Xiong X，Xie B，et al. Pulmonary invasive fungal disease and bacterial pneumonia：a comparative study with high-resolution CT［J］. Am J Transl Res，2019，11（7）：4542－4551.

［44］ Bruno C，Minniti S，Vassanelli A，et al. Comparison of CT features of Aspergillus and bacterial pneumonia in severely neutropenic patients［J］. J Thorac Imaging，2007，22（2）：160－165.

［45］ 吴常明，邱跃灵，殷建团，等. 肺炎克雷伯菌肝脓肿并脓毒性肺栓塞的临床特点、影像学特征及治疗预后分析［J］. 中国呼吸与危重监护杂志，2017，16（06）：599－605.

［46］ 吴常明，邱跃灵，殷建团，等. 肺炎克雷伯菌肝脓肿并脓毒性肺栓塞的临床特点、影像学特征及治疗预后分析［J］. 中国呼吸与危重监护杂志，2017，16（06）：599－605.

［47］ Okada F，Ando Y，Matsushita S，et al. Thin-section CT findings of patients with acute Streptococcus pneumoniae pneumonia with and without concurrent infection［J］. Br J Radiol，2012，85（1016）：e357－e364.

［48］ 苏晓，张亮，娄和南，等. 流感季节金黄色葡萄球菌肺炎 CT 表现［J］. 青岛大学学报（医学版），2020，56（06）：730－733.

［49］ Im J G，Itoh H. Tree-in-Bud Pattern of Pulmonary Tuberculosis on Thin-Section CT：Pathological Implications［J］. Korean J Radiol，2018，19（5）：859－865.

［50］ Kim J，Lee I J，Kim J H. CT findings of pulmonary tuberculosis and tuberculous pleurisy in diabetes mellitus patients［J］. Diagn Interv Radiol，2017，23（2）：112－117.

［51］ Deshpande S S，Joshi A R，Shah A. Aftermath of pulmonary tuberculosis：computed tomography assessment［J］. Pol J Radiol，2020，85：e144－e154.

［52］ Wei M，Yongjie Zhao，Zhuoyu Qian，et al. Pneumonia caused by Mycobacterium tuberculosis［J］. Microbes Infect，2020，22（6－7）：278－284.

［53］ Kawakami N，Ohara S，Namkoong H. Cavitary lesions emerged rapidly in Pseudomonas aeruginosa pneumonia［J］. Clin Case Rep，2020，8（3）：576－577.

［54］ Hennigs J K，Baumann H J，Schmiedel S，et al. Characterization of Enterobacter cloacae pneumonia：a single-center retrospective analysis［J］. Lung，2011，189（6）：475－483.

［55］ 常亮，郭斌. 低剂量多层螺旋 CT 对肺部真菌感染的诊断意义［J］. 临床医学研究与实践，2019，4（23）：147－149.

［56］ 史红涛. 高分辨率多层螺旋 CT 在诊断新型隐球菌肺炎中的应用价值［J］. 实用医学影像杂志，2019，20（5）：497－499.

［57］ 谢浩锋，郑晓林，黄翔，等. 艾滋病合并马尔尼菲青霉菌病胸部 CT 征象分析［J］. 影像诊断与介入放射学，2017，26（2）：136－140.

［58］ 陆瑶，李青春，杨有优，等. 免疫正常者肺隐球菌病常见的多层螺旋 CT 表现分析［J］. 中南医学科学杂志，2018，46（4）：424－427.

［59］ 谢燕君，孙杰，曾考娟. 呼吸内科患者真菌性肺炎的临床分析（附 43 例病例报告）［J］. 医药前沿，2018，8（9）：258－259.

［60］ Hussien A，Lin C T. CT findings of fungal pneumonia with emphasis on aspergillosis［J］. Emerg Radiol，2018，25（6）：685－689.

［61］ Pergam S A. Fungal Pneumonia in Patients with Hematologic Malignancies and Hematopoietic Cell Transplantation［J］. Clin Chest Med，2017，38（2）：279－294.

［62］ Amira Hussien，Cheng Ting Lin. CT Findings of Fungal Pneumonia With Emphasis on Aspergillosis［J］. Emerg Radiol，2018，25（6），685－689.

［63］ Chen W，Xiong X，Xie B，et al. Pulmonary invasive fungal disease and bacterial pneumonia：a comparative study with high-resolution CT［J］. Am J Transl Res，2019，11（7）：4542－4551.

［64］ Bruno C，Minniti S，Vassanelli A，et al. Comparison of CT features of Aspergillus and bacterial pneumonia in severely neutropenic patients [J]. J Thorac Imaging, 2007, 22 (2): 160‐165.

[65] 张健, 陈平, 宋芹霞, 等. AIDS 合并卡氏肺孢子菌肺炎的多排螺旋 CT 表现及鉴别诊断 [J]. 中华全科医学, 2020, 18 (11): 1901‐1903.

[66] 丘金铭, 吴仁华. 肺孢子菌肺炎的影像学表现 [J]. 新发传染病电子杂志, 2019, 4 (04): 235‐239.

[67] 吴敏芳, 黄求理, 张杰, 等. 新型隐球菌肺炎患者的 X 线与多层螺旋 CT 临床诊断分析 [J]. 中华医院感染学杂志, 2017, 27 (16): 3643‐3646.

[68] Yang W, Ma Y, Wang J, et al. Fungal pneumonia manifesting as cavitary lesions in a critically ill elderly patient [J]. J Infect Dev Ctries, 2019, 13 (12): 1170‐1173.

[69] 张文武. 支原体肺炎 CT 影像研究 [J]. 中国实用医药, 2018, 13 (27): 48‐50.

[70] 刘经龙, 庹连成. 肺衣原体肺炎与支原体肺炎的高分辨 CT 表现 [J]. 现代医用影像学, 2010, 19 (03): 165‐167.

[71] Im J H, Baek J H, Lee J S, et al. A case series of possibly recrudescent Orientia tsutsugamushi infection presenting as pneumonia [J]. Jpn J Infect Dis, 2014, 67 (2): 122‐126.

[72] Ercibengoa M, Càmara J, Tubau F, et al. A multicentre analysis of Nocardia pneumonia in Spain: 2010—2016 [J]. Int J Infect Dis, 2020, 2 (90): 161‐166.

[73] Nakanishi M, Shiroshita A, Nakashima K, et al. Clinical and computed tomographic features of Legionella pneumonia with negative urine antigen test results [J]. Respir Investig, 2021, 59 (2): 204‐211.

[74] Lieberman D. Atypical pathogen pneumonia [J]. Curr Opin Pulm Med, 1997, 3 (2): 111‐115.

[75] Lokesh Sharma, Ashley Losier, Thomas Tolbert, et al. Atypical Pneumonia: Updates on Legionella, Chlamydophila, and Mycoplasma Pneumonia [J]. Clin Chest Med, 2017, 38 (1), 45‐58.

[76] 郝长锁, 刘长山, 王雪艳, 等. 小儿肺炎支原体肺炎 64 排螺旋 CT 的影像学表现特点 [J]. 天津医科大学学报, 2013, 19 (05): 418‐420.

[77] 姜雄. 成人肺炎支原体肺炎的 CT 影像特点分析 [J]. 现代养生, 2014 (16): 130‐131.

[78] 袁新宇. 儿童细菌性肺炎影像特点及其临床价值 [J]. 中国实用儿科杂志, 2018, 33 (09): 679‐682.

[79] 邹高伟, 张亚林, 廖荣信. 肺出血型钩端螺旋体病 CT 表现及与临床的关系 (附 17 例分析) [J]. 中国医学工程, 2006 (05): 533‐535.

[80] Blair D. Paragonimiasis [J]. Adv Exp Med Biol, 2019, 1154: 105‐138.

[81] Al-Mendalawi M D. Pulmonary schistosomiasis in a young male: A case report and review of the literature [J]. Ann Thorac Med, 2019, 14 (1): 99‐100.

[82] Baird T, Cooper C L, Wong R, et al. Pulmonary schistosomiasis mimicking IgG4-related lung disease [J]. Respirol Case Rep, 2017, 6 (1): e00276.

[83] Foti G, Gobbi F, Angheben A, et al. Radiographic and HRCT imaging findings of chronic pulmonary schistosomiasis: review of 10 consecutive cases [J]. BJR Case Rep, 2019, 5 (3): 20180088.

[84] Hajjar W M, Alsheikh A M, Alhumaid A Y, et al. Pulmonary schistosomiasis in a young male: A case report and review of the literature [J]. Ann Thorac Med, 2018, 13 (3): 190‐192.

[85] Mao T, Chungda D, Phuntsok L, et al. Pulmonary echinococcosis in China [J]. J Thorac Dis, 2019, 11 (7): 3146‐3155.

[86] Kusmirek J E, Kanne J P. Thoracic Manifestations of Connective Tissue Diseases [J]. Semin Ultrasound CT MR, 2019, 40 (3): 239‐254.

[87] 宋兰, 杜华阳, 陈茹萱, 等. 类风湿关节炎肺部受累胸部高分辨 CT 影像学分析 [J]. 中国医学科学院学报, 2020, 42 (02): 202‐208.

[88] Spagnolo P, Lee J S, Sverzellati N, et al. The Lung in Rheumatoid Arthritis: Focus on Interstitial Lung Disease [J]. Arthritis Rheumatol, 2018, 70 (10): 1544‐1554.

[89] Yunt Z X, Solomon J J. Lung disease in rheumatoid arthritis [J]. Rheum Dis Clin North Am, 2015 41 (2): 225‐236.

[90] Aletaha D, Neogi T, Silman A J, et al. 2010 rheumatoid arthritisclassification criteria: an American College of Rheumatology/European League Against Rheumatism collaborative initiative [J]. Arthritis Rheum, 2010, 62

(9)：2569-2581.

[91] 陈文萍，刘松，潘霞，等. 系统性红斑狼疮肺部 HRCT 表现 [J]. 医学影像学杂志，2018，28 (03)：509-511.

[92] Mittoo S，Fell C D. Pulmonary manifestations of systemic lupus erythematosus [J]. Semin Respir Crit Care Med，2014，35 (2)：249-254.

[93] Enomoto N，Egashira R，Tabata K，et al. Analysis of systemic lupus erythematosus-related interstitial pneumonia: a retrospective multicentre study [J]. Sci Rep，2019，9 (1)：7355-7365.

[94] Martínez-Martínez M U，Abud-Mendoza C. Diffuse alveolar hemorrhage in patients with systemic lupus erythematosus. Clinical manifestations，treatment，and prognosis [J]. Reumatol Clin，2014，10 (4)：248-253.

[95] Torre O，Harari S. Pleural and pulmonary involvement in systemic lupus erythematosus [J]. Presse Med，2011，40：e19-29.

[96] Long K，Danoff S K. Interstitial Lung Disease in Polymyositis and Dermatomyositis [J]. Clin Chest Med，2019，40 (3)：561-572.

[97] Hallowell R W，Ascherman D P，Danoff S K. Pulmonary manifestations of polymyositis/dermatomyositis [J]. Semin Respir Crit Care Med，2014，35 (2)：239-248.

[98] Kang E H，Lee E B，Shin K C，et al. Interstitial lung disease in patients with polymyositis，dermatomyositis and amyopathic dermatomyositis [J]. Rheumatology (Oxford)，2005，44 (10)：1282-1286.

[99] Selva-O'Callaghan A，Labrador-Horrillo M，Muñoz-Gall X，et al. Polymyositis/dermatomyositis-associated lung disease: analysis of a series of 81 patients [J]. Lupus，2005，14 (7)：534-542.

[100] Li W，Li J，Xie W M，et al. Clinical characteristics of patients with antisynthetase syndrome and interstitial pulmonary disease [J]. Zhonghua Yi Xue Za Zhi，2020，100 (24)：1861-1865.

[101] Marie I，Josse S，Hatron P Y，et al. Interstitial lung disease in anti-Jo-1 patients with antisynthetase syndrome [J]. Arthritis Care Res (Hoboken)，2013，65 (5)：800-808.

[102] 王雅岩，魏红艳. 系统性硬化症相关间质性肺部病变表现研究进展 [J]. 延边大学医学学报，2016，39 (01)：76-78.

[103] Hachulla E，Launay D. Diagnosis and classification of systemic sclerosis [J]. Clin Rev Allergy Immunol，2011，40：78-83.

[104] Desai S R，Veeraraghavan S，Hansell D M，et al. CT features of lung disease in patients with systemic sclerosis: comparison with idiopathic pulmonary fibrosis and nonspecific interstitial pneumonia [J]. Radiology，2004，232：560-567.

[105] Perelas A，Arrossi A V，Highland K B. Pulmonary Manifestations of Systemic Sclerosis and Mixed Connective Tissue Disease [J]. Clin Chest Med，2019，40 (3)：501-518.

[106] Molberg Ø，Hoffmann-Vold A M. Interstitial lung disease in systemic sclerosis: progress in screening and early diagnosis [J]. Current Opinion in Rheumatology，2016，28 (6)：613-618.

[107] Denton C P，Khanna D. Systemic sclerosis [J]. Lancet，2017，390 (10103)：1685-1699.

[108] 杨艳，石磊. 干燥综合征相关肺部疾病临床表现及特点 [J]. 中国药物与临床，2019，19 (07)：1067-1068.

[109] 陈义磊，张闽光，王俊，等. 原发性干燥综合征肺部 CT 表现及临床意义 [J]. 中华风湿病学杂志，2012 (11)：724-727.

[110] Natalini J G，Johr C，Kreider M. Pulmonary Involvement in Sjogren Syndrome [J]. Clin Chest Med，2019，40 (3)：531-544.

[111] Egashira R，Kondo T，Hirai T，et al. CT findings of thoracic manifestations of primary Sjögren syndrome：radiologic-pathologic correlation [J]. Radiographics，2013，33：1933-1949.

[112] Flament T，Bigot A，Chaigne B，et al. Pulmonary manifestations of Sjögren's syndrome [J]. Eur Respir Rev，2016，25：110-123.

[113] Gupta N，Vassallo R，Wikenheiser-Brokamp K A，et al. Diffuse Cystic Lung Disease. Part Ⅱ [J]. Am J Respir Crit Care Med，2015，192 (1)：17-29.

[114] Reina D，Roig Vilaseca D，Torrente-Segarra V，et al. Sjogren's syndrome-associated interstitial lung disease: A multicenter study [J]. Reumatol Clin，2016，12 (4)：201-205.

［115］ Fischer A，Brown K． Interstitial lung disease in undifferentiated forms of connective tissue disease ［J］． Arthritis Care Res （Hoboken），2015，67（1）：4－11．

［116］ Alberti M L，Paulin F，Toledo H M，et al． Undifferentiated connective tissue disease and interstitial lung disease：Trying to define patterns ［J］． Reumatol Clin，2018，14（2）：75－80．

［117］ Lunardi F，Balestro E，Nordio B，et al． Undifferentiated connective tissue disease presenting with prevalent interstitial lung disease：case report and review of literature ［J］． Diagn Pathol，2011，6：50．

［118］ Gunnarsson R，Hetlevik S O，Lilleby V，et al． Mixed connective tissue disease ［J］． Best Pract Res Clin Rheumatol，2016，30（1）：95－111．

［119］ Yoo H，Hino T，Han J，et al． Connective tissue disease-related interstitial lung disease （CTD-ILD） and interstitial lung abnormality （ILA）：Evolving concept of CT findings，pathology and management ［J］． Eur J Radiol Open，2020，8：100311．

［120］ Yamanaka Y，Baba T，Hagiwara E，et al． Radiological images of interstitial pneumonia in mixed connective tissue disease compared with scleroderma and polymyositis/dermatomyositis ［J］． Eur J Radiol，2018，107：26－32．

［121］ Perelas A，Arrossi A V，Highland K B． Pulmonary Manifestations of Systemic Sclerosis and Mixed Connective Tissue Disease ［J］． Clin Chest Med，2019，40（3）：501－518．

［122］ Narula N，Narula T，Mira-Avendano I，et al． Interstitial lung disease in patients with mixed connective tissue disease：pilot study on predictors of lung involvement ［J］． Clin Exp Rheumatol，2018，36（4）：648－651．

［123］ Tani C，Carli L，Vagnani S，et al． The diagnosis and classification of mixed connective tissue disease ［J］． J Autoimmun，2014，48－49：46－49．

［124］ Niklas K，Niklas A，Mularek-Kubzdela T，et al． Prevalence of pulmonary hypertension in patients with systemic sclerosis and mixed connective tissue disease ［J］． Medicine （Baltimore），2018，97（28）：e11437

［125］ ChanA，Wordsworth B，McNally J． Overlap connective tissue disease，pulmonary fibrosis，and extensive subcutaneous calcification ［J］． Ann Rheum Dis，2003，62（7）：690－691．

［126］ Wielosz E，Majdan M，Dryglewska M，et al． Overlap syndromes in systemic sclerosis ［J］． Postepy Dermatol Alergol，2018，35（3）：246－250．

［127］ Jennette J，Falk R，Bacon P，et al． 2012 Revised International Chapel Hill Consensus Conference Nomenclature of Vasculitides． Arthritis Rheum ［J］． Arthritis & Rheumatology，2013，65（1）：1－11．

［128］ Chung M P，Yi C A，Lee H Y，et al． Imaging of pulmonary vasculitis ［J］． Radiology，2010，255（2）：322－41．

［129］ Naeem M，Ballard D H，Jawad H，et al． Noninfectious Granulomatous Diseases of the Chest ［J］． Radiographics，2020，40（4）：190180．

［130］ Specks U． Pulmonary Vasculitis and Alveolar Hemorrhage ［J］． Thorax，2012，53（3）：220－227．

［131］ Beatrice，Feragalli，Cesare，et al． The lung in systemic vasculitis：radiological patterns and differential diagnosis ［J］． British Journal of Radiology，2016，89（1061）：20150992．

［132］ Mahmoud S，Ghosh S，Farver C，et al． Pulmonary Vasculitis：Spectrum of Imaging Appearances ［J］． Radiol Clin North Am，2016，54（6）：1097－1118．

［133］ Cui Z，Zhao M H． Advances in human antiglomerular basement membrane disease ［J］． Nature Reviews Nephrology，2011，7（12）：697－705．

［134］ Desbois A C，Comarmond C，Saadoun D，et al． Cryoglobulinemia vasculitis：how to handle ［J］． Current Opinion in Rheumatology，2017，29（4）：343－347．

［135］ Pillebout，Evangeline，Guillevin，et al． IgA vasculitis （Henoch-Shonlein purpura） in adults：Diagnostic and therapeutic aspects ［J］． Autoimmunity reviews，2015，14（7）：579－585．

［136］ 曾雁玲，林哲耀． 22例分化综合征的临床分析 ［J］． 中国医药科学，2017，7（20）：215－217．

［137］ 中华医学会血液学分会，中国医师协会血液科医师分会． 中国急性早幼粒细胞白血病诊疗指南（2018年版）［J］． 中华血液学杂志，2018，39（3）：179－183．

［138］ Uysal E，Çevik E，Solak S，et al． A life-threatening complication of warfarin therapy in ED：diffuse alveolar hemorrhage ［J］． Am J Emerg Med，2014，32：690．

[139] Mandell L A, Niederman M S. Aspiration Pneumonia [J]. N Engl J Med, 2019, 380 (7): 651.

[140] Ryu A J, Navin P J, Hu X, et al. Clinico-radiologic Features of Lung Disease Associated With Aspiration Identified on Lung Biopsy [J]. Chest, 2019, 156 (6): 1160.

[141] Makhnevich A, Feldhamer K H, Kast C L, et al. Aspiration Pneumonia in Older Adults [J]. J Hosp Med, 2019, 14 (7): 429.

[142] Torrisi J M, Schwartz L H, Gollub M J, et al. CT findings of chemotherapy-induced toxicity: what radiologists need to know about the clinical and radiologic manifestations of chemotherapy toxicity [J]. Radiology, 2011, 258 (1): 41 - 47.

[143] Possick J D. Pulmonary Toxicities from Checkpoint Immunotherapy for Malignancy [J]. Clin Chest Med, 2017, 38 (2): 223 - 226.

[144] Leger P, Limper A H, Maldonado F. Pulmonary Toxicities from Conventional Chemotherapy [J]. Clin Chest Med, 2017, 38 (2): 209 - 211.

[145] Dicpinigaitis P V. Angiotensin-converting enzyme inhibitor-induced cough: ACCP evidence-based clinical practice guidelines [J]. Chest, 2006, 129 (1 Suppl): 169S.

[146] Ayyub M, Barlas S, Iqbal M, et al. Diffuse alveolar hemorrhages and hemorrhagic pleural effusion after thrombolytic therapy with streptokinase for acute myocardial infarction [J]. Saudi Med J, 2003, 24 (2): 217 - 220.

[147] Uysal E, Çevik E, Solak S, et al. A life-threatening complication of warfarin therapy in ED: diffuse alveolar hemorrhage [J]. Am J Emerg Med, 2014, 32: 690 (6). e3 - e4.

[148] Park K J, Chung J Y, Chun M S, et al. Radiation-induced lung disease and the impact of radiation methods on imaging features [J]. Radiographics, 2000, 20 (1): 83 - 98.

[149] Choi Y W, Munden R F, Erasmus J J, et al. Effects of radiation therapy on the lung: radiologic appearances and differential diagnosis [J]. Radiographics, 2004, 24 (4): 985 - 997.

[150] Kalil A C, Metersky M L, Klompas M, et al. Management of Adults With Hospital-acquired and Ventilator-associated Pneumonia: 2016 Clinical Practice Guidelines by the Infectious Diseases Society of America and the American Thoracic Society [J]. Clin Infect Dis, 2016, 63 (5): e61 - e111.

[151] Jones R N. Microbial etiologies of hospital-acquired bacterial pneumonia and ventilator-associated bacterial pneumonia [J]. Clin Infect Dis, 2010, 51 (Suppl 1): S81 - S87.

[152] Shorr A F, Zilberberg M D, Micek S T, et al. Viruses are prevalent in non-ventilated hospital-acquired pneumonia [J]. Respir Med, 2017, 122: 76 - 80.

[153] Snell G I, Yusen R D, Weill D, et al. Report of the ISHLT Working Group on Primary Lung Graft Dysfunction, part I: Definition and grading-A 2016 Consensus Group statement of the International Society for Heart and Lung Transplantation [J]. J Heart Lung Transplant, 2017, 36 (10): 1097 - 1103.

[154] Jokerst C, Sirajuddin A, Mohammed T L. Imaging the Complications of Lung Transplantation [J]. Radiol Clin North Am, 2016, 54 (2): 355-373.

[155] Martinu T, Chen D F, Palmer S M. Acute rejection and humoral sensitization in lung transplant recipients [J]. Proc Am Thorac Soc, 2009, 6 (1): 54 - 65.

[156] Van Muylem A, Mélot C, Antoine M, et al. Role of pulmonary function in the detection of allograft dysfunction after heart-lung transplantation [J]. Thorax, 1997, 52 (7): 643 - 647.

[157] DerHovanessian A, Todd J L, Zhang A, et al. Validation and Refinement of Chronic Lung Allograft Dysfunction Phenotypes in Bilateral and Single Lung Recipients [J]. Ann Am Thorac Soc, 2016, 13 (5): 627 - 635.

[158] Leung A N, Fisher K, Valentine V, et al. Bronchiolitis obliterans after lung transplantation: detection using expiratory HRCT [J]. Chest, 1998, 113 (2): 365 - 370.

[159] Hoskote S S, Patel V P. Pulmonary Kaposi sarcoma in AIDS [J]. Mayo Clin Proc, 2012, 87 (7): e77 - e83.

[160] Sigel K, Pitts R, Crothers K. Lung Malignancies in HIV Infection [J]. Semin Respir Crit Care Med, 2016, 37 (2): 267 - 276.

[161] Lynch D A, Newell J, Hale V, et al. Correlation of CT findings with clinical evaluations in 261 patients with symptomatic bronchiectasis [J]. AJR. American journal of roentgenology, 1999, 173 (1): 53 - 58.

［162］ Hill Adam T，Sullivan Anita L，Chalmers James D，et al. British Thoracic Society Guideline for bronchiectasis in adults ［J］. Thorax，2019，74 (Suppl 1)：1-69.

［163］ 马权，孟锐. CT 及多层螺旋 CT 在支气管扩张症诊断中的作用探讨 ［J］. 影像研究与医学应用，2019，3 (14)：248-249.

［164］ 王彬，闵旭红，苏攀，等. 术前 CTA 在支气管扩张大咯血介入治疗中的应用 ［J］. 中国医学计算机成像杂志，2017，23 (02)：131-135.

［165］ 蔡柏蔷，何权瀛，高占成，等. 成人支气管扩张症诊治专家共识（2012 版）［J］. 中华危重症医学杂志（电子版），2012，5 (05)：315-328.

［166］ 耿冬梅，阐相明. 咯血病因的 CT 诊断 ［J］. 上海医学影像，2002 (03)：204-205，224.

［167］ Mercedes Reñé，Jordi Sans，Juan Dominguez，et al. Unilateral pulmonary artery agenesis presenting with hemoptysis：Treatment by embolization of systemic collaterals ［J］. CardioVascular and Interventional Radiology，1995，18 (4)：251-254.

［168］ 张亿星，黄金活. 有咳血症状原发性肺癌的组织学和 CT 表现分析 ［J］. 影像诊断与介入放射学，2008 (02)：83-85.

［169］ 杨新颜，陆良其，朱建军. 肺隔离症的多层螺旋 CT 诊断 ［J］. 现代医用影像学，2020，29 (12)：2209-2212.

［170］ Trabalza M B，Maurizi G，Vanni C，et al. Surgical treatment of pulmonary sequestration in adults and children：long-term results ［J］. Interactive cardiovascular and thoracic surgery，2020，31 (1)：71-77.

［171］ 王伟，祝文学，毛小平，等. 肺动静脉畸形的影像诊断及介入治疗分析 ［J］. 影像研究与医学应用，2020，4 (20)：202-204.

［172］ 伍永升，付伟，宋利明，等. 螺旋 CT 后处理重建技术在诊断肺动静脉畸形的临床价值 ［J］. 中国 CT 和 MRI 杂志，2019，17 (12)：35-38.

［173］ 尹苗名，朱万安，陈亮. 支气管胸膜瘘的多层螺旋 CT 表现 ［J］. 中国实验诊断学，2012，16 (09)：1682-1683.

［174］ Fishman A P，Elias J A，Fisheman J A，et al. Pulmonary Disease and Disorders ［M］. 3 版. 西安：世界地图出版公司，1998：1865-1874.

［175］ 宋伟，王立，严洪珍. 肺内淋巴瘤的影像诊断 ［J］. 中华放射学杂志，2001，35 (1)：49-51.

［176］ Cruickshank A，Stieler G，Ameer F. Evaluation of the solitary pulmonary nodule ［J］. Intern Med J，2019，49 (3)：306-315.

［177］ Kikano G E，Fabien A，Schilz R. Evaluation of the Solitary Pulmonary Nodule ［J］. Am Fam Physician，2015，92 (12)：1084-1091.

［178］ Truong M T，Ko J P，Rossi S E，et al. Update in the evaluation of the solitary pulmonary nodule ［J］. Radiographics，2014，34 (6)：1658-1679.

［179］ Masuta P，Amzuta I. Solitary Pulmonary Nodule：A Diagnostic Dilemma ［J］. Case Rep Pulmonol，2019：5242634.

［180］ Sudhakaran S，Bashoura L，Stewart J，et al. Pulmonary Cryptococcus Presenting as a Solitary Pulmonary Nodule ［J］. Am J Respir Crit Care Med，2017，196 (9)：1217-1218.

［181］ Taniguchi A，Kimura G，Kunichika N，et al. Solitary pulmonary nodules caused by Mycobacterium avium complex ［J］. Respiratory Disease Study Group (ORDSG)，Respir Investig，2019，57 (6)：566-573.

［182］ Ye C，Zhang G，Wang J，et al. Histoplasmosis presenting with solitary pulmonary nodule：two cases mimicking pulmonary metastases ［J］. Niger J Clin Pract，2015，18 (2)：304-306.

［183］ Lee H N，Kim J I，Won K，et al. Atypical CT findings of pulmonary sarcoidosis：A case report ［J］. Medicine (Baltimore)，2018，97 (29)：e11456.

［184］ Shen L，Liu J，Huang L，et al. Cryptogenic Organizing Pneumonia Presenting as a Solitary Mass：Clinical，Imaging，and Pathologic Features ［J］. Med Sci Monit，2019，25：466-474.

［185］ Diederich S，Theegarten D，Stamatis G，et al. Solitary pulmonary nodule with growth and contrast enhancement at CT：inflammatory pseudotumour as an unusual benign cause ［J］. Br J Radiol，2006，79 (937)：76-78.

［186］ Arunsurat I，Reechaipichitkul W，So-Ngern A，et al. Multiple pulmonary nodules in granulomatous polyangiitis：

A case series [J]. Respir Med Case Rep，2020，30：101043.

[187] Chopra A，Avadhani V，Tiwari A，et al. Granulomatous lung disease：clinical aspects [J]. Expert Rev Respir Med，2020，14 (10)：1045 - 1063.

[188] Kakkar C，Koteshwara P，Kadavigere R. Round atelectasis [J]. Lung India，2015，32 (6)：646 - 647.

[189] Xie Y，Xiong A，Marion T，et al. Lung nodules and IgG4 related disease：a single-center based experience [J]. BMC Pulm Med，2020，20 (1)：218.

[190] Meier-Schroers M，Homsi R，Gieseke J，et al. Lung cancer screening with MRI：Evaluation of MRI for lung cancer screening by comparison of LDCT-and MRI-derived Lung-RADS categories in the first two screening rounds [J]. Eur Radiol，2019，29 (2)：898 - 905.

[191] OhnoY，Kauczor H U，Hatabu H，et al. International Workshop for Pulmonary Functional Imaging (IWPFI). MRI for solitary pulmonary nodule and mass assessment：Current state of the art [J]. J Magn Reson Imaging，2018，47 (6)：1437 - 1458.

[192] Zhou S C，Wang Y J，Ai T，et al. Diagnosis of solitary pulmonary lesions with intravoxel incoherent motion diffusion-weighted MRI and semi-quantitative dynamic contrast-enhanced MRI [J]. Clinical Radiology：Journal of the Royal College of Radiologists，2019，74 (5)：409. e7 - e16.

[193] 库雷志，马明平，俞顺，等. DCE-MRI 在肺癌不同病理类型的诊断价值 [J]. 中国医学影像学杂志，2016，24 (2)：100 - 105.

[194] 宗登伟，郭晨阳，黎海亮，等. 磁共振体素内不相干性运动量化指标联合时间-信号强度曲线在非小细胞肺癌氩氦刀治疗后病灶残留早期诊断中的价值 [J]. 中华肿瘤杂志，2018，40 (11)：851 - 856.

[195] 马大庆. 肺内多发小结节的高分辨率 CT 鉴别诊断 [J]. 中华放射学杂志，2001，35 (9)：647 - 649.

[196] Nishimura K，Itoh H，Kitaichi M，et al. Pulmonary sarcoidosis：correlation of CT and histopathologic findings [J]. Radiology，1993，189 (1)：105 - 109.

[197] Optican R J，Ost A，Ravin C E. High-resolution computed tomography in the diagnosis of miliary tuberculosis [J]. Chest，1992，102 (8)：941 - 947.

[198] Ichikawa Y，Hotta M，Sumita S，et al. Reversible airway lesions in diffuse panbronchiolitis. Detection by high-resolution computed tomography [J]. Chest，1995，107 (1)：120 - 125.

[199] Sahin H，Brown K K，Curran-Everett D，et al. Chronic hypersensitivity pneumonitis：CT features comparison with pathologic evidence of fibrosis and survival [J]. Radiology，2007，244 (2)：591 - 598.

图书在版编目（ＣＩＰ）数据

肺部炎性病变的影像诊断与鉴别诊断 / 刘军，伍玉枝，李亚军主编. — 长沙：
湖南科学技术出版社，2021.12
ISBN 978-7-5710-1262-5

Ⅰ. ①肺… Ⅱ. ①刘… ②伍… ③李… Ⅲ. ①肺疾病－影象诊断 Ⅳ. ①R816.41

中国版本图书馆 CIP 数据核字(2021)第 208134 号

FEIBU YANXING BINGBIAN DE YINGXIANG ZHENDUAN YU JIANBIE ZHENDUAN

肺部炎性病变的影像诊断与鉴别诊断

主　　编：刘　军　伍玉枝　李亚军
出 版 人：潘晓山
责任编辑：李　忠
出版发行：湖南科学技术出版社
社　　址：长沙市芙蓉中路一段 416 号泊富国际金融中心
网　　址：http://www.hnstp.com
邮购联系：0731-84375808
印　　刷：长沙艺铖印刷包装有限公司
　　　　　（印装质量问题请直接与本厂联系）
厂　　址：长沙市宁乡高新区金洲南路 350 号亮之星工业园
邮　　编：410604
版　　次：2021 年 12 月第 1 版
印　　次：2021 年 12 月第 1 次印刷
开　　本：889mm×1194mm　1/16
印　　张：19
字　　数：557 千字
书　　号：ISBN 978-7-5710-1262-5
定　　价：150.00 元